于康家庭营养全书

——中国家庭必备手册

主编◎于康

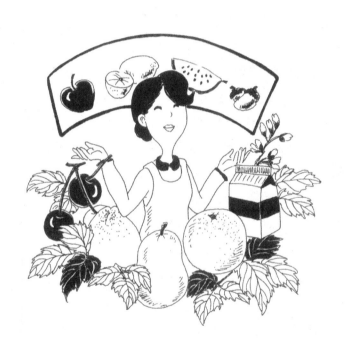

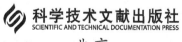

科学技术文献出版社
SCIENTIFIC AND TECHNICAL DOCUMENTATION PRESS

·北京·

图书在版编目（CIP）数据

于康家庭营养全书: 中国家庭必备手册 / 于康主编. —北京: 科学技术文献出版社, 2012.5（2023.11重印）

ISBN 978-7-5023-7261-3

Ⅰ.①于… Ⅱ.①于… Ⅲ.①食品营养—基本知识 Ⅳ.① R151.3

中国版本图书馆 CIP 数据核字（2012）第 061550 号

于康家庭营养全书——中国家庭必备手册

策划编辑: 付秋玲　　责任编辑: 付秋玲　　责任校对: 张吲哚　　责任出版: 张志平

出　版　者	科学技术文献出版社
地　　　址	北京市复兴路15号　邮编 100038
编　务　部	(010) 58882938，58882087（传真）
发　行　部	(010) 58882868，58882870（传真）
邮　购　部	(010) 58882873
官 方 网 址	www.stdp.com.cn
发　行　者	科学技术文献出版社发行　全国各地新华书店经销
印　刷　者	北京虎彩文化传播有限公司
版　　　次	2012 年 5 月第 1 版　2023 年 11 月第 28 次印刷
开　　　本	710×1000　1/16
字　　　数	232千
印　　　张	17
书　　　号	ISBN 978-7-5023-7261-3
定　　　价	39.00元

作为北京协和医院的营养医生，在临床实践中，我和同事们深切地感受到广大患者对合理营养的迫切需求，了解到他们在满足营养需求方面遇到的困难，体会到目前存在的种种营养认识的误区造成的不利影响，也明确了我们在营养宣教方面应承担的义务。

为此，我们进行着种种有益的尝试，包括通过营养门诊、科普讲座、义务咨询等形式，借助广播、电视、报纸等媒体，在尽可能广的范围，为尽可能多的朋友，提供尽可能准确的营养知识。可以说，这一过程是艰苦而令人难忘的。我们为此付出了巨大的努力，也收到了良好的回报：很多患者朋友切实获得了营养知识带给他们的巨大益处，他们的临床预后得到改善，他们和家人的生活质量得到提高，还自愿地加入到营养宣教的队伍中来，用自己的切身感受和经历为营养宣教增添了精彩的一笔；同时，我们也从中学到了很多东西，并由此提升了宣教的质量和吸引力。我们欣慰地看到，一个营养宣教的良性循环已经建立并有效地运作起来。

本书的出版，正是这一良性循环中的重要一环。我们在以往编写出版的科普读物的基础上，补充新的资料，采用简洁的语言，从营养知识、食物营养规律、如何更有营养的吃饭、孕产妇营养、婴幼儿营养、青少年及学生营养、中老年营养、疾病营养多角度，向广大读者提供一套完整的营养方案。其中，既包括营养的基本原则，也包括食谱的设计和营养素含量的计算；本方案既描述了具体的操作，也有科学的理论，更包含着临床实践经验的总结。

当人类步入21世纪的时候，人们认识到"最好的医生就是患者自己"，其实，最好的营养师也是你自己。本书是对新的营养理念的反映。我们希望也相信广大读者能借助这套丛书，将科学的营养知识有效地运用到自己的生活中，解决实际问题，使自己和自己的朋友与家人受益。

"授之以鱼，不如授之以渔"，这不仅是本书的出发点和落脚点，也是我们多年科普宣教工作指导思想的核心。如果能使更多的读者真正成为了自己的营养医生，那么，我们为此付出的精力和时间将得到最欣慰的补偿。

在本丛书出版之际，感谢所有为这套丛书编写和出版做出贡献的同事和朋友们，由于篇幅所限，在此不一一列出他们的名字。

需要指出的是，因为本书系通俗读物，故书中部分计量单位仍延用了大众习惯用法。书中列有对照表，请读者对照参考。

主编　于　康

北京协和医院营养科

目录

于康老师的营养宣言：作为营养科学的正经科班出身，毕业于中国协和医科大学北京协和医院营养科，后来一直从事临床营养一线的专业营养师工作，于老师坚信健康的基础是生活方式，所有营养原则必须放在良好的生活方式中，否则就不会生效，他坚持营养学有所用，而他带给我们的不仅是科学的知识，还有营养学的快乐之道………

第一篇　营养知识

第二篇 慧眼识营养

第三篇　食物是最好的营养

第四篇　不同人群的饮食之道

第五篇　节食减肥，别忽悠自己身体的健康

第六篇　做自己的营养医生，防治家庭富贵病

第七篇　索引　营养表格

ONE 营养知识

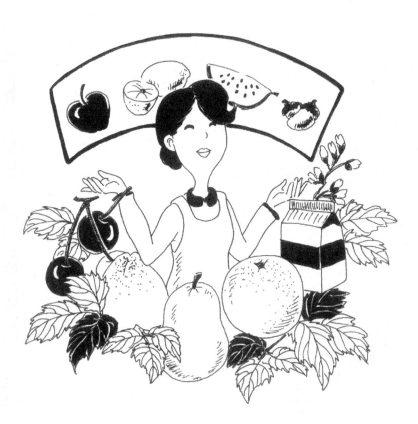

营养道，健康到，养生堂专家于康饮食主张

1. ❀ 膳食求"变" ❀

●品种求变

营养学家告诫我们，每天最好要安排30种食物以备选择，至少也要吃14种才能达到膳食平衡的目的，仅以矿物质与微量元素为例，数量多达几十种，分布极其广泛。如果食物每天一个样，不仅影响口味，降低食欲，更糟糕的是会造成某些养分的不平衡，甚至缺乏，从而埋下患病的祸根。

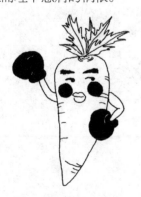

●四季求变

春季食谱要突出温补阳气类食物，如葱、蒜、韭菜等蔬菜。同时，根据孙思邈提出的"春日宜省酸增甘，以养脾气"的原则，大枣、瘦肉、禽蛋、鱼、豆类等亦是佳品。

夏季首先要注意补足水分和钠、钾、钙、镁等无机盐，含氮物质以及维生素B、维生素C等。蔬菜每天不应少于500克，豆腐不少于300克，鸡蛋1个，少量瘦肉，诸如肉末豆腐、木须肉、炒青菜、蒜泥拌茄子或黄瓜、咸鸡蛋、酱肝等都是佳肴，应少吃油腻食品。另外在这个季节苦味食物值得推荐，如苦瓜等蔬菜。

秋季气候干燥，易使人产生种种"秋燥"症状，如咽干、嘴唇裂、口渴、便秘等，饮食要点是养阴润肺，芝麻、蜂蜜、梨、莲子、银

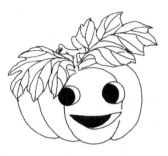

耳、葡萄、萝卜之类是秋天佳品，多喝开水、淡茶或牛奶、豆浆等饮料，少吃辣椒等燥热食品。用饮食调养秋燥症。

立秋之后，气候干燥。人们在夏季过多的发散之后，各组织均感水分不足，如受风凉，易引起头痛、流泪等一系列症状，甚至使旧病复发或诱发新病，医学上称之为"秋燥综合征。"人们对秋天气候的变化适应力和耐受力较差，重视饮食调养可以起到一定预防作用。饮食调养，"清润"为宜，秋季易伤津液，平时要适当多饮些开水、淡茶、豆浆以及牛奶等饮料。还应多吃些萝卜、番茄、豆腐、

柿子、香蕉等，这些食物具有润肺生津、养阴清燥的功效。要禁烟、酒以及辣椒等燥热之品。

暮秋时节，人们的精气开始封藏，进食滋补食品较易被机体消化、吸收和藏纳，有利于改善脏器的功能，增强人体素质。对体弱多病的老年人，更有康复、祛病和延年之功效。这时可适当多吃些鸡、牛肉、猪肝、鱼以及莲子、大枣之类的食品。医学家孙思邈在《千金翼方》中说："秋冬间，暖里腹。"因此，在饮食上还应注意暖腹，禁食生冷。

冬季天气寒冷，是闭藏之令。进食的要点是"保阴潜阳"，即多吃点敛阳护阴的食物，如胡麻仁、龟、鳖、藕、木耳等。同时，天气寒冷，宜增加热量，加强抗寒能力，故狗肉、羊肉等高热量食物不可冷落。另外，冬天应多吃些新鲜蔬菜，以免引起维生素缺乏，故胡萝卜、油菜、菠菜、豆芽菜等便显得更为宝贵。

2. ❀ 早餐有讲究 ❀

●宜迟不宜早

传统的观念认为，早饭要吃得

早，然而，现代医学研究认为，老年人早餐不宜太早。人体经过一夜睡眠，绝大部分器官得到了充分休息，但消化系统夜间仍在繁忙工作，紧张地消化吸收存留在胃肠道中的食物，到早晨才处于休息状态，至少需要2～3小时后，消化系统才恢复正常功能。如果早饭吃得早，就会干扰胃肠的休息，加重消化器官的负担。如果人体的自然循环受到干扰，代谢物不能及时排除，积存于体内则会成为各种疾病的诱发因素。所以，早餐宜迟不宜早，一般应在8点半～9点之间进行较为适宜。

●宜软不宜硬

早晨，人体的脾脏困顿呆滞，常使人胃口不开、食欲不佳。故早餐不宜进食油腻、煎炸、干硬以及刺激性大的食物，否则易导致消化不良。早餐宜吃容易消化的温热柔软食物，如牛奶、豆浆、面条、馄饨等，最好

能吃点粥。如能在粥中加些莲子、红枣、山药、桂圆、薏米等保健食品，则效果更佳。

●宜少不宜多

饮食过量若超过胃肠的消化能力，食物便不能被消化吸收，久而久之，会使消化功能下降，胃肠功能发生障碍而引起胃肠疾病。另外，大量的食物残渣贮存在大肠中，被大肠中的细菌分解，其中蛋白质的分解物——苯酚等会经肠壁进入人体血液中，对人体十分有害，并容易引发血管疾病。因此，早餐不可不吃，但也不可吃得过饱。

许多长寿老人的实践证明，每天早晨锻炼前，用凉开水或淡盐水漱漱口，然后再饮用适量的温开水，对于便秘、神经衰弱、胃肠消化不良及痔疮、头痛等慢性病症，均有治疗作用。

3. ❀ 节假日饮食"六忌" ❀

美味佳肴，觥筹交错，节假日的餐桌上总是洋溢着人们无尽的欢乐与幸福。很多平时挺注意节制饮食的朋友们，此时也免不了多喝几杯，多吃

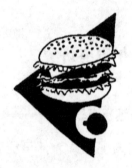

几口；很多往日难得回家的游子，更是为老人们奉上精心烹制的菜肴和特别选购的补品。在这合家欢聚的餐桌上，似乎总有着饮不尽的酒，吃不完的菜，讲不完的故事……

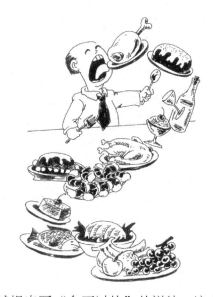

然而，一些朋友正是在享受这份温馨与幸福的同时，也不知不觉地摄入了过多的酒精和油脂，结果有的在当时或事后出现了胃肠不适、腹胀腹泻，有的还感到头痛头晕，甚至引发很严重的后果。特别是一些已有慢性疾病（如心脑血管疾病、糖尿病等）的人，春节期间若不注意饮食卫生，就可能导致旧病复发或加重已有病情。

过一个如意祥和的新春佳节，这是每个人的心愿。安排科学的节假日饮食是实现这一心愿的基本保障。而科学的节假日饮食离不开"六忌"。

●一忌暴饮暴食

暴饮暴食是指在短时间内进食大量食物，超过胃肠功能的负荷。

暴饮暴食可引起急性胃扩张，诱发急性胃肠炎、急性胃溃疡穿孔，甚至诱发心脏病等，它还是诱发急性胰腺炎的元凶之一。可以说，暴饮暴食是节假日期间饮食卫生的第一大忌。

我国人民根据长期的养生经验早就提出了"食不过饱"的说法，这点对中老年人特别重要。从近期反应看，过饱会损害肠道的生理功能；从远期反应看，过饱会使体内的热量过剩，引起肥胖，并可加速衰老进程；从营养素吸收的角度看，一次性摄入大量优质食物，会使其中的大部分营养素（如蛋白质等）无法被充分吸收，而造成浪费。"每餐七分饱"，这被认为是延年益寿的基本保障，它也是很多人已经接受并且遵循的饮食原则之一。平时，应遵循这条原则；节日期间，更应遵循这条原则。

●二忌大量饮酒或饮烈性酒

有人说，节日的餐桌上，"少什么不能少酒"。可见酒在人们心目中的地位何等重要。但人们在品味美酒的同时，可曾想到过酒带给身体的好或坏的影响呢?

酒的主要成分是酒精，这是一种纯热量物质，每克酒精可提供大约7千卡的热量，远远超过主食的产热量。这也是为什么长期饮酒易导致摄入热量过剩而产生肥胖的缘故。

酒对我们而言，可谓"有利有弊"，两者的差别关键在酒的"质"与"量"。如果少量饮用果酒、低度酒，可增加胃液分泌，增食欲，助消化，并带给人们愉快惬意的感觉。有些人就有长期少量饮酒的习惯，春节期间自然没必要刻意改变这一习惯。但如果饮酒过量，或饮用烈性酒，则会增加高血压、中风等发生的危险，损害肝、肺和神经系统的功能，还可刺激胃黏膜，降低食欲，引起消化不良等各种胃肠疾病。正如《本草纲目》上所言："少饮则和气血，壮神御风，消愁遣兴；痛饮则伤神耗血，损胃亡精，生痰助火。"因此有必要提醒在节假日期间，如饮酒，要限量。

●三忌多吃肥肉、油脂和甜食

应该说，肥肉、油脂和甜食在某种程度上确实可增添膳食的美味，因而在节日的餐桌上一直扮演着不可替代的角色。不少人平时比较注意，但节假日期间放松控制，这三者吃得过多，从而引起热量、脂肪和胆固醇等的摄入较平时增加许多，结果使饱腹感增加，影响食欲，还可能引发或加重某些慢性病（如高脂血症、心脑血管疾病、肥胖症等）。所以我们主张少吃肥肉、油脂和甜食，代之以蔬菜、水果、鱼肉、瘦肉等。我国古代的《十叟长寿歌》，卜所云："淡泊甘蔬（清淡饮食）"，讲的就是这个道理。

●四忌食用不洁变质的食物

节日期间，应特别强调进餐环境和餐具的整洁与卫生。应选择外观好，没有变质、变色和变味的食物，严把病从口入关。不洁变质的食物可造成极为严重的危害。

●五忌吃得过咸

很多人口味偏咸，每日摄取食盐过多，易造成血压升高。已有高血压

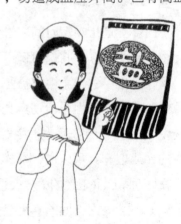

和心脏病的朋友，对此更应注意。一般每人每日摄入食盐以不超过10克为宜，对老年人更应限制到6克以下。

●六忌辛辣刺激的调味品和食品

调味品可使食物变得更加有滋有味有色，可促进人们的食欲，还可去腥解腻，其作用可谓大矣。有些调味品本身就具有较好的营养保健作用。如很多人进食时喜好蘸点醋，既可调味，又可杀菌，还可入药，可谓一举多得，值得提倡。

有些朋友喜欢食用刺激性较大的调味品（如芥末、辣椒等）和食品（如浓茶、浓肉汤、浓咖啡等），虽可满足一时口味的需要，但时间长了对身体不利，例如可引起胃肠刺激、消化不良、大便干燥、便秘等；有的还有升高血脂的作用（如浓咖啡），或引起失眠、情绪不稳等（如浓茶、浓咖啡）。所以，节日期间饮食中的

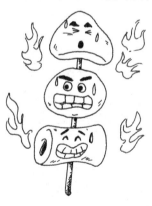

调味品，应突出"温和"二字。任何辛辣刺激者，均为大忌。

以上这"六忌"，也许会使人感到有点"束缚感"，其实，我们只需稍加注意，就能避免上述问题的发生。

4. ❖ 健康的"三把扫帚" ❖

机器通过大修除锈加油，可延长使用寿命。人体像机器一样，在新陈代谢过程中也会产生"废物"，但不能拆开清洗。怎么办呢？幸好，在健康人体内有三把"扫帚"，可以经常为人体进行大扫除，清洁众多"零部件"。

让我们看看是哪三把"扫帚"吧。

●第一把——"物理扫帚"

主要是一些食物纤维，包括纤维素、半纤维素、果胶等。它们具有独特的物理特性，能像海绵一样，吸附肠道内的代谢废物以及随食物进入体内的有毒物质，并及时排出体外，缩短有毒物质在肠道内的滞留时间，减少肠道对废毒物质的吸收。同时，它们又像一把刷子，可清除粘藏在肠壁上的废毒物质和有害菌，使大肠内壁形成光滑的薄膜，利于食物残渣快速

通畅地排出体外。

●第二把——"化学扫帚"

它们是一些抗氧化剂，如维生素E、维生素C、β胡萝卜素、类黄酮等。维生素E是重要的自由基清除剂，能阻止脂质的过氧化作用。越来越多的证据表明，人体血管壁发生的脂质过氧化作用，可造成动脉粥样硬化，导致卒中和心肌梗死。维生素C有多种抗氧化特性，特别是在呼吸道，可去除有氧化作用的空气污染物的毒性。随着年龄的增长，人体的自由基清除能力有所下降，这时需要补充一定的抗氧化剂，以延缓衰老和维护健康。

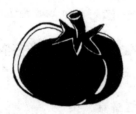

●第三把——"生物扫帚"

这是指自由基的酶类清除剂，即抗氧化酶，以及"居住"在肠道内的益生菌。在酶类清除剂中，最出名的是超氧化物歧化酶、过氧化氢酶、谷胱甘肽过氧化物酶等几种。由于体内抗氧化防御机制并不能完全有效，因此也需通过膳食补充。在美国和欧洲，超氧化物歧化酶作为一种临床治疗药物，早在1988年就已获批准生产使用，它的保健功能主要表现在：清除超氧化自由基，延缓由于自由基侵害而出现的衰老现象，提高人体对抗自由基诱发疾病的能力。居住在肠道内的益生菌能抑制腐败菌的孳生，抵御病原菌的侵害。经常补充益生菌，能更好地发挥"生物扫帚"的功能。

一般地说，蔬菜中膳食纤维含量为1%～2%，平时如果能适当注意增加蔬菜的摄入量，可以满足人体对膳食纤维的需要。蔬菜富含维生素C、维生素E等，也有助于"化学扫帚"功能的发挥。每100克蔬菜维生素C含量在40毫克以上的：依次为草头、萝卜缨、甜椒、油菜尖（油菜心）、花菜、汤菜（孢子甘蓝）、苦瓜、西洋菜、绿花菜等。大蒜是超氧化物歧化酶含量丰富的蔬菜。另外，红色、

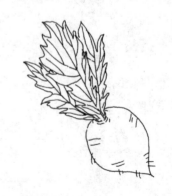

紫色蔬菜像紫甘蓝、红豇豆、红皮萝卜、心里美萝卜等，都具有较强的抗氧化功能。因此，蔬菜可称为人体"污垢"的清洗剂，平时不妨多食用。此外，最好能喝点酸奶等，以补充益生菌。

5. "平衡膳食"是个宝

所谓"平衡膳食"，可简单概括为：食物种类要"全"；食物中营养素要"均衡"；每日食物量要"适度"。

●蛋白质——人体健康保护神

人体内蛋白质的分解合成是平衡的，如果分解超过合成，常出现体重下降，肌肉萎缩。此外，血液中氨基酸浓度降低，血红蛋白合成减少，可出现贫血现象，因此应特别注意优质蛋白质和铁质的供给。但是需要指出的是应防止物极必反，原本属于营养过剩的人，仍摄入大量蛋白质和脂肪而易引发心脑血管疾病。补充蛋白质应注意适量，一般每日摄入60～80克就可以了，同时摄入优质蛋白质的量占总量的50%左右。优质蛋白质大多存在于瘦肉、禽蛋、奶制品和豆制品中。

●抗氧化剂——心血管的"清道夫"

人体内的过氧化代谢增多成为许多疾病发生的基础。因此应多摄入饮食中的抗氧化剂如维生素A、维生素C、维生素E以及硒、锌等以增强中老年人抗衰老、抗疾病以及免疫功能。其中，维生素E有良好的抗氧化作用，科学家已证实它还具有清除细胞脂褐色素，延缓神经细胞老化的功效。维生素E广泛分布于动植物组织中，特别好的来源是麦胚油、花生油及芝麻油；此外在绿叶植物、肉、蛋、奶中含量也较丰富。维生素C则广泛存在于蔬菜和水果中。硒元素在海产的鱼类、中药的黄芪中含量甚高。

●钙——为中老年人撑起一片天

中老年人常因缺钙而引起骨质

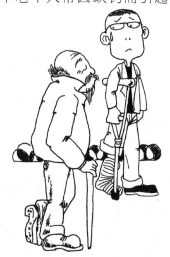

疏松，而出现骨折现象，给生活带来极大的不便，所以饮食中应增加钙和维生素D的含量以保证骨骼的强健。多数医学家建议老年人每日饮250～500克牛奶（最好是脱脂奶），同时摄入豆制品、蔬菜、水果，以获得每日必需的1000～1500毫克钙量。而且老年人应保证每天1小时的户外活动，因为阳光是维生素D产生的最好来源。

●抗衰老的"黄金法则"

保持健康乐观、积极向上的心态；达到并维持理想体重；在平衡膳食基础上，食用大量的新鲜水果和蔬菜；每日进行适量的有规律的有氧运动；适当采用橄榄油等富含单不饱和脂肪酸的植物油烹调食物；适量饮用红葡萄酒；在医生指导下，选择适宜的维生素和微量元素合剂作为营养补充；注意监测身体状况，发现疾病及时到正规医院治疗。

做自己的营养医生，你准备好了吗

1. 蛋白质——构成生命的物质基础

提起蛋白质，很多人将它与鸡蛋白（蛋清）相混淆。其实蛋白质是一种含氮的高分子有机化合物，它存在于一切生物体中，可以说蛋白质是生命的物质基础。

没有蛋白质就没有生命

人体内存在着数以百计种类的蛋白质，各自发挥着重要的生理功能。促进生长发育和修补组织。人体组织

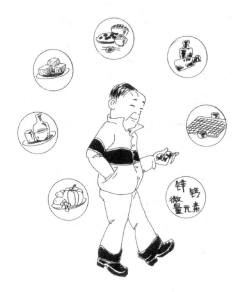

是由细胞构成的，这些细胞要不断更新，就要求蛋白质不断地提供更新的"原料"。

> 人体每天需要合成蛋白质70克以上。如果不能满足需要，则体重逐渐下降，生长发育停滞。

调节人体的生理功能。人体的新陈代谢活动需要酶做催化剂，如果没有酶参与反应，生命活动就无法进行；人体内的很多激素，如胰岛素、生长激素、肾上腺素等对机体的生长发育起着非常重要的作用；血液中的抗体能够抵抗外来细菌、病毒的侵害。

> 这些酶、激素、抗体都是由蛋白质或其衍生物构成的，因此蛋白质有调节人们生理功能的作用。

蛋白质是遗传基因的主要物质基础。

> 在遗传中占据重要地位的核蛋白、RNA、DNA等都是由蛋白质参与合成的。

调节水盐代谢和酸碱平衡。当人体极度缺乏蛋白质时，水就不能回到血管，而存留于细胞间液，由此出现水肿。

> 蛋白质负责使细胞间液进入血液系统，使血液进入小血管而给细胞提供营养。

运输营养物质的作用。当蛋白质缺乏时，很多营养素的吸收和运转将下降。

> 铁、维生素E等都是以蛋白质为载体进入人体的。

供给一定的能量。每克蛋白质在体内氧化分解时产生4千卡能量。

> 在膳食中应尽可能依靠糖类和脂肪提供能量，以"保护"蛋白质，避免被"氧化燃烧"，让蛋白质发挥更重要的作用。

2. ❀ 氨基酸——构成蛋白质的基石 ❀

氨基酸是组成蛋白质的基本单位，20多种氨基酸的联合作用构成了蛋白质的主要生理功能。

必需氨基酸——不能在人体内合成，而必须从食物中获取的氨基酸。人体的必需氨基酸共8种，此外，组氨酸对婴幼儿来说也是必需氨基酸。

非必需氨基酸——除必需氨基酸外，其他的氨基酸在人体内可以合成，不一定非由食物供给。

人体细胞蛋白质的氨基酸组成都有一定的比例，食物中提供的氨基酸比例与人体自身氨基酸比例越接近，在人体内的利用率就越高。如果某一种氨基酸不足，就可能无法顺利合成蛋白质而不能发挥生理作用。因此各种必需氨基酸不但要数量足而且比例要适当，才能最高效地合成蛋白质。例如鸡蛋的蛋白质中必需氨基酸的比值与人体需要的模式很接近，营养价值就高，而谷类蛋白质缺乏赖氨酸，其营养价值就较低，由此就产生了合理搭配食物的问题。由于不同食物蛋白质所含氨基酸的种类、数量和相互间的比值不同，例如谷类中含赖氨酸较少，而豆类中含赖氨酸丰富，将这两类食物混合食用，做成杂合面（90%玉米面和10%黄豆粉），其所含的氨基酸就能互相取长补短，使氨基酸比例更适合人体需要，从而提高了营养价值，这称为蛋白质互补作用。我们平日所吃的腊八粥、豆沙包、素什锦、水饺、包子等都是互补作用的良好范例。

3. ❀ 脂肪——是"心脏和体形的杀手"吗 ❀

提起脂肪，致力于保持优美体形的女士们和担心心血管病变的朋友们都会"谈油色变"，认为脂肪是"心脏和体形杀手"。其实，脂肪也是人体所必需的营养素之一。

脂肪是人体非常重要的营养物质，它是产生能量最高的营养素。

> 1克脂肪在体内氧化可产生9千卡能量，比蛋白质和碳水化合物所产生的能量总和还多。

脂肪还是构成人体器官和组织的重要组成部分。脂肪作为热的不良导体，皮下脂肪能够防止体热散失还能阻止外热传到体内，有助于维持体温的恒定，并且保护和固定内脏器官不受损伤。脂肪还是脂溶性维生素的良好溶剂，可促进它们的吸收。脂肪摄取不足可能导致脂溶性维生素的缺乏。还有，脂肪为人们带来餐桌上的美味，产生特殊的香味而促进您的食欲。因此脂肪在食谱中必不可少。

在结构上，脂肪由甘油和脂肪酸构成，根据脂肪酸结构的不同可以分为三类，即——

●饱和脂肪酸

●单不饱和脂肪酸

●多不饱和脂肪酸

营养学家又把人体所必需但是体内不能自行合成，而必须从食物中摄取的脂肪酸称为必需脂肪酸，如亚油酸。必需脂肪酸有促进胆固醇代谢的作用，能够防止脂质在肝脏和动脉管壁的沉积，从而预防心血管疾病。

> 日常食用的植物油，如豆油、花生油、玉米油以及花生、核桃、瓜子等坚果中都含有丰富的必需脂肪酸。

4. ❀ 脂肪都藏在哪里 ❀

很多患者都认为只有烹调用油才是膳食脂肪的惟一来源，因此炒菜少用油就算是限制脂肪了。

其实日常食用的很多食物中都含有脂肪。根据它们存在的方式，可以粗略分为——

●看得见的脂肪

●看不见的脂肪

看得见的脂肪——指从人们感官上就能知道含脂肪多的食品，如动物油、花生油、豆油、橄榄油以及动物外皮如鸡皮、鸭皮等食物，很容易就避免过多摄入。

看不见的脂肪——顾名思义，不

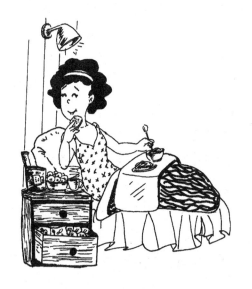

容易为人所注意，例如肉类、蛋类、奶制品、动物内脏、豆制品，还有硬果类食物，如花生、瓜子、核桃、杏仁、开心果、松子等均含有较多量的脂肪，即使谷类、蔬菜、水果中也含有微量的脂肪，由于它们的日常食用量较大，如果过多食入也会带来超量脂肪。这些看不见的脂肪恰恰是人们容易过量摄入的，肥胖也会由此而来。

> 记住：15粒花生米或者30颗瓜子、2个核桃基本上都相当于10克纯油脂（约1勺油）的含脂量。

摄入脂肪过多会引起高血脂、肥胖等疾患，因此避免摄入脂肪已经成为人们普遍关注的问题。此外，如果单纯由碳水化合物提供过高的能量，超过身体的需要，也会转化为内源性脂肪在体内蓄积。需要留意的是不但炒菜要少放油，还要特别注意那些隐藏起来的脂肪。建议您适量增加食物中植物性来源的脂肪如大豆、芝麻、油菜籽、核桃、花生等，这些食品不但不含胆固醇，而且能够抑制小肠吸收那些来自于动物性食品的胆固醇，同时又含有丰富的必需脂肪酸，有保护心、脑血管的作用。

5. ❀ 认识碳水化合物（糖类）❀

碳水化合物，又称糖类，常常被人们想像为血糖的主要"创造者"，而被视为"公敌"。其实它也是生活中必不可缺的一部分。碳水化合物由碳、氢、氧三种元素组成，按照其结构可分为单糖、双糖和多糖。

● 单糖——是最简单的碳水化合物，常见的有葡萄糖、果糖、半乳糖。具有甜味，易溶于水，可以不经过消化液的作用，直接被人体吸收和利用。

● 双糖——由两个分子的单糖结合在一起，再脱去一分子的水后合成。常见的有蔗糖、麦芽糖、乳糖等，易溶于水，经机体分解为单糖后可以被吸收利用。有些成人的消化道中缺乏分解乳糖的酶，因而食用乳糖过量后不易消化，往往出现胀气、腹泻等症状。

● 多糖——由数百乃至数千个葡萄糖分子组成，常见的淀粉、糊精属于此类，没有甜味，不易溶于水，经消化酶作用最终也分解为单糖。

● 还有一类多糖，包括纤维素、半纤维素、木质素、果胶等，它们不能被人体消化吸收，在肠道内形成废渣，被排出体外，但是它们对人体有很重要的功能。人类的主食如米、麦、玉米和高粱中，约含有80%的淀粉。淀粉经过胃中消化酶的作用分解为葡萄糖后，由肠道吸收入血，再传送到全身各组织和细胞。

特别提示

问：碳水化合物是导致糖尿病的"元凶"吗？

答：目前的研究还没有发现碳水化合物与糖尿病的发生有任何直接的关系。

（1）碳水化合物也是构成机体组织的主要成分，并参与机体新陈代谢过程。在细胞内可以转变为其他物质，例如脂肪、胆固醇等。

（2）在细胞中转变为糖原储存起来，其中以肝脏和肌肉储存为主，储存的糖原又可分解成葡萄糖入血，以供给组织细胞利用。

（3）碳水化合物还具有保肝解毒和对抗产生酮体的作用。因此，碳水化合物也是人体必需的营养素之一，其作用是蛋白质、脂肪所不能完全代替的。

维生素——维护生命的要素

食物是维生素的主要来源，但天然食物中维生素含量并不高，并且很容易在储存或烹调过程中损失。

长期摄入维生素不足或因其他原因无法满足生理需要时，可影响机体的正常生理功能。如果维生素严重不足的状态持续发展下去，可导致一系列临床症状，如夜盲症、佝偻病、脚气

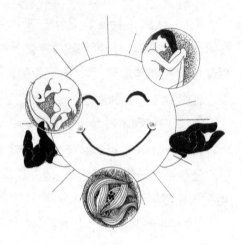

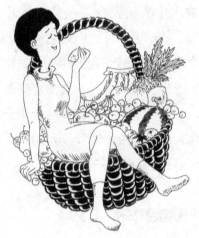

病……

有些维生素可在人体内储存，如维生素A等，若摄入过量还可引起急性或慢性蓄积中毒……

1. 能正常吃饭，还要不要"补"维生素

维生素有着鲜明的"个性"……

维生素，既不像蛋白质一样可以构成身体是生命活性物质，也不像脂肪和糖一样，可为人体提供能量。但一旦缺了它们，身体构成和能量供给都会出现异常，甚至中断。

机体对维生素的需要量很小，通常用毫克，甚至微克这样小的单位来计算其数量。但就是如此小的需要量，人体内却不能合成或合成量不足，因此必须经常由食物或维生素制剂作外源性补充。

从理论上讲，如果我们的膳食能做到"全面、均衡、适度"，例如一般每天吃 200～300克主食，1杯牛奶，1个鸡蛋，150克肉，50～100克豆制品，500克左右的蔬菜和水果，半两左右的植物油等，那么，每日所需的热量和营养素（包括各类维生素）不致缺乏，也就无需再靠其他方法补充。

然而，实际情况往往不那么理想，下述问题往往难以回避：

● 食品在储备、加工、烹调过程中，必然有营养素，特别是维生素的损失，在某些情况下，如烹调火候过大、时间过长等，会损失很多维生素。

● 很多人存在程度不同的"偏

食"，如不爱吃水果、青菜等，有的则是食物种类不够广泛，长期摄食几种固定的食物，造成维生素的摄入不均衡。

●很多疾病，如消化不良等，会影响膳食中维生素的吸收和利用。

●在某些特殊情况下，如妊娠、哺乳等，可造成维生素的需要量增加，单靠食物供给有数量不足之嫌。

因此，对大多数人而言，在平衡膳食的基础上，科学地补充维生素是需要的。

特别提示

维生素的食物来源

维生素A：动物肝脏、蛋黄、鱼肝油、番茄、胡萝卜、红薯等；

维生素D：充足的光照、鱼肝油、蛋黄、牛奶等；

维生素E：植物油；

维生素B_1：粗粮、豆类、花生、瘦肉、内脏及干酵母等；

维生素B_2：蛋黄、河蟹、鳝鱼、口蘑、紫菜等；

叶酸：动物肝脏、水果、蔬菜、麦麸等；

维生素B_{12}：肉、乳及动物内脏等；

维生素C：新鲜蔬菜水果等。

维生素的种类很多，在饮食中有 20 多种，按照溶解性质可分为两大类——

●水溶性维生素——能溶解于水而不溶解脂肪的维生素称为水溶性维生素，包括维生素 C和所有的 B族维生素；

●脂溶性维生素——不溶于水而溶于脂肪的叫做脂溶性维生素，包括维生素A、维生素D、维生素E、维生素K。

特别提示

水溶性维生素进入机体后极少在体内贮存，并很快随尿液排出体外，因此必须每天由食物提供，如果摄取不足则很容易出现缺乏症状；相反，若供给量比较大时，它也会很快随尿液排出体外而不会引起中毒。脂溶性维生素进入机体后，如有多余，就储存在人体脂肪组织内，少量的可随胆汁的分泌排出体外。由于在体内可以有一定的"存货"，所以不容易出现缺乏症。当胆道梗阻或长期腹泻时、脂类吸收不良时，脂溶性维生素的吸收也大为减少，容易缺乏。然而，过量摄入脂溶性维生素，常在体内过多蓄积，并可能引起中毒。

2. ❀ 维生素A——夜视力和角膜的保护神 ❀

维生素A是构成视觉细胞内感光物质的原材料。当维生素A摄入不足，或因视觉细胞内感光物质消耗增加，导致维生素A供不应求时，将造成夜间视力的减退，眼睛对暗光的适应能力降低，如不及时纠正，可发展成为夜盲症。

此外，维生素A还是维持上皮组织的重要物质。如果维生素A的量不足，可导致干眼病、角膜软化和角膜溃疡，甚至造成角膜穿孔而导致失明。

对于经常从事夜间工作的人，或长期在暗光环境中工作的人，或每日长时间使用电脑工作的人，或从事需要视力集中的工作的人，如精密仪器装配人员、飞行员、火车和汽车司机、矿工、夜行军的战士、电脑及网络工作人员、在暗室中操作的照相及洗相人员等，应特别注意维生素A的补充。对于在严寒或高温环境中工作的人员，因维生素A需要量增大，也应注意补充。对于有肝脏疾病、长期发烧和慢性腹泻的病人，也应注意补充维生素A。

3. ❀ 维生素D——强身壮骨有功效 ❀

维生素D主要包括维生素D_2和维生素D_3两种。酵母菌或麦角固醇经紫外线照射后生成维生素D_2，人体皮肤中含有的7-脱氢胆固醇经紫外线照射后可生成维生素D_3，因此多晒太阳，保证足够的紫外线照射，是维生素D的最好来源，即使膳食中没有足够的维生素D，也不容易缺乏。维生素D能够促进膳食中钙、磷的吸收和骨骼的钙化，缺少维生素D就会患骨质疏松症或骨软化病。

老年人合成和利用维生素D的能力大大降低，早期表现为腰背部、下肢不定期的疼痛，严重时出现骨皮质变薄、骨痛、容易发生骨折等现象。对于老年人来说，单纯靠晒太阳并不能获得充足的维生素D，尤其是在冬季，需要注意饮食的补充，多选择含维生素D丰富的食物，如海鱼、动物肝脏、蛋黄等，以及强化了维生素A、维生素D的鱼肝油、奶制品或钙制剂等，同时注意摄取充足的钙质，必要时可以在医生的指导下应用维生素D制剂进行治疗。

4. 补充维生素D——谨防矫枉过正

作为脂溶性维生素的一种，仍要注意防止维生素D过多导致的中毒。由于缺乏营养知识或误听厂家的广告宣传，不遵医嘱过量服用甚至注射大剂量维生素D可能引起中毒，主要表现为低热、恶心、呕吐、头痛嗜睡等，严重者可能导致肝、肾、心血管组织的钙化，带来严重的后果。1国际单位（U）维生素D_3相当于0.025微克的纯维生素D_3。我国规定老年人每日应摄入10微克（400U）维生素D。一般认为长期摄入超过（2000U/d）的维生素D就可能发生中毒。

5. 维生素E——强效抗氧化剂

维生素E又称生育酚，因为最早发现它与精子的生成和繁殖能力有关，故此得名。但是近来的研究表明维生素E的功能远不止于此。人们发现维生素E是一种非常强的抗氧化剂，能够抑制脂肪酸的氧化，减少脂褐质（老年斑）的形成，并保护细胞免受自由基

的损害，因此具有延缓衰老的作用。

> 成人适当增加维生素E的摄入有利于维持健康

维生素E在光照及热、碱和铁等微量元素存在的情况下容易氧化。食物中的维生素E在一般烹调条件下，损伤不多，但在高温加热时常使其活性降低。在自然界中广泛存在着多种维生素E，其主要来源为植物油、豆油、菜籽油、芝麻油、玉米油等，维生素E的含量都在50～93毫克/100克；还有硬果类食物如核桃、葵花子、南瓜子、松子、榛子等含量也很丰富，一般为30毫克/100克左右；菌藻类食物如发菜、猴头菇、木耳维生素E含量较多。动物类食品以蛋黄、蛤类、贝类含量较高，在10毫克/100克以上。

6. 维生素C——人们最熟悉的维生素

维生素C可能是人们最常提及的维生素了，它是白色有酸味的物质，由于它具有防治坏血病的功效，又被称为抗坏血酸。

所谓坏血病是由于缺乏维生素C而引起全身性出血的一种疾病，典型

的成人坏血病表现为困倦，易疲劳，皮肤干燥，毛囊角化，毛囊周围出血，牙齿松动甚至脱落，皮下出血，出现紫斑，肌肉关节疼痛。严重者可能出现内脏出血，有血尿、黑便，甚至死亡。

在早期的人类航海史上，曾发生过多起因维生素C缺乏而失败的惨痛教训。随着人们对于维生素C功效的了解，近年来典型的坏血病已很罕见，只有非典型的潜伏性坏血病，它的症状主要表现为容易困倦、疲劳、牙龈出血。人类由于缺乏合成维生素C的酶，因此必须由食物供给。维生素C在消化道中可以全部被吸收，但当摄入量过大超过100毫克以上，则吸收率下降，未被吸收的维生素C由尿液排出。抗坏血酸其主要功能是对酶系统的保护、调节、促进催化的作用，它同时是一种强抗氧化剂，在体内防止过氧化作用，对于心脑血管具有保护作用。维生素C在体内还协助铁、钙的吸收，以及叶酸的利用。此外维生素C在预防动脉粥样硬化，降低胆固醇方面也发挥着重要作用。

维生素C是人体需要量最大的一种维生素，成人每日供给60毫克，能够满足生理需要。含维生素C最多的食物是新鲜蔬菜和水果。青菜、韭菜、雪里蕻、菠菜、芹菜、花椰菜、柿椒等绿色蔬菜以及柑橘、山楂等水果都含有较高的维生素C。红枣、酸枣、苋菜、猕猴桃、沙棘等含量更高，有的甚至100克中含量超过100毫克以上。

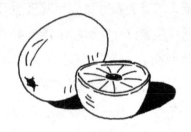

7. ❀ 维生素B₁——抗神经炎因子 ❀

维生素B₁又叫做硫胺素或抗神经炎因子，人体每天摄入1～2毫克就能满足需要，但如果供给不足将给人体健康带来很大的麻烦，最严重的表现是"脚气病"。这种疾病与百姓常见的"脚气"或"脚癣"是完全不同的两种疾病，这种由于维生素B₁供给不足所引起的缺乏病，比"脚气"可严重多了。成人患脚气病首先出现体弱、易疲倦，然后表现为头痛、失眠、眩晕、食欲不振、消化不良等

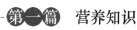

症状，此时如果不补充维生素B$_1$就可能继续发展为三种类型的脚气病。干性脚气病表现为肢端麻痹或功能障碍等多发性神经炎症状；湿性脚气病主要表现为心衰、肺水肿等症状。维生素B$_1$的食物来源非常丰富，粮谷类，薯类，豆类，酵母，硬果类，动物的心、肝、肾、瘦肉、蛋类等都是其丰富的来源。其中谷类和胚芽中含量最高，但是维生素B$_1$与食物的加工和烹调方法密切相关。如果把粮食碾磨得太细，去掉了米糠、麸皮，将丢失80%的维生素B$_1$。多次用水搓米，煮饭去米汤，在煮粥、煮豆或蒸馒头时加碱也会造成维生素大量破坏。因此预防脚气病首先就要注意合理搭配食物与正确的烹调方法。选主食时应粗细搭配，吃得杂些、粗些，脚气病就不会再威胁神经功能了。

8. 维生素B$_2$与"烂嘴角"

维生素B$_2$，又称核黄素。是一种黄色物质，如果人体摄入核黄素的制剂，主要经尿排出，尿液也会呈黄色。人体每天需要1～2毫克核黄素就能维持健康，但是由于核黄素参与体内广泛的代谢过程，如果供给不足，还真给人带来不少麻烦。核黄素是机体中许多酶系统重要辅基的组成成分，对维持正常的物质代谢和能量代谢有重要作用。缺乏维生素B$_2$经常会出现老百姓所说的"烂嘴角"，老一辈人说是上火了，让喝些清热解毒的绿豆汤等，其实这是缺乏核黄素的常见表现，例如口角炎，嘴角、嘴唇发红甚至溃烂，还有鼻翼两侧的脂溢性皮炎等。严重缺乏核黄素还可能引起结膜炎、眼睑炎、角膜血管增生、畏光等症状。核黄素广泛存在于动植物食品中，动物的内脏（心、肝、肾）中核黄素含量最高，每100克中可含2毫克左右。奶类及奶制品、蛋类含核黄素也高。鱼类中以鳝鱼的含量最高。植物性食物中干豆类和绿叶蔬菜也含有较多的核黄素。但谷类中的含量与加工和烹调方法密切相关，捞、煮导致维生素B$_2$的损失率都较大，如小米煮后核黄素的保存率仅剩30%。

9. 叶酸与贫血的关系

对于叶酸的了解是近代的事情。

1945年，科学家证明治疗恶性贫血除了需要维生素B_{12}以外还需要一种物质，因为首先发现它存在于菠菜的叶子里，就将其命名为叶酸。叶酸的最重要功能是参与核酸代谢，在蛋白质合成以及细胞分裂生长过程中起着非常重要的作用，人体缺乏叶酸就会使红细胞成熟过程受阻，从而导致恶性贫血。缺乏叶酸的临床表现为巨幼红细胞性贫血、舌炎及胃肠功能紊乱。患者可出现为衰弱、苍白、精神萎靡、健忘、失眠等症状，儿童缺乏还会导致生长不良。人体缺乏叶酸的可能原因很多，摄入量不足、消化吸收不良、需要量增加、代谢紊乱和丢失

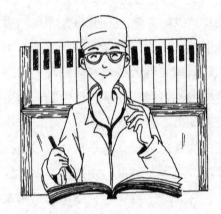

过多都会造成叶酸缺乏。叶酸并非只是存在于植物叶子里，它广泛存在于各种动植物食品中，动物肝脏、肾脏和蛋类、鱼类、蔬菜、番茄、玉米、洋葱、猪肉等则含量甚少。根据世界卫生组织的推荐，成人每日应供给400微克的叶酸。

你不可不知的矿物质营养素

1. ❀ 矿物质你知多少 ❀

矿物质是构成人体组织和维持正常生理功能所必需的各种元素的总称，是人体必需的七大营养素之一。人体中含有的各种元素，除了碳、氧、氢、氮等主要以有机物的形式

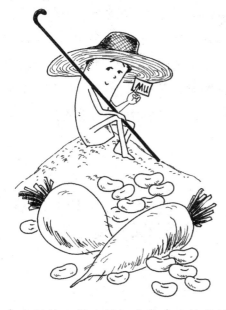

存在以外，其余的60多种元素统称为矿物质（也叫做无机盐）。其中约21种为人体营养所必需。钙、镁、钾、钠、磷、硫、氯七种元素含量较多，约占矿物质总量的60%～80%，称为宏量元素。其他元素如铁、铜、碘、锌、硒、锰、钼、钴、铬、锡、钒、硅共14种，存在数量极少，在机体内含量少于0.005%，被称为微量元素。虽然矿物质在人体内的总量不及体重的5%，也不能提供能量，可是它们在体内不能自行合成，必须由外界环境供给，并且在人体组织的生理作用中发挥重要的功能。矿物质是构成机体组织的重要原料，如钙、磷、镁是构成骨骼、牙齿的主要原料。矿物质也

是维持机体酸碱平衡和正常渗透压的必要条件。人体内有些特殊的生理物质如血液中的血红蛋白、甲状腺素等都需要铁、碘的参与才能合成。

在人体的新陈代谢过程中，每天都有一定数量的矿物质通过粪便、尿液、汗液、头发等途径排出体外，因此必须通过饮食予以补充。但是由于某些微量元素在体内的生理作用剂量与中毒剂量极其接近，因此过量摄入不但无益反而有害。根据无机盐在食物中的分布以及吸收情况。在我国人群中比较容易缺乏的有钙、铁、锌。如果在特殊的地理环境和特殊生理条件下，也存在碘、氟、硒、铬等缺乏的可能。

2. 钙——人体内含量最多的矿物质

钙是人们最熟悉的一种矿物质，很多人都知道骨头中有钙。钙也确实是构成骨骼、牙齿的重要成分，成人体内总共含钙1200克左右，其中99%都集中在骨骼和牙齿中，其余1%存在于软组织、细胞外液、细胞内液和血液中，这部分钙统称为混溶钙池。它

与骨头中的钙保持动态的平衡，骨中的钙不断从破骨细胞中释放出来进入钙池，钙池中的钙又不断沉积到成骨细胞中，从而使骨骼不断更新。虽然钙池中的钙仅占总量的1%，却担负着生命中重要的生理功能，例如心脏的正常搏动、神经肌肉的兴奋性传导，都必须有一定浓度钙离子的参与。如果血钙过低，神经肌肉兴奋性就增高，从而引起抽搐；血钙过高，就会抑制神经肌肉的兴奋性。此外，钙还参与凝血过程，以及维持细胞膜的正常功能。儿童缺钙可能患佝偻病、手足抽搐症、生长发育障碍等。成人缺钙就会发生骨质软化症、骨质疏松症。食物中钙的来源以奶类及奶制品最好，奶类不但含钙量高且钙的吸收率也高，是最理想的钙源。蛋黄和鱼贝类含钙也高，虾皮、海带、芝麻酱含钙量也很丰富，但由于其口味的特点使之难以摄入过多，因此不作为补钙的主要方式。植物性来源的豆类、蔬菜中也含有较高的钙量，但同时含有较高的植酸、草酸而利用率不高。因此，有骨质疏松等疾病的患者应注意补充奶类及其制品或适当加服钙制剂。此外，为了促进钙吸收利用，还应当多晒太阳或补充适量的维生素D。

3. ❀ 铁——含量最多的必需微量元素 ❀

铁在微量元素中当排"老大"，它是人体必需的微量元素中含量最多的一种。人体内总共含铁约4～5克，其中60%～70%存在于血红蛋白中，参与氧气的转运、交换和组织呼吸过程，负责把氧气输送到身体的各个角落，并将组织细胞所产生的废物及二氧化碳排出体外。膳食中铁摄入不足或损失过多时，可引起铁缺乏甚至缺

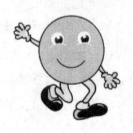

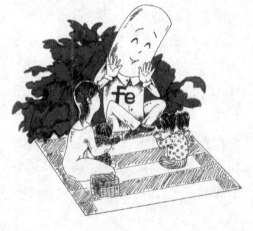

铁性贫血。缺铁性贫血目前是全世界普遍存在的营养缺乏病，以女性最常见。患缺铁性贫血常有食欲不振、烦躁不安、精神萎靡、疲乏无力、心慌气短、头晕眼花、耳鸣、记忆力减退等症状。查体可以发现眼睑、嘴唇、指甲苍白，查血可以发现血红蛋白低于正常。食物中的铁可以分为血红素铁和非血红素铁两大类。前者主要存在于动物性食品中，如动物肝脏、全血、肉类、鱼类中，能够与血红蛋白直接结合，因此生物利用度高；后者主要存在于植物性食品中，如深绿色蔬菜、黑木耳、黑米等，必须经胃酸分解后，再还原成亚铁离子才能被吸收，因此胃酸缺乏和很多膳食因素（草酸、

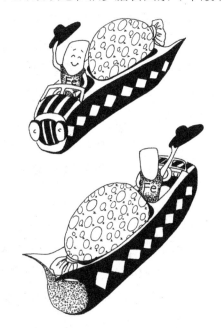

植酸、膳食纤维）等都会妨碍它的吸收，生物利用率低，并不是铁的良好来源。因此应每天保证吃2～3类动物类食物，每周都吃些动物肝、血等含血红素铁多的食物。此外，维生素C也能够帮助铁的吸收利用，需要多吃些含维生素C高的新鲜蔬菜、水果，必要时同时补充维生素C和亚铁制剂，以保证吸收足够的铁。

4. 锌——"生命的火花"

锌是机体正常生长发育过程中必不可缺的微量元素，被人们给予"生命的火花"的荣誉。成人体内含锌约1.4～2.3克，几乎人体内所有的器官均含有锌。锌是许多金属酶的组成成分或酶的激活剂，大约有200多种参与组织、核酸、蛋白质的合成及一系列生化反应的酶都与锌有关。缺锌就会使这些酶的活性下降，从而影响核酸、蛋白质的合成，导致胎儿生长发育迟缓并影响性器官的正常发育。一般说来，缺锌对正值生长发育期的儿童危害较大，当儿童缺锌时表现为食欲不振、味觉减退和异食癖（喜食泥土、

粉笔、炉渣等），生长迟缓，严重时可出现侏儒症。缺锌还会影响精子的形成，导致性幼稚。此外缺锌还可能表现为伤口不易愈合、皮肤粗糙、机体抵抗力低下等症状。在胰岛素的形成与发挥功效中，锌占据非常重要的位置。预防缺锌的最好办法就是多吃富含锌的食物。一般来说，高蛋白质的食物含锌量都较高，瘦肉、蛋类、奶类等动物性食物均是锌的可靠来源，不但含锌多，锌的利用率也高。海产品也是锌的良好来源，其中以贝类如牡蛎中含锌量最高。植物类食物如蘑菇、硬果类食物中也含有较多的锌。而精白米面、蔬菜、水果等则含锌量少，并且利用也差。食物补锌很少发生锌中毒，但是以锌制剂药物或保健品补锌时，就要防止锌摄入过多而发生中毒。因此只有存在明显的缺锌症状时才能在医生的指导下服用锌制剂，切勿乱服滥用。

5. ❀ 铬的作用——"葡萄糖耐量因子" ❀

铬对人体的影响近几年才被人们有所了解，人们称它为"葡萄糖耐量因子"。由于我国的传统饮食习惯讲究以主食为主，粗细粮搭配，铬的来源丰富，因此很少缺乏铬，似乎缺铬只是西方饮食的"专利"。然而随着生活水平的提高以及西方膳食习惯在我国的渗透，越来越多的人，开始以肉食和副食作为主要食物来源，粮食在餐桌上所占的比例越来越少，这使缺铬的问题日益严重。人体中含铬量极少，而且只有三价铬才能发挥生理作用。它主要存在于骨、脑、肌肉、皮肤中，并随着年龄的增长而逐渐减少。铬参与蛋白质和核酸的代谢，促进血红蛋白的合成，还能够促进儿童的生长发育；铬能抑制脂肪酸和胆固醇的合成，从而起到降低血中甘油三酯、胆固醇、低密度脂蛋白的作用，饮食缺铬使发生动脉硬化和冠心病的危险增加。铬最重要的作用还是促进胰岛素的功能。长期缺铬的人，胰岛素的作用降低，使血糖的氧化很缓慢，最终出现高血糖症状，而补充铬后就使糖耐量明显改善。富含铬的食物有高铬酵母、牛肉、肝脏、粗粮、蘑菇、啤酒、土豆、铬的重要原因，因此建议不要总是选用过于精细的食品，多进行粗细搭配。需要了解的是铬缺乏固然对健康不利，但摄入过多也容易发生铬中毒，常表现为口腔炎、齿龈炎、肾炎等。我国推荐成人膳食铬的安全摄入量为50～200微克。

6. ❀ 硒——保护心肌有奇效 ❀

硒是人体必需的微量元素，人体的各个组织中都含有硒。硒是谷胱甘肽过氧化物酶的组成部分，机体通过这种酶来发挥抗氧化作用，从而防止过氧化物在细胞内的堆积，保护细胞膜的功能。硒对于维持心肌纤维、血管的正常结构和功能发挥着重要作用。1973年我国学者首先证实了硒缺乏是引起克山病的主要因素之一，这种疾病主要侵害育龄妇女和儿童，使谷胱甘肽过氧化物酶活力下降，心脏

扩大，心功能不全，心律失常。补充了硒以后收到良好的效果。含硒的谷胱甘肽过氧化物酶和维生素E可以减轻视网膜上的氧化损伤，保护视力。硒的另一项重要功能是其解毒作用，它对金属有很强的亲和力，能够与体内的重金属结合并排出体外，从而缓解镉、汞、铅等引起的毒性。硒还可以降低黄曲霉毒素的毒性而对肝脏细胞有保护作用。动物性食物如肝脏、肾脏、海产品和肉类中含硒较多，是硒的良好来源。而谷类等植物性食物含硒量则随着其种植土壤含硒量高低而不同，在土壤含硒量低的贫困地区，应特别注意预防硒缺乏。值得注意的是硒的需要量和中毒量相差不多，少了不够，但多了又容易中毒，因此如果需要补硒，也要注意避免补充过量。我国推荐成人每日的供给量为50微克。

水——生命之源

水是人体赖以维持基本生命活动的必要物质，人对水的需要仅次于氧气。水是人体的构成成分，在人体所有成分中水的含量最多，约占体重的2/3。一个人短期不吃饭，只要能喝到水，即使体重减轻40%，也不致于死亡。但如果几天喝不上水，机体失水6%以上，就会感到乏力、无尿，失

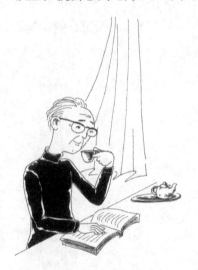

水达20%人就会死亡。因此水是生命之源，也是人类必需的七大营养素之一。水是良好的溶剂，有利于营养素在体内的吸收和运输，并能及时地将代谢产物排出体外。水也有利于血液循环和调节体温。在暑期往往气温比体温还高，人就会大量出汗，使水分蒸发，并有助于降低体温。冬天时，由于水的潜热较大，外界气温变化也不会影响体温恒定。当人体缺水时，消化液的分泌减少，引起食欲不振，精神不爽和疲乏无力。

一般来说，成人每日约需2500毫升水，其中约有1200毫升来自于饮水，1000毫升来自于食物中的水（如蔬菜、水果、米饭、馒头、肉类、豆类、奶类等都含有一定量的水），其余300毫升水来自于体内代谢产生的

水。人们每日用水量应随气温、身体状况、劳动强度的不同而有所调整。比如夏季或活动量较大，需水量可达4000毫升，因此不要等到口渴时才想起喝水，每天应保证充足的水量。当患有慢性肾功能衰竭或心功能不全时，应根据医生的建议适量限制饮水，防止体内存水过多而加重机体的负担。当然饮水也要注意饮水卫生，需要防止饮用水中可能超标的氟、氯、汞、砷等对人体的危害而造成不良后果。

膳食纤维——人体的"清道夫"

膳食纤维通常是指植物性食物中不能被人体消化吸收的那部分物质。从化学结构上看膳食纤维也属于碳水化合物（糖类）的一种，但以前人们一直认为它们是食物中的残渣废料而不加重视。近年来的多项科学研究表明，不少疾病的发生与缺少膳食纤维有关，膳食纤维才得以崭露头角，并随着人类进食的日益精细而越来越受到人们的青睐。

按照化学结构，膳食纤维分为纤维素、半纤维素、木质素和果胶四大类，它们不能被人体吸收却在体内发挥重要功能，担当了健康卫士的角色。膳食纤维有刺激肠道蠕动、增加肠内容物的体积、减少粪便在肠道中停留的时间等作用。增加膳食纤维摄入量，能有效地防治便秘、痔疮，预防结肠癌、直肠癌。膳食纤维还能减少脂肪、胆固醇在肠道的吸收，并促进胆固醇和胆酸从粪便排出，因而有降血脂、降胆固醇的作用。此外，膳食纤维中的果胶能延长食物在胃内停留的时间，延缓葡萄糖的吸收速度，而降低过高的血糖，改善糖尿病症状。增加膳食纤维的摄入，还具有减轻肥胖、预防乳腺癌和改善口腔牙齿

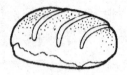

功能等作用。

根据膳食纤维在水中的溶解性可将其划分为可溶性纤维和不可溶性纤维两大类，前者包括水果中的果胶、海藻中的藻胶以及从魔芋中提取的葡甘聚糖等。魔芋盛产于我国四川等地，主要成分为葡甘聚糖，其能量很低，吸水性强，在体内吸水后可以膨胀到300～500倍。很多科学研究表明，魔芋有降血脂和降血糖的作用及良好通便作用。不可溶性纤维包括纤维素、木质素、半纤维素等，主要存在于谷物的表皮，全谷类粮食，其中包括麦麸、麦片、全麦粉及糙米、燕麦、荞麦、莜麦、玉米面等以及水果的皮核，蔬菜的茎叶、豆类及豆制品等。

可溶性纤维在胃肠道内与淀粉等碳水化合物交织在一起，而延缓它们的吸收和胃的排空，因此可以起到降低餐后血糖的作用，对于腹泻者还有一定的缓泄作用。不可溶性纤维对人体的作用首先在于促进胃肠道蠕动，加快食物通过胃肠道的速度，减少在胃肠内的吸收。其次，不可溶性纤维在大肠中能够吸收水分软化粪便，而起到防治便秘的作用。膳食纤维是目前营养学界认定的第七类营养素。我国人民的传统膳食常以谷类食物为主，并辅助以蔬菜、水果类，所以本无缺乏膳食纤维之虞，但随着生活水平的提高，食物越来越精细化，动物性食物所占比例大大增加，膳食纤维的摄入量却明显降低了。因此，适当增加膳食中谷物，特别是粗粮的摄入，多吃新鲜蔬菜、水果是有益的。

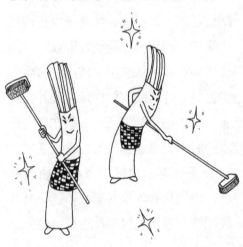

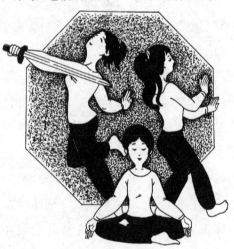

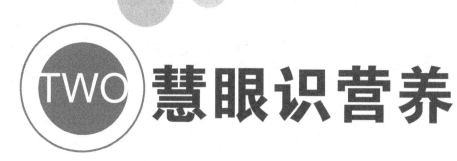

TWO 慧眼识营养

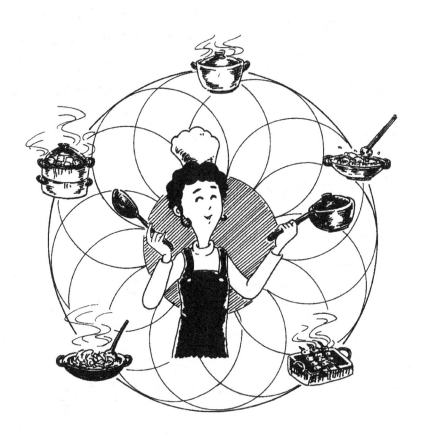

认识丰富多彩的食物

1. ✦ "功高盖世"的谷类 ✦

在我们的膳食里，谷类被称作"主食"，一日三餐都离不开它。

常见的谷类有大米、小米、小麦、高粱、荞麦等等。谷类对人们的最大贡献就是为我们提供身体所需要的能量。每当我们吃进50克米或者面所制做的米饭、馒头、面条或粥类，就可以从中获得约730千焦的能量。谷类在人类进化的过程中提供了充足的能量，保证了人类大脑的进化，说其"功高盖世"并不为过。谷类还提供相当数量的B族维生素和矿物质，此外还有少量的膳食纤维。目前我国居民膳食中60%～80%的能量是由谷类提供的。以肉类和油脂为主要能量来源的西方膳食正面临高发生率的冠心病、高脂血症的严峻挑战。英美科学家均看好东方膳食的益处，建议其国民增加谷类食物的摄入。但是谷类中蛋白质的营养价值较低，并且缺乏赖氨酸，因此在进食谷类时应搭配着鸡蛋、瘦肉、牛奶、豆制品等食品，发挥互补效应，提高谷类蛋白质的营养

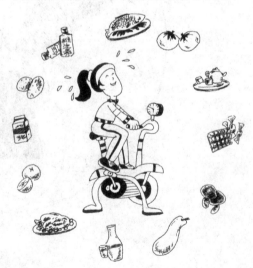

价值。

　　由于谷类中的B族维生素以及矿物质均存在于外胚和糊粉层中，因此谷类加工越精，营养成分损失就越大，膳食纤维和铬、维生素等的损失也越大。为了保留谷类中原有的营养成分，谷类的加工精度应适当。在做饭前淘米时应尽量减少搓洗，更不要把米浸泡很长时间后再淘洗，以减少营养成分的损失。

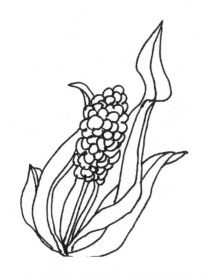

2. ❀享有"植物肉"美称的豆类❀

　　我国的豆类按其营养成分含量的不同，可分为两类，即大豆类和大豆以外的其他干豆类。前者有黄豆、青豆和黑豆，在所有的豆类食物中其营养价值最高，含蛋白质量多质高，所含的脂肪比普通豆类高十几倍，所含矿物质和维生素也较多。后者有赤豆、绿豆、白扁豆、芸豆、豇豆、豌豆、蚕豆等，其含脂肪量很少，只占1%，蛋白质含量在20%～25%，碳水化合物的含量相当高，约在55%～60%。它们能够补充普通谷类缺乏的赖氨酸，还含有矿物质和B族维生素。由于大豆类的蛋白质含量高达30%～50%，而且品质非常好，富含人体需要的八种必需氨基酸，是植物性食品中惟一可与动物性食品相媲美的高蛋白食物，而价格却比肉、蛋、乳类低好几倍，所以有"植物肉"的美称。

　　大豆中的脂肪含量可达到18%，但富含不饱和脂肪酸，易于消化吸收，并有降低血清胆固醇的作用。豆油中还含有丰富的磷脂，对生长发育和神经活动都有着重要作用，其中含有的大豆卵磷脂可促进肝脏脂肪代

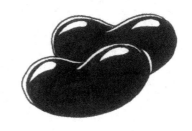

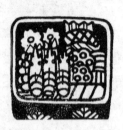

3. ❀ 合理选择惹人喜爱的肉类 ❀

谢，防止脂肪肝的形成。它所含有的植物固醇不被人体吸收，且能够抑制动物胆固醇的吸收。大豆还富含无机盐中的钙、磷、钾、铜、铁、锌及B族维生素和维生素E等。

大豆的好处实在太多了，需要注意的是，在吃大豆时应注意去掉其中的极少量不利于健康的物质。例如将豆浆或黄豆充分加热煮沸后食用可破坏其容易引起腹泻、腹胀的皂角素；将黄豆用水浸泡后再煮食破坏其胰蛋白酶抑制素等。此外由于黄豆硬而厚的细胞壁外壳，使黄豆不易被消化酶分解，如果制成豆腐、豆腐脑、豆浆和其他豆制品就会使豆类的消化率大为提高。

人们常说的肉类指猪肉、牛肉、羊肉、兔肉和鸡肉以及动物内脏等，这些肉类的蛋白质含量为16%～26%。肉类所含必需氨基酸比较均衡，容易为人体消化吸收利用，所以被认为是优质蛋白质。肉类也是人体所需要的铁、铜、锌、钼、磷、钾、镁、钠等的良好来源。此外，肉类之所以受到广大人民群众喜爱，成为餐桌上不可缺少的美食，是因为肉类中的含氮浸出物有刺激胃液分泌的作用，当炖汤后或用油烹调时，这些物质可产生特殊的"鲜味"，能够增强人们的食欲。动物内脏也属肉类，其中肝脏的营养价值特别高，能够提供丰富的铁、维生素A、尼克酸和维生素 B_2。在饮食中定期添加一定量的肝脏，对健康有利。

在肉类的选择时，各种动物的肉也各有特色。在猪、牛、羊肉中猪肉

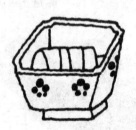

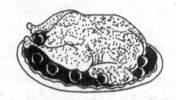

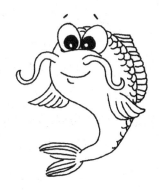

的脂肪含量最多，即使是纯瘦猪肉，脂肪含量也在 20%～30%，而且多为饱和脂肪酸。牛肉的脂肪含量相对较低，蛋白质和铁、铜的含量则较高。鸡肉也是一种含蛋白质高而脂肪低的肉类，其脂肪含量仅为2.5%，且鸡肉的结缔组织柔软，脂肪分布均匀，易于消化吸收，炖出的鸡汤，味鲜质高。值得一提的是兔肉，它含有蛋白质高而脂肪极低，脂肪含量低于0.4%，适用于原本肥胖或过重的患者食用。

4. ✿ 水产品——益处多多 ✿

提起水产品，人们就会想到味道鲜美的鱼、虾、贝、蟹等。几年前在大街小巷中广为传播的鱼油（DHA、EPA），使水产品的知名度大为提高。人们大都相信常吃鱼能够增进健康，尤其是健脑补脑增强智慧的说法。从营养学的角度来说，水产品尤其是鱼的肉质细嫩，容易咀嚼、消化和吸收，消化率为 87%～98%，非常适合于老人、儿童和消化功能减退的病人食用。鱼肉中富含优质蛋白质，其必需氨基酸含量及比例与人体相似。脂肪含量不高，多数只含有1%～3%的脂肪，而且含有的不饱和脂肪酸多，比动物肉类更容易消化吸收，并且能够降低血脂水平。鱼肉除了含少量的B族维生素以外，鱼油中还含有脂溶性维生素A和维生素D，尤其是鱼肝油中含量更丰富，为其他肉类所不及。据说南北极地区虽然缺少阳光，但居民很少得佝偻病和骨质软化病，就是因为他们吃鱼多，从鱼中获得了充足的维生素D。与畜肉相比，鱼类所含的矿物质种类和数量均较为丰富。人们可以从鱼类食物中获取钙、磷和铜、锌等其他矿物质，而且鱼肉中的钙是同蛋白质结合在一起的，更利于被人体消化吸收。

5. ✿ 蛋类——是福还是祸 ✿

蛋类在我国是一种深受欢迎和重

视的食品，其营养丰富，蛋白质含量高，而且鸡蛋的蛋白质是所有食物中生物价值最高的。全蛋的蛋白质消化率达到了98%，所以蛋类是天然食品中优质蛋白质的最良好来源。按我国传统习惯，鸡蛋更是儿童、老人的理想食品。

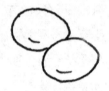

蛋类含有人体需要的八种必需氨基酸，并且生物利用率很高。鸡蛋还含有维生素A和B族维生素等，能够发挥重要的生理作用。蛋类中钙的含量虽少，但磷的含量较多，对生长中的儿童非常重要。蛋中铁的含量比较丰富，但其吸收利用不如瘦肉和肝脏。鸡蛋中含有约12%的脂肪，几乎全部集中在蛋黄里，容易消化吸收，而且含有必需脂肪酸和丰富的磷脂、卵磷脂及胆固醇，这些都是人体生长发育和新陈代谢所不可缺少的。

鸡蛋的营养成分全面而均衡，人体需要的营养素几乎全有，实在是一种经济实惠、营养价值高的好食品。然而当人们了解到动脉粥样硬化和冠心病患者的血中胆固醇有所增高，就

对胆固醇产生了畏惧心理，害怕蛋黄中的胆固醇对身体有害，干脆连鸡蛋也不吃了，白白放弃了一种优良的食物。其实这种顾虑是不必要的，正常情况下胆固醇对人体有益无害，因此每天吃1个鸡蛋，或每周3～4次并不为多。

吃鸡蛋的各种烹调方法，不论是煮蛋、蒸蛋还是冲蛋花，煎、炒鸡蛋都不会对其营养量有太大影响。需要注意的只是煎蛋时，用油量不要太多，油温不要太热就可以了。

6. ❀ 一袋奶与一个民族 ❀

奶类除了不含有膳食纤维外，几乎含有人体所需要的各种营养素，并且易于消化吸收，是适合所有人群的营养食品。乳类蛋白质的生物价值仅次于蛋类，也是一种优质蛋白，其中赖氨酸和蛋氨酸含量较高，能补充谷类蛋白质氨基酸结构的不足，提高其

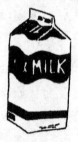

营养价值。乳类中还含有丰富的无机盐，特别是钙、磷，每升牛奶可提供1200毫克的钙质，同时其钙的吸收利用率很高，因此成为补充钙质、促进生长、防治骨质疏松症的法宝。日本在二战后根据营养调查发现国民营养不良的发生率很高，就提出每天每个孩子增加1袋奶的建议，十几年后，发现其营养状况明显改善，在体能、身高等方面有很大提高，可以说简单的1袋奶强壮了整个民族。常见的奶制品有炼乳、奶粉和酸奶、奶酪等，从营养角度看其营养价值都大致相同。酸奶是牛奶加入乳酸杆菌后发酵制成的，营养丰富，更适合胃酸缺乏及消化不良的人食用。

许多患者已经知道牛奶的好处，每天都添加奶制品，但是往往只是早餐空腹喝牛奶，或者一次喝500毫升以上的牛奶，这样做是错误的。因为空腹单纯饮用牛奶，会使奶中优质的蛋白质被当作碳水化合物，变成能量消耗，很不经济。一次摄入过多的牛奶容易产生腹胀、腹泻等不适症状，也不利于消化吸收。正确的食用方法是，在喝牛奶前吃一些馒头、饼干或稀饭之类的食物，这样就可以充分发挥牛奶的优良作用了。

7. 新鲜果蔬有"三宝"

蔬菜水果是人们生活中重要的营养食品之一，它们具有鲜艳的色泽、可口的味道，还有丰富的营养成分，对人体健康起着特殊的作用。很多患者非常喜爱这两类食物，在其餐桌上占有很大比重。

> 营养学上果蔬藏有三宝——维生素、无机盐和膳食纤维

首先新鲜的水果蔬菜中都含有丰富的维生素，是膳食中胡萝卜素、维生素C和B族维生素的重要来源。各种绿叶蔬菜和深黄色蔬菜如胡萝卜、黄色倭瓜、黄花菜等都含有丰富的B族维生素，但是白色蔬菜如菜花、白萝卜含胡萝卜素则很低。所有的新鲜果蔬如青柿椒、菜花、苦瓜以及各种水果如酸枣、猕猴桃、山楂、柑橘等均含有丰富的维生素C。

蔬菜水果也是人体无机盐的重要来源，特别是钙、磷、钾、镁、铁、铜、碘等，参与人体重要的生理功能。绿叶蔬菜比瓜类蔬菜含有更多的矿物质。油菜、小白菜、芹菜、雪里蕻等也是钙的良好来源。它们在体内最终的代谢产物呈碱性，能够协助保持酸碱平

衡以维持体液的稳态。

蔬菜水果中还含有各种各样的膳食纤维，在体内促进粪便排出，减少胆固醇的吸收，维护身体健康并预防动脉粥样硬化。此外，在我国水果蔬菜还能发挥食疗的作用。

※特别提示※

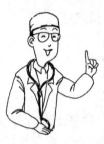

数数你每天吃的蔬菜水果，有5种吗？

每天至少要吃5个种类的蔬菜水果，它们可以是新鲜的，可以是冷冻的，可以是听装的，可以是各种饮料——总之，你要保证它们够5种。当然，最典型而有效的方法就是，再在一餐有一盘水果蔬菜沙拉，外加一个橙子或一杯果汁。它们的妙处是：

一能使你摄取足够的碱性矿物质（如钙、钾、钠、镁、磷、铁、铜、锌、钼等），既可使血液维持较理想的弱碱性状态，又可防病健身。

肤色较深者，宜常吃萝卜、大白菜、竹笋、冬瓜及大豆制品等富含植物蛋白、叶酸和维生素C的食品。

皮肤粗糙者，应多吃富含维生素A、维生素D的果蔬，如胡萝卜、藕、菠菜、黄豆芽等黄色、绿色蔬菜以及鸡蛋、牛奶、动物肝脏。

二能使你摄取充足的维生素。各种维生素均和皮肤健美关系密切。缺乏维生素A、维生素D，易致皮肤干燥粗糙；缺乏维生素A、维生素B_1、维生素B_2，会加速皮肤衰老，缺乏维生素C易使皮肤色素沉着，使皮肤易受紫外线的伤害。

三能使你摄取足够的植物纤维素，以防止因便秘而带来的皮肤和脏器病变。

小调味品里的大学问

1. ✿ 吃醋的门道 ✿

很多人都很喜欢吃醋，醋很开胃，但是喝醋喝的方式错误的话，就是毁胃。专家不主张直接喝醋，有些人说胃酸少，胃酸少会产生一些麻烦，在这种情况下，可以增加一点有醋味的或者有醋的汁，或者是液体喝进去。但是不能直接喝醋，醋的酸度太大，直接喝醋会损伤胃黏膜，食用过量会灼伤食道，损伤脾胃，软化骨质，导致骨折，有些老年人直接喝了醋以后，还会引起反酸。我们提倡烹调菜肴，或者凉拌菜的时候放点醋，或者很多人愿意吃炒菜的时候蘸点醋。醋可以调味，可以开胃。此外，醋还可以去油，比如说到餐馆里去吃饭，要一碗醋，把油腻的饭菜在里面涮一下，又调味，又去油，可以增加饮食的情趣。

醋还有一个好处，醋可以使本来很淡的菜，变得口感很好，可以不放酱油而是放醋，这个口感变了，而吃进去的钠并不像酱油那么多，所以醋在这个方面扮演的角色非常独到。有些人说，喝醋能软化血管。

有些人会说醋能软化血管，其实醋真正意义上软化不了血管，软化血管只是醋的一种善意的传说，如果真的觉得醋可以软化血管，每天泡在醋坛子里头，胃泡坏了不说，血管真正起到软化的效果并不明显，没有任何一项研究证据显示大量吃醋的人比不吃醋的人血管如何如何软化。

现在市场上醋的种类有很多。白

醋，陈醋，米醋，制造工艺不同，米醋是直接由粮食酿制而成，陈醋是经过放置时间延长，加上陈酿工艺以后形成的，白醋有一些人工合成的成分。它们的酸度也不一样，根据不同的烹调的需要添加，它们本身的营养价值没有质的差别，不必纠结于用何种醋炒哪种菜拌什么菜。大家在选择醋的时候注意：第一，看产品标准执行号，注明是GB18187为酿造醋，SB10337为配制醋；第二，看总酸含量，酿造醋总酸度越高越好，比如总酸度6.5%的醋就比总酸度4.5%的醋好。第三，看包装上是否有生产许可证，只有标有QS生产标识的产品才是质量合格的产品。

2. ❀ 如何健康的吃糖 ❀

很多人都喜欢吃糖，国外一个研究，把小宝宝摆成一排，然后拿一个棉签蘸点糖水到小宝宝的嘴边，小宝宝舔食后露出愉悦的表情，人对甜的喜好是与生俱来的，而且时间长了形成依赖作用。有些人炒菜的时候，放很多白糖，这一点应当警惕。所以，应该从小养成一个少吃糖的习惯。

很多人问木糖醇代替糖可取吗？木糖醇是一个甜味剂，它不含热量，吃到体内，有的朋友有血糖高，吃了含热量的糖，血糖可能有波动，如果吃了木糖醇，不含热量，所以血糖不会升的那么快那么高，但是木糖醇本身并不是人需要的营养。在购买木糖醇时，要注意看商品外包装，上面标明了成人与婴儿的食用量，成人每人每天最多50克，而婴幼儿每天最多5克，木糖醇吃得过多，血液中的甘油三酯会升高，糖尿病人不宜多吃木糖醇。

现在市场上有一种无糖食品，它不含糖，实际上它真正不含的就是白糖，它里头有淀粉，淀粉就是一种糖，淀粉到体内代谢的底物就是葡萄糖；其次，很多无糖的点心，比如无糖蛋糕，里面虽然没有放糖，但是里

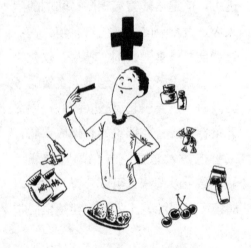

头有奶油，含有反式脂肪，因此有糖没糖不能光看口甜不甜，食物当中还是含有很多隐形的糖。

市场上有很多种类的糖，最经典的有冰糖、白糖、红糖，它们之间还是有区别的。很多人认为红糖能补血，尤其是坐月子的时候，都喝红糖水。红糖相对来说，纯度比较差，但是营养保留就好一点，比较粗加工的糖就是红糖，至于红糖能否补血则要打个问号，因为补血就要补铁，铁关键不在含量的多少，而是在于吸收率的高低，而吸收率的高低关键看铁的类型，铁的类型分两种，一种是植物型，比如说在菠菜、芹菜含有植物型的铁；还有一种叫做动物型的铁，血色素型铁，藏在各种动物肝脏里头，吸收率差30倍，后者的高。红枣和红糖的补血效果有限。白糖在红糖的基础上再提纯，营养价值要比红糖低一点，但是口感要比红糖好一些。再经过提纯最后结晶形成的就是砂糖，砂糖特别的纯，除了点甜味没太多的营养价值。所以大家记住，糖只是一种调味品，是纯能量物质，营养价值不高，应尽量少吃。

3. 鸡精是味精上了一个档次吗 ❀

很多人认为鸡精比味精更有营养，因为鸡精是用鸡肉调出来的精，是鸡汤里面的精华，所以从口感上来说就非常的好非常的鲜，从营养成分上来想，浓缩的就是精华，等于喝一大锅鸡汤的营养。其实不然，味精和鸡精是一种东西，鸡精跟鸡没关系，味精的单一成分是谷氨酸钠，不仅没什么营养，常吃还会对身体有害；鸡精实际上以味精为基本成分，有谷氨酸钠、盐，再加上鸡味的香精，增加口感。其中味精占到总成分的40%，另外还有糖、鸡骨粉、香辛料、鸡味香精、淀粉等物质复合而成，鸡精的味道之所以很鲜，主要是因为其中味精的作用。如果做菜要放味精，也要

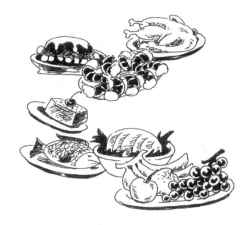

科学的放，不能炒菜一开始就用，否则高温会产生一些化学变化，因为普通情况下，味精是安全的，如果将它加热到20摄氏度以上，其中的谷氨酸氨就会失水变成焦谷氨酸氨，产生致癌物质。应该在快起锅的时候，点一点就行，放得越少越好。炖肉炖鸡的时候尽量别用。料也是同样道理，做成包子饺子后，经长时间高温加热，也会导致味精变性，因此馅料最好不要加入味精。经低温使用味精时，应先用温水化开，因为味精和鸡精在低温下不易溶解，做凉拌菜的时候不能直接加入。

在购买酱油的时候，要有几个特别关注的地方：第一个地方要看是生抽还是老抽；第二要看是用作烹调的，还是用作凉拌的；第三，要看包装上一个术语叫做氨基酸态氮，这种成分后面有一个单位，一般是用100毫升多少克来表示，比如有的标有不低于每百毫升0.4克，有的标有大于等于每百毫升0.4克。大家在选购的时候，可以选高一点的。氨基酸态氮是以氨基酸形式存在的氮，它的含量与氨基酸的含量成正比，氨基酸是人体重要的营养物质，更是酱油鲜美味道的主要来源，因此氨基酸态氮是酱油产品分级的重要指标。

4. ❁ 日常饮食中酱油怎样吃对人体最有益 ❁

现在市场上有一些海鲜酱油，特级酱油，它们的售价也往往是普通酱油的一至两倍，这些酱油的营养成分上并没有什么差别。一般家中常备生抽与老抽即可满足日常的烹饪使用。用酱油的小技巧就是不要直接倒到菜里，倒在小碟里面，蘸着吃，这样摄入的盐量比直接烹饪用能减少百分之七十的盐的摄入。

5. ❁ 葱姜蒜的养生密码 ❁

一些人在吃葱的时候，往往把葱叶扔掉了，其实葱叶营养也是不少的，某些维生素矿物质的含量，同等量下比葱白还要大。葱里面有些刺激性的味道，是因为一些挥发性的物质，在炒菜后，这些物质基本上挥发掉了。葱的主要作用是提味，因此建议将葱作为一个调味品，没有必要将它作为一个特别主要的营养的载体。

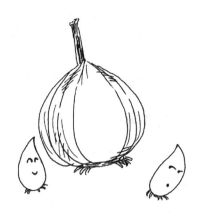

人们对葱有三大认识误区：1.小葱拌豆腐实际上是错误的，因为葱含的草酸与豆腐容易形成草酸钙，阻碍人体对钙的摄取。2.认为葱叶没有营养是错误的。其实葱叶除了含有葱白所具有的营养外，维生素C、胡萝卜素、叶绿素和镁的含量都比葱白高。3.大葱炝锅是错误的。因为这种做法破坏了许多营养物质，因此用葱煎、炸的时间要短，最好在菜起锅之前，洒上一点葱花。

姜分嫩生姜和老生姜，它含有姜辣素的成分，辣的太厉害的并不见得好，因此姜作为调味品可以，不要用太大的量。此外，姜的保存很重要，如果手摸有点烂或者有点软了，千万不能吃，姜的腐败的地方很容易被一些细菌钻空子，产生一些毒素，这些毒素破坏肝脏功能。因此姜还是尽量少买一点，新鲜的吃。或者放在花盆

中，埋进沙子，隔绝空气，可以保存一定的时间。

蒜的营养价值比葱姜要高。有些情况，比如说周围有污染，抹点蒜在鼻子附近，或者嚼点蒜，能起到一定的杀菌和抑菌作用。大蒜还有一个功效，就是可以提高人体的免疫力和体力。大蒜不能大量吃，一天吃两三瓣即可，吃蒜最好的方式是生吃，拍碎吃，并且在空气中放置10分钟再吃。因为大蒜里面含有两种物质，一种叫蒜氨酸，一种叫蒜酶，将大蒜拍碎后，蒜氨酸跟蒜酶要结合起来，然后放置在空气中氧化，暴露10分钟才会产生出对人体有益的大蒜素，只有这样才会发挥大蒜保健医生的作用。

●醋——作为调味品，可解除食物的腥味，使其更加鲜美可口，并能促进胃酸分泌，增进食欲，还有一定的杀菌作用。用于烹调排骨、小鱼，可使骨酥肉烂，有助于骨中的钙、磷溶解，增加其吸收利用。但是不宜过量，否则可能会伤胃、损齿。

●酱油——其鲜甜味来源于其中含有的氨基酸，其中包含了人体必需的八种氨基酸，具有较好的营养。

但是应注意酱油中同时含有较多的钠盐，摄入过多则容易导致高血压。

● 味精——有效成分是谷氨酸钠盐，谷氨酰胺本身是一种营养性氨基酸，对大脑代谢有帮助，但是味精中同时含有较高的钠量，并且加热时间太长、温度过高，容易使味精变质，因此对高血压患者应减少进食。

● 盐——咸味的载体，具有咸味调剂、突出鲜味、解腻、杀菌、防腐等作用。

● 酱——以大豆或麦面、米等经发酵，加盐、水制成的糊状物。具有独特的色、香、味。

● 花椒——有去腥、除异味、增香味的作用。与盐炒熟就可制成椒盐，用油炸可制成花椒油。

● 葱、姜、蒜——有独特的辛辣味，如姜丝肉蟹。

● 蚝油——为牡蛎汁制成，味道鲜嫩，用于咸鲜味的菜肴。

● 桂皮、砂仁——中药，具有一定的医疗保健作用。

特别提示

握紧你手里的盐勺

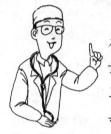

盐是生命最基本需要的，但需要量是有限的。世界卫生组织建议每人每天进食6克足矣，超过了，可导致高血压、动脉硬化，而且影响血液中营养物质对皮肤的滋养，使人面色暗混、青黑，面部皱纹增加，促进人的衰老。但目前我国居民食盐摄入量过多，平均值超过这个建议量的1倍以上。所以，一定要握紧你手中的盐勺。

应注意的是，膳食钠的来源除食盐外，还包括酱油、咸菜、味精等高钠食品，及含钠的加工食品等。要想知道食品中盐的含量，请记住一个公式：1克钠＝2.5克盐，再去对照它们包装上列出的钠。

各种颜色食物的养生益处

1. ❀ 黑色滋养食材，食物中的黑珍珠 ❀

黑色食品以其诸多功效，正在受到消费者的青睐。黑色食品能够滋阴补肾，延缓衰老。它的保健功效除与其所含的三大营养素、维生素、微量元素有关外，其所含黑色素类物质也发挥了作用，可以抗氧化、降血脂、有通便补肺等作用。

∷贴心提示

黑色代表食物：黑豆，黑米，黑芝麻，木耳。

黑色食品中的黑豆含有丰富的蛋白质，一次不能食用过多。每100克

黑豆中含有蛋白质36克，而每100克黄豆中含有蛋白质35克，一个普通鸡蛋的重量约为50克，蛋白质含量为6克左右。如果吃了100克黑豆就相当于吃了6个鸡蛋。如果一次性食用大量的黑豆，就等于一次食用了大量的蛋白质，不但不会对健康有益，反而会增加肾脏的负担。

黑米和黑豆两种食品的抗氧化活性较高。黑米和黑豆的种皮中有一种

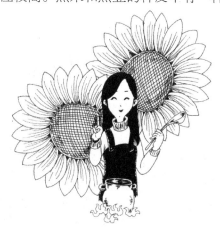

叫花青素的物质，这种物质易溶于水，所以在水洗的时候，它会溶在水里变成紫色，花青素是纯天然的抗衰老的营养补充剂。

黑芝麻中含有丰富的维生素E，多不饱和脂肪和卵磷脂，每天食用不超过两汤勺，25克以下的黑芝麻对人体比较有好处。黑芝麻长期以来被人们视为护肤养颜的良方，它还具有通便的功效。我们在超市可以见到各种各样的黑芝麻糊，一定要选择黑芝麻排在配料表首位的黑芝麻糊。

黑木耳中含有丰富的纤维素和植物胶质，能促进胃肠蠕动；黑木耳中还含有一种叫做类核酸的物质，可降低血中胆固醇和甘油三酯水平；黑木耳中的多糖，还具有一定的抗癌作用。木耳还有润肠通便的功效，木耳中的膳食纤维、黏性蛋白可能会对降低血脂起到一定的作用。

2. ❀ 红色食物激发力量 ❀

红色食物之所以体现出来红颜色，是跟它里面含有的营养成分有关系的，比如说β胡萝卜素，番茄红素等。番茄红素具有抗氧化作用，其抗氧化能力强于维生素C、维生素E、β胡萝卜素，被誉为抗衰老能手，它是食物中的一种天然色素成分，西瓜、葡萄柚等蔬菜水果中均有一定含量，但西红柿中含量最丰富，研究发现，番茄红素含有强力抗氧化、抗辐射的生物活性物质，可以有效防止自由基、紫外线及各种外部辐射对皮肤细胞的损害，能有效防治色斑、皱纹、预防衰老，另外，番茄红素在增强抵抗力、防癌抗癌方面效果也很好，素有"植物黄金"之美称，它已被世界粮农组织和世界卫生组织认定为A类营养素。番茄红素对预防男性的前列腺癌，女性的乳腺癌以及结肠癌、直肠癌、肝癌都有一定的功效。

❁贴心提示

红色代表食物：西红柿、红枣、枸杞子、红豆、红薯等。

番茄：红色食物中，番茄还富含维生素C，生吃的时候可以大量保存维生素C，但是不利于β胡萝卜素的吸收，加热的话会破坏维生素C，但是炒菜中的油可以作为β胡萝卜素吸收的载体，各有利弊。值得注意的是，番茄红素只有被油炒了之后才能更好的吸收，番茄沙司，也叫番茄酱，其中的番茄红素含量更高，但是维生素C和膳食纤维被破坏了，所以番茄酱不能替代番茄。

特别提示

●科学家做过一个实验，就是把番茄里头的β胡萝卜素和番茄红素提纯出来，给人们去用时发现抗癌效果不好，所以说单一补充不如整吃食物效果好。

●番茄在挑选的时候有一些技巧：一是看形状，二是观外皮，三是识颜色。

●有些人会问空腹可以吃西红柿吗？空腹一般是指间隔8～12个小时没有吃饭，空腹吃西红柿是不提倡的，因为胃中有胃酸，西红柿里面有有机酸，空腹吃西红柿对胃刺激大，甚至可能在胃中形成一些凝块。

●此外吃西红柿最好连皮一起吃，因为皮里面含有膳食纤维、番茄红素、维生素、矿物质，西红柿的皮难消化，胃肠不好的人不能食用，或者将番茄打成番茄汁食用。

大枣有"天然维生素丸"的美誉，可以说是维生素的宝库，它含有多种的脂溶性和水溶性的维生素，维生素C的含量为380～900毫克/百克，比苹果和桃要高100倍左右。此外，红枣粗纤维的含量很高，带皮吃枣既润肠通便又补血。大枣的糖含量高，糖尿病人应当谨慎。有血糖和肥胖问题的人，每天最多吃不能超过10～15个枣，尤其不能在吃正餐以前或者在晚上睡觉以前吃大量的红枣，最佳吃枣的时间是两餐之间。枣生吃能保留最多的维生素，有些人胃肠功能不好的，可以将大枣炖烂了吃。

3. 黄色食品的健康密码

黄色食品中的黄色源于β胡萝卜素，叶黄素等。叶黄素不在其他营养素之列，但是营养作用胜似七大营养素。

贴心提示

黄色代表食物：玉米，胡萝卜，洋葱。

黄色食品中首推玉米，玉米含有叶黄素、玉米黄素。叶黄素和玉米黄素功效多种，可以抗衰老，维护视力，维护皮肤，保护肠道，减低恶性肿瘤发生。玉米中含有可溶性与不可溶性膳食纤维，营养更加立体化。黄玉米的保健效果比白玉米好，紫玉米里的花青素含量更高，玉米中最安全的还是老玉米。甜玉米升血糖的速度很快，糖尿病人一定要小心。玉米的蛋白质不完整，不宜单独吃，可以配一点肉，牛奶。老玉米食用的时候，要连玉米胚尖一起吃下，因为胚尖里面含有维生素 E，是整个玉米的营养宝库，可预防心脏病、癌症等。对糖尿病患者而言，玉米对餐后血糖的升高有一定的延缓作用，可以替代一部分主食，吃一根玉米的话，要减少半两到一两的主食。黏玉米的含糖量要高，其升高血糖的能力就比老玉米来的猛，不利于控制血糖。

胡萝卜：俗语说"胡萝卜赛人参"，是说胡萝卜是一种营养非常好的食物，可以明目、防癌、增强免疫力。胡萝卜的吃法有讲究，首先胡萝卜可以搭配肉来吃，可以弥补自身蛋白质的缺乏，比如胡萝卜炖牛肉；其次，胡萝卜应该弄碎了吃，吸收的效率更好；第三，β胡萝卜素吸收需要一种载体，即脂肪，所以吃胡萝卜最好过一下油，或者与肉类一起烹饪；第四，胡萝卜要做熟来吃。

洋葱：黄色食物中的洋葱可以抗癌、抗老化，它含有维生素、挥发性的油、β胡萝卜素、叶黄色。它里面还含有槲皮素和前列腺素A，前者可以抑制癌细胞生长，后者可以降低血黏度，预防血栓。紫皮洋葱还含有花青素，可以清除自由基，抗氧化，增进食欲。

洋葱最适宜生吃，烹饪不能做得太熟，否则就会丢失挥发性的油。此外，洋葱是肉类食品的最佳拍档。挑选洋葱时，一是要看，皮面越干越好，包裹越紧实越好；二是要闻，散发浓浓的洋葱香味，没有刺鼻味道的就是新鲜的好洋葱；三是要用手掂掂，好的洋葱往往都是沉甸甸的，很有压手感。洋葱不要放在塑料袋里，因为很容易腐烂。胃肠道有炎症、溃疡、对洋葱过敏的朋友切忌不要吃洋葱。洋葱每天都可以吃，一天的量大概是50g。

4. 纯洁雅致的白色食物

白色食品含有丰富的蛋白质等10多种营养元素，消化吸收后可维持生命和运动。白色食品含纤维素及一些抗氧化物质，具有提高免疫功能、预防溃疡病和胃癌、保护心脏的作用。

贴心提示

白色食品包括白面，牛奶，豆浆，银耳，百合，茭白等。

白色主食的营养是整个食物的基座。每顿饭都要摄入一定量的白色的主食，米、面做成的粥、馒头等都属于白色的主食。

藕：藕中含有丰富的膳食纤维，有助于消化。藕中淀粉含量较高，糖尿病人要控制摄入量在200克以下，体重超标，血脂较高的人也不能过多的食用藕。

在食用藕时，先用热水焯一下，可去除寄生虫，保留藕的营养。

茭白：很多人认为茭白是比较好的食物，但是茭白有一个不为人知的缺点，茭白中含有一种二价酸，这种酸会和人体内的钙相结合，形成一种不溶于水的草酸钙，容易让人脱钙，是一种脱钙食品。茭白在食用前最好先用开水焯一下，这样能去除30%左右的二价酸，对于一些女性、生长发育期的孩子和老年人来说，不适宜长期食用茭白。

还有一种不能忽视的白色食品——牛奶。每天一定要保证喝足够量的牛奶，因为牛奶中含有丰富的钙，并且容易被人体吸收。但也不要把牛奶当水喝，每天喝250～500毫升，一袋到两袋即可。对于喝牛奶的时间，没有特别的要求，但千万不能空腹喝牛奶。

营养之名贵食材的平民替身

1. ❀ 燕窝——豆腐 ❀

食补，这个词大家可能都是需要的，因为身体劳累的时候，此时，身体需要一种外界性的东西来辅助一下，这个叫补，但是补在中国传统的一种观念里头，老把它跟这个昂贵、高贵挂在一起，实际上真正补的东西就在我们日常生活中，就是大家耳熟能详的很多东西，很多时候，昂贵的东西是用一种虚的概念。

比如燕窝，是燕子的唾沫，或者叫口腔分泌物，燕窝很稀有，第一是

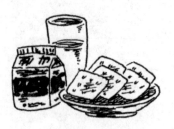

燕窝的取得很困难，像海边很高的悬崖上，第二，燕窝形成的周期很长。

燕窝的营养价值有多少呢？将燕窝的营养价值分析出来以后，仍然是蛋白、脂肪、糖、微量元素。

我们自然食物中就有可以替代燕窝的食品，燕窝的替身就是豆腐和银耳。单是豆腐就能替代燕窝中的很多成分的营养价值，甚至比燕窝还要高。在大量摄取豆类的人群里面，跟不摄入豆类的群体去比的话，发现某些疾病的发病率确实降了，比如心脑血管疾病，因为豆制品里面的大豆异黄酮、植物雌激素、大豆蛋白都有很高的营养价值。燕窝中的很多价值体现在它含有的蛋白质上，而大豆的蛋白质一是含量很高，二是在植物性食品中它的氨基酸构成相对来说比较合理。豆腐就是燕窝很好的替代品。

2. ❀ 海参——鸡蛋 ❀

很多人说海参有营养，海参中最重要的成分是蛋白质，如果吃一根2两左右的海参大约能够补充50克的蛋白质，而要吃8两左右的鸡蛋才能补充同样量的蛋白质。但是海参中的蛋白质含量虽然比较高，不是最优质的蛋白质，是非完全性蛋白质，这里面涉及到一个很重要的概念，即生氨基酸的评分。判断蛋白质的优劣要看两件事情，第一件事情看它的量多和少，第二件事情是看它的质量，蛋白质是由氨基酸组成的，人对氨基酸的吸收，需要符合人的一个氨基酸模式，越符合的吸收率越高，人对氨基酸的吸收，不是靠氨基酸含量有多大，而是看氨基酸跟人体的模式是否吻合，鸡蛋含有的蛋白质氨基酸评分高达96分，吃进人体，差不多都能被吸收，所以鸡蛋是一个非常完美的蛋白质的来源。正常的每天吃一个鸡蛋，或者是一天吃两个蛋清，再配上其他的豆制品、鱼。而且海参往往要经过先晒干，再水发的处理，其矿物质等水溶性营养素难免会流失，营养价值也因此打了折扣，在人们的印象中，海参一直都是高档补品，鱼、豆制品、瘦肉的营养也都可以与海参媲美

3. ❀ 人参——萝卜 ❀

人参有什么好处呢？很多身体弱的或者老年人会吃一些人参，中医讲人参可以补气，比较推崇人参的养生价值。但是很多人是不耐受人参的，比如说有些人胃肠道功能虚弱，有些体虚的人，吃了以后会流鼻血。从营养和安全的角度，我们可以选择跟人参成分靠近的，用维护健康、防治慢性病作用比较确切的食物来替代。胡萝卜可以替代人参，胡萝卜中有很多成分与人参很靠近，比如说里面含有一些糖化酵素、挥发性的油脂，这些成分经过科学的验证发现有促进人体健康的作用，比如促进消化，其里面含的挥发性的油脂物质可以促进人体对脂肪的分解和吸收，此外，吃萝卜会有一些辛辣感，辛辣本身有开胃的作用。老百姓讲吃萝卜顺气，实际上是讲促进肠道蠕动，利于通便，从整体上促进消化系统功能的维持。萝卜还含有一些抗氧化物质如β胡萝卜素，是非常好的抗癌食品。

4. ❀ 鲍鱼——牛奶 ❀

鲍鱼的市场价值不菲，其中主要成分是蛋白质，钙，镁，钠，锌，维生素，胆固醇等。100克的鲍鱼中含有200毫克到300毫克的胆固醇。鲍鱼是一种原始的海洋贝类，号称四大海味之首。鲍鱼的贵贱除了品种之外，就是看个头。鲍鱼的替代品是牛奶，第一点从蛋白质角度，牛奶里有非常好的蛋白质，牛奶中的蛋白质是酪蛋白，这种蛋白质的氨基酸评分非常高，非常适合人体的消化利用，牛奶的蛋白是一种近乎完美的蛋白质；第二点从补钙的角度，牛奶的补钙效率远远高过鲍鱼，牛奶中的钙容易吸收，牛奶中的钙磷比例合适，从而保证了钙的吸收。从营养补充来看，鲍鱼对钙的补充比牛奶差，与其他的水产品相比，鲍鱼的补钙效果也不是特别突出，微量元素锌比牡蛎和贝类要低。因此，从营养学的角度，牛奶可以替代鲍鱼来进补。贝类产品都属于高蛋白低脂肪饮食，可以多吃。此外，作为海产品，鲍鱼的盐成分含量高。

5. ❀ 鱼翅——猪蹄 ❀

鱼翅的替代品是猪蹄。猪蹄中的很多成分与鱼翅很接近，鱼翅中以胶原蛋白为主，胶原蛋白有美容的作用，增加皮肤的弹性，但是不能迷信胶原蛋白，因为胶原蛋白是不完全的蛋白质，里面缺少一些成分，比如色氨酸，难以被人体吸收。猪蹄的猪皮中的胶原成分并不亚于鱼翅。需要注意的是，烹调时一定要将皮下脂肪去干净，否则不利于健康。如果从补充胶原蛋白的角度来说，猪皮完全可以替代胶原蛋白。

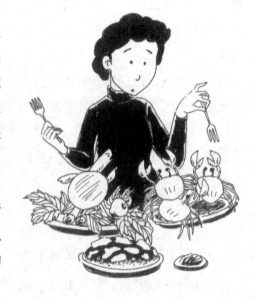

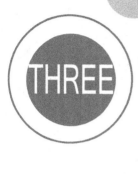

THREE 食物是最好的营养

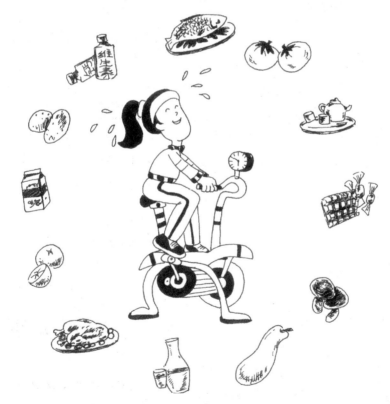

粗饭素食营养知多少

1. ❀ 燕麦的秘密 ❀

燕麦分两种，一种是天然燕麦（生燕麦），不添加什么东西。颗粒相对粗，要煮了才能吃。一种是速溶燕麦（即食燕麦），食用特别方便，口感非常好，有点奶香的味道，这种里面含有添加剂。燕麦中的添加剂很隐蔽。如植物脂末，就是反式脂肪酸，做成有奶味的粉末状的脂肪，就是我们奶茶里添加的东西。如果量大对健康就有问题了。还有像麦芽糊精，奶精，糖精等。

燕麦里有可溶性的纤维，可防止血糖升高，降血脂，润肠通便，养成一个合理喝燕麦的习惯，可能使你很长时间的健康获益。

::贴心提示

燕麦挑选秘诀一：看外观选择颗粒大、天然的燕麦。

燕麦挑选秘诀二：看配方表，配方表上如果有以下添加物的不好，如糖精、麦芽糊精、奶精、植物脂末。

燕麦挑选秘诀三：看蛋白质含量，可选择配方表上蛋白质含量大于7%的燕麦。

燕麦挑选方法秘诀四：看食用方法，需要煮的好。

2. ❀ 玉米怎么吃最健康 ❀

玉米粒含有丰富的膳食纤维和矿物质。玉米油含有丰富的不饱和脂肪酸，必需脂肪酸，这些都是人体需要的。玉米含有的玉米黄素，还具有抗氧化作用。

每天吃一根玉米最健康。玉米有好处也有麻烦，人需要八种必需氨基酸。玉米和大米里缺少赖氨酸，没有赖氨酸，含再多的氨基酸身体也不能吸收。所以不要天天吃大量玉米，过量吃玉米会造成营养不良。

玉米忌生吃。做熟后有两种吃法，一是直接吃，一是配菜，加进玉米粒去配菜。或者做成玉米羹。

∷贴心提示

要提醒大家的是，米是淀粉，米要经过淀粉变到葡萄糖后被人吸收。粥里的主要成分已经不是淀粉了，是淀粉到葡萄糖过渡的中间产物，叫糊精。糊精升高血糖非常快，要比淀粉快得多。

如果有糖尿病，尽量不要纯喝玉米粥，先吃点玉米饼，再喝小半碗的玉米粥。吃饭要干稀搭配，要干的在前头。

如果有血糖高的朋友，吃一根玉米减少半两（25克）粮食。

3. ✿ 粮中珍品——苦荞麦 ✿

苦荞麦是我国南方高原地区主要粮食作物之一，是一种无污染，既能保健又能治疗疾病的谷物。当地群众由于长期食用苦荞麦，糖尿病、高血压、脑溢血的发病率较低。根据《本草纲目》记载：苦荞麦性味苦、平、寒，益气力，续精神，利耳目，降气，宽肠，健胃，对人体十分有利。

研究表明，苦荞麦的营养成分比大米、小麦和玉米等主要淀粉类粮食高。3种主要粮食除淀粉含量与苦荞麦大体不相上下以外，其主要营养成分粗蛋白质，均低于苦荞麦（苦荞粉10.5%、小麦粉9.9%、籼米7.8%、玉米粉8.4%）。脂肪含量，除玉米外，大米、小麦粉亦低于苦荞麦（玉米粉4.3%、苦荞粉2.15%、小麦粉1.8%、籼米1.3%）。粗纤维含量苦荞麦为大米、玉米的3～4倍，且苦荞麦中维生素B_1和烟酸均显著高于大米，维生素B_2也较以上3种主粮高1～4倍。苦荞麦中所含的芦丁和叶绿素还能对老年病患者产生特殊疗效。

苦荞麦中矿物质含量无疑也很丰富，其中尤其以镁、钾、铁含量最高。镁为小麦面粉的4倍，大米的3.5倍；钾为小麦面粉的2倍，大米的2.3倍；镁、钾的含量，大大增强了苦荞麦的营养保健功能，能有效地消除疲劳、增强耐力，可使心脏节律及兴奋传导减缓，增加心肌供血量，有利于心脏舒张和休息；同时还能促进人体纤维蛋白溶解，抑制凝血酶的生成，降低血清胆固醇，预防动脉硬化、高血压、心脏病；并有镇静神经系统、加强老年人中枢神经抑制的功能，所以它对老年人保健有重要意义。苦荞麦丰富的铁元素，为其他主粮的2～5倍，能充分保证人体制造血色素时对铁的需要，防止缺铁性贫血的发生。

研究还发现，苦荞麦还含微量元素硒。它是具有多种功能的重要微量元素，在人体内可与金属相结合形成一种不稳定的"金属-硒-蛋白"复合物，有助于排除人体内的有毒物质，并且有类似维生素C和维生素E抗氧化和调节免疫的功能，对防治克山病、大骨节症、不育症和早衰有显著作用，并具有抗癌作用。

根据苦荞粉蛋白质各种氨基酸的组成分析，苦荞粉蛋白质由19种氨基酸组成。人体必需的8种氨基酸齐全，属完全蛋白质。其余尚有组氨酸、精氨酸和天门冬氨酸、谷氨酸等9种半必需和非必需氨基酸，是目前几种主食中蛋白质氨基酸种类最全面的粮食。其中天门冬氨酸、谷氨酸都是构成人体血液（血浆蛋白）的重要成分，天门冬氨酸是很好的消除疲劳的强壮剂。因此，对运动员、重体力劳动者、老年人，都是重要的保健品。

从苦荞粉各种脂肪酸含量分析可以看出，苦荞麦含9种脂肪酸，其中80%以上为油酸和亚油酸。丰富的亚油酸（39.37%），在人体内能合成花生四烯酸，它可降低血脂，而且是前列腺素和脑神经的重要成分。据最近英国学者研究发现 γ-亚油酸还有助于治疗糖尿病。

综上所述，苦荞麦乃是目前淀粉类粮食中内在品质优异、具有多种保健疗效之功能的粮、药兼用粮种，为一新的重要营养资源，是发展营养、保健、疗效食品的理想原料，具有广阔的开发前景。

4. ❀ 南瓜——保健良药 ❀

南瓜又称荒瓜、饭瓜等，我国人民自古以来就十分重视其食疗药用价值。早在春秋时成书的《诗经》中就有关于南瓜食疗的记载。明《本草纲目》称它能"补中益气",《医林纂要》说它能"益气敛阴"。中医认为,老南瓜有消炎止痛、解毒、养心、补肺等作用。

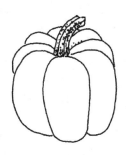

内分泌学家在调查糖尿病的发生时,曾发现一个有趣的现象,即爱吃南瓜的人患糖尿病的比例远远低于其他的人群。营养学家和医药学家们对此研究发现,老南瓜中含有的某些活性物质,确有促进人体内胰岛素分泌之功效。湖南邵阳有个苗族村,该村村民都有喜种爱吃南瓜的习惯。卫生部门发现,这个村的苗族同胞极少有贫血现象发生。经化验,原来老南瓜中不仅含有丰富的糖类、淀粉、脂肪和蛋白质,而且还含有一些人体造血所必需的微量元素。我国民间广泛流传的"南瓜补血"之说,是有一定科学内涵的。

现代营养学研究表明,老南瓜还

有瓜氨酸、精氨酸、麦门冬素、胡芦巴碱、腺嘌呤、胡萝卜素、维生素B、维生素C、脂肪、戊聚糖及甘露醇等,对糖尿病、高血压以及肝、肾的某些病变有一定的防治作用。

5. ❀"功高盖世"的谷类❀

在我们的膳食里,谷类被称作"主食",一日三餐都离不开它。

常见的谷类有大米、小米、小麦、高粱、荞麦等等。谷类对人们的最大贡献就是为我们提供身体所需要的能量。每当我们吃进50克米或者面所制做的米饭、馒头、面条或粥类,就可以从中获得约730千焦的能量。谷类在人类进化的过程中提供了充足的能量,保证了人类大脑的进化,说其"功高盖世"并不为过。谷类还提供相当数量的B族维生素和矿物质,此外还有少量的膳食纤维。目前我国居民膳食中60%～80%的能量是由谷类提供的。以肉类和油脂为主要能量来源的西方膳食正面临高发生率的冠心病、高脂血症的严峻挑战。英美科学家均看好东方膳食的益处,建议其国民增加谷类食物的摄入。但是谷类中蛋白质的营养

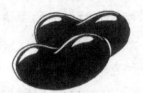

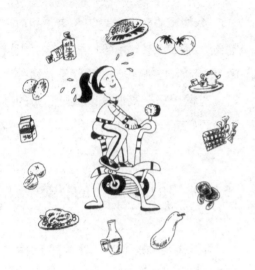

价值较低，并且缺乏赖氨酸，因此在进食谷类时应搭配着鸡蛋、瘦肉、牛奶、豆制品等食品，发挥互补效应，提高谷类蛋白质的营养价值。

由于谷类中的B族维生素以及矿物质均存在于外胚和糊粉层中，因此谷类加工越精，营养成分损失就越大，膳食纤维和铬、维生素等的损失也越大。为了保留谷类中原有的营养成分，谷类的加工精度应适当。在做饭前淘米时应尽量减少搓洗，更不要把米浸泡很长时间后再淘洗，以减少营养成分的损失。

6. ✿ 享有"植物肉"美称的豆类 ✿

我国的豆类按其营养成分含量的

不同，可分为两类，即大豆类和大豆以外的其他干豆类。前者有黄豆、青豆和黑豆，在所有的豆类食物中其营养价值最高，含蛋白质量多质高，所含的脂肪比普通豆类高十几倍，所含矿物质和维生素也较多。后者有赤豆、绿豆、白扁豆、芸豆、豇豆、豌豆、蚕豆等，其含脂肪量很少，只占1%，蛋白质含量在20%～25%，碳水化合物的含量相当高，约在55%～60%。它们能够补充普通谷类缺乏的赖氨酸，还含有矿物质和B族维生素。由于大豆类的蛋白质含量高达30%～50%，而且品质非常好，富含人体需要的八种必需氨基酸，是植物性食品中惟一可与动物性食品相媲美的高蛋白食物，而价格却比肉、蛋、乳类低好几倍，所以有"植物肉"的美称。

大豆中的脂肪含量可达到18%，但富含不饱和脂肪酸，易于消化吸收，并有降低血清胆固醇的作用。豆油中还含有丰富的磷脂，对生长发育和神经活动都有着重要作用，其中含有的大豆卵磷脂可促进肝脏脂肪代谢，防止脂肪肝的形成。它所含有的植物固醇不被人体吸收，且能够抑制动物胆固醇的吸收。大豆还富含无机盐中的钙、磷、钾、铜、铁、锌及B族维生素和维生素E等。

大豆的好处实在太多了，需要注意的是，在吃大豆时应注意去掉其中的极少量不利于健康的物质。例如将豆浆或黄豆充分加热煮沸后食用可破坏其容易引起腹泻、腹胀的皂角素；将黄豆用水浸泡后再煮食破坏其胰蛋白酶抑制素等。此外由于黄豆硬而厚的细胞壁外壳，使黄豆不易被消化酶分解，如果制成豆腐、豆腐脑、豆浆和其他豆制品就会使豆类的消化率大为提高。

7. ❀ 新鲜蔬果有"三宝" ❀

蔬菜水果是人们生活中重要的营养食品之一，它们具有鲜艳的色泽、可口的味道，还有丰富的营养成分，对人体健康起着特殊的作用。很多患者非常喜爱这两类食物，在其餐桌上占有很大比重。

> 营养学上果蔬藏有三宝——维生素、无机盐和膳食纤维

首先新鲜的水果蔬菜中都含有丰富的维生素，是膳食中胡萝卜素、维生素C和B族维生素的重要来源。各种绿叶蔬菜和深黄色蔬菜如胡萝卜、黄色倭瓜、黄花菜等都含有丰富的B族维生素，但是白色蔬菜如菜花、白萝卜含胡萝卜素则很低。所有的新鲜果蔬如青柿椒、菜花、苦瓜以及各种水果如酸枣、猕猴桃、山楂、柑橘等均含有丰富的维生素C。

蔬菜水果也是人体无机盐的重要来源，特别是钙、磷、钾、镁、铁、铜、碘等，参与人体重要的生理功能。绿叶蔬菜比瓜类蔬菜含有更多的矿物质。油菜、小白菜、芹菜、雪里蕻等也是钙的良好来源。它们在体内最终的代谢产物呈碱性，能够协助保持酸碱平衡以维持体液的稳态。

蔬菜水果中还含有各种各样的膳食纤维，在体内促进粪便排出，减少胆固醇的吸收，维护身体健康并预防动脉粥样硬化。此外，在我国水果蔬菜还能发挥食疗的作用。

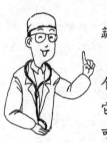

数数你每天吃的蔬菜水果，有5种吗？

每天至少要吃5个种类的蔬菜水果，它们可以是新鲜的，可以是冷冻的，可以是听装的，可以是各种饮料——总之，你要保证它们够5种。当然，最典型而有效的方法就是，再在一餐有一盘水果蔬菜沙拉，外加一个橙子或一杯果汁。它们的妙处是：

一是能使你摄取足够的碱性矿物质（如钙、钾、钠、镁、磷、铁、铜、锌、钼等），既可使血液维持较理想的弱碱性状态，又可防病健身。肤色较深者，宜常吃萝卜、大白菜、竹笋、冬瓜及大豆制品等富含植物蛋白、叶酸和维生素C的食品。皮肤粗糙者，应多吃富含维生素A、维生素D的果蔬，如胡萝卜、藕、菠菜、黄豆芽等黄色、绿色蔬菜以及鸡蛋、牛奶、动物肝脏。

二是能使你摄取充足的维生素。各种维生素均和皮肤健美关系密切。缺乏维生素A、维生素D，易致皮肤干燥粗糙；缺乏维生素A、维生素B_1、维生素B_2，会加速皮肤衰老，

缺乏维生素C易使皮肤色素沉着，使皮肤易受紫外线的伤害。

三是能使你摄取足够的植物纤维素，以防止因便秘而带来的皮肤和脏器病变。

8. ❋ 每天喝半杯橙汁——降低中风危险 ❋

最新研究证实，每天的饮食中如果缺乏维生素C或摄取不足，会导致血液中的维生素C含量偏低，罹患中风的几率将大于一般人2.5倍，但如果能够每天喝至少半杯橙汁，可协助降低中风的几率。

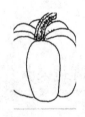

美国心脏病学会（AHA）的一份报告指出，患有高血压的男性或体重过重的人，如果血液中维生素C含量偏低，罹患中风的几率更高。

在此之前，虽然也有针对维生素C是否防止中风的研究，但都缺乏说

服力。美国心脏病学会报告引述芬兰公共卫生研究中心研究员库勒的话说，这是因为研究的方式不同，前者的研究主要是测量自维生素合剂或日常饮食中摄取的维生素C的多寡。但最新的研究是实际测量血液中维生素C含量的多寡。

研究结果表示，维生素C是一种有效的抗氧化剂，能以许多不同的形式降低中风几率，例如可以减少人体内有害物质的作用，这些有害物质又称游离基，与引发心脏病、癌症及中风有关。

此外，研究结果还表明，维生素C能够协助保护血管动脉免于受到侵害，并能够降低血压及胆固醇。

研究结果建议说，对于中老年人来说，多摄取维生素C是最能促进健康与防止心脏疾病的良方，因此应多摄取富含维生素C的蔬果。

> 每天半杯橙汁，获得意想不到的防止中风的效果。

然而，先前的研究已证实，从维生素药丸摄取维生素C的效果，不如从每天的蔬果饮食中摄取，因为天然的维生素C有若干特殊协同作用，能够与饮食中的其他成分相互结合，在人体内建立一种更具成效的防御阵线。

不过，由于橙汁及若干蔬果汁呈酸性，有些老年人的胃肠道可能承受不了。例如柠檬、柚子一类的果汁，会引发心口灼热或胃酸反流。研究报告建议说，不妨在食用酸性果汁时，掺和其他饮食一同食用，可以降低不良反应，例如在生菜沙拉上洒点柠檬汁，也一样可以增加维生素C的摄取量。

9. "绝对吃素"不利健康

从营养学的角度来看，绝对吃素很难满足人体所需的全部营养素。长期绝对吃素会使老年人产生严重的营养不良，这是因为植物性食物与动物性食物相比，营养价值要低。以蛋白质为例，植物性蛋白质中的氨基酸在量上的比例是不适当的。

食用植物性蛋白质以后难以被人体完全利用。而动物性蛋白质中的各种氨基酸在量上的比例合适，食用后容易被人体较完全地利用。另外，为了满足人体所需要的营养成分，绝对

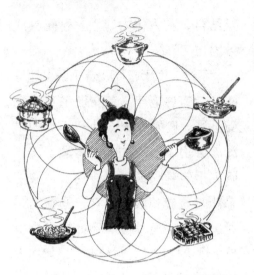

吃素者的进食量就要比荤、素杂食的量大。大家都知道，人需要吃适量的纤维才有利于通便，但过多地食用含大量粗纤维的食物，也会阻碍消化液和食物中营养成分的接触，而使营养成分不能很好地被人体吸收利用。再有，植物性食物也含有钙质，但是没有动物性食物中的钙质容易被人体吸收。植物性食物由于所含的脂肪少，所以长期吃素食会引起体内脂肪的不足。因此，炒菜时应适量多放点儿油，以免影响各种脂溶性维生素的吸

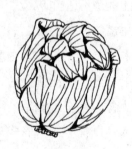

收。同时，吃素食的人，摄入的蛋白质和热量都比较低，总觉得缺乏饱腹感。故吃素食会增加食量来满足饱腹感，这样反而会加重胃肠的负担。

因此，我们主张——平素膳食应保证荤素搭配。

10. 食补雌激素，改善"更年期"

几十年前，美国科学家在调查时发现：中国人食物中钙的含量看似远低于美国人，但骨质疏松症发病率反而低于美国，并且这一现象同样在移民至美国但仍保持中国传统饮食习惯的中国人中存在，而那些改变了传统饮食习惯的中国移民，同样表现有与本土美国人相同的骨质疏松发病率。

因此，他们推测，中国传统食物中必然存在着某种物质，能影响人体钙的代谢。

这些科学家通过对中国人食物成分的分析发现，正是豆类食品，不仅使他们终于找到了上述现象的答案，也从此开创了植物性雌激素这一新的研究领域。

从广义上讲，植物性雌激素主要是指那些具有雌激素作用、能与雌激素受体结合、产生一系列雌激素所应有的生理反应的化合物。

从1954年至今，已发现的植物性雌激素有将近400种，它们主要存在于水果、蔬菜及谷物中，并为人们经常食用。大豆、黄香草、木樨、苜蓿籽及一些植物油是植物性雌激素的最主要来源。

植物性雌激素的部分作用机制现已基本得以阐明。例如，它具有一般意义上的雌激素作用，能调节人体内分泌水平，增加更年期妇女血清中雌二醇水平，降低卵泡刺激素及黄体生成素含量，进而改善女性更年期综合征症状；能增加更年期妇女血浆高密度脂蛋白的含量，降低低密度脂蛋白及胆固醇的含量，而具有改善心血管功能作用等。植物性雌激素的保健作用，特别是对骨质疏松及更年期综合征的改善作用，正日益受到广泛的关注。

 贴心提示

大豆蛋白好处多

每天食用具5克大豆蛋白的低饱和脂肪和富含胆固醇的食品，可以减少患心脏病的风险。

作为一种完全蛋白，大豆蛋白具有高度可消化性，其所含的必要氨基酸含量可满足甚至超过儿童和成人的需要。即使将它作为惟一的蛋白质源也可保持人体的氮平衡。1999年10月20日，美国食品与药品监督管理局正式确认——

●大豆蛋白具有降低胆固醇的作用。大豆蛋白中含有的异黄酮对降低胆固醇相当有效，从而对促进骨骼的钙化有益。

●大豆蛋白中富含精氨酸，有助于荷尔蒙的释放，促进肌肉形成，有助于伤口的愈合，维持健全的免疫系统。

●大豆蛋白中富含铁，平均100克大豆蛋白中含铁17毫克，其含量远远高于牛奶。

●黄豆及其制品还含有谷氨酸及天门冬氨酸，对脑神经细胞的代谢有良好作用。

●大豆还含有不饱和脂肪酸，对延缓动脉粥样硬化、治疗高脂血症、预防冠心病和心肌梗死以及脑血管意外等，均是理想的辅助食品。

11. ❀ 另类主食的健康吃法——土豆和红薯 ❀

● 土豆

土豆倾向于划于主食之列，因为它的淀粉成分多，和蔬菜的成分相距较远。其成分更靠近于米饭和馒头。土豆最有营养价值的是两种：一是淀粉；二是土豆里面含的钾离子。

土豆中含有大量的优质淀粉，淀粉是人体最主要的能量来源，经常食用土豆有帮助人体补充能量的作用。有的人为了减肥就吃蛋白，不吃淀粉。人首先不能离开能量，人离开能量一分钟都活不了。因此，如果没有淀粉做一个基础，你吃进去再多的蛋白质，都是被浪费掉。而且减肥不减肥的关键是看你吃的和消耗的结果是正还是负。我们要追求能量的负平衡，就要少吃多动。同等量的土豆和米饭，土豆的能量比米饭要少。吃了土豆有饱腹感，就不再吃主食了，所以就可以减肥。

土豆中含有大量的钾，土豆是补钾"能手"，钾能防治高血压并保持心肌健康，经常食用土豆能补充大量的钾，尤其是对老年人的身体健康非常有益。

土豆本身没有毒素，发青、发芽的土豆中含有一种叫做"龙葵素"的有毒物质，食用后会出现舌头发麻、恶心、呕吐、腹泻等中毒现象，严重的会有生命危险，所以如果土豆有发青长芽的情况请禁止食用。

醋溜土豆丝。这道菜包含了很多的营养，容易消化，非常可口。这道菜补充了我们需要的能量，而且可以比较平缓的升高血糖。切好的土豆用水长时间浸泡或用力清洗不但会洗掉大量的淀粉，而且会造成其他营养成分的流失，正确的方法是要尽量减少土豆浸泡和清洗的时间，以保留更多的营养成分。

◈ 贴心提示

1. 含淀粉的食物经过高温油炸后很容易产生致癌物质，并且常吃高温、高盐的薯条会造成血压升高，所以不建议高血压的人群食用。

2. 土豆泥在制作的过程中，土豆里的淀粉更容易被释放，更容易被人体吸收，所以常吃土豆泥会造成血糖升高，所以不建议糖尿病的患者食用。

3. 吃土豆时要适当减少主食的摄入量，才能达到减肥的效果。

量在家用烤箱自制烤红薯，食用既安全又放心。

此外，红薯长芽了也是不能吃的。

● "抗癌冠军" ——红薯

红薯还是"抗癌冠军"，是一种非常好的抗癌食品，其含有非常强大的生物活性物质，红薯中所含有的多种活性物质有抗癌的功效，但是千万别把一个好端端的抗癌食品变成一个致癌食品。烤糊的红薯中含有一种叫做"苯并芘"的致癌物质，所以请不要食用烤糊或烤焦的红薯。

街边上烤红薯的油桶中可能残留很多有毒的化学物质，在烤制的过程中会渗透到红薯中，食用后会对人体造成严重的危害，所以提醒大家请尽

贴心提示

空腹吃红薯容易烧心。晚上睡觉前吃红薯容易吐酸水。一天适宜吃半个中等大小红薯。

胃肠做过手术的人，有慢性胃肠道炎症的人吃红薯更要小心。

薯类食物中的营养价值基本等同，选择任何一种经常食用，都能吸收到等同的营养成分，所以在红薯、白薯、紫薯中不用刻意偏吃其中的某一种来补充营养。

悦食，吃饱不够，要吃得有营养

1. ❀ 多喝水的好处究竟何在 ❀

美国亚利桑那州的一位肥胖病专

科医生说："摄入适量的水是减轻体重的关键。如果你想减轻体重，但又不想喝足够的水，这样身体的脂肪不能进行代谢，其结果是体重反而增加。"

这位医生还指出，增加水的摄入能减少体脂。其原因是，如果摄入的水不足，肾的功能不能最佳地发挥，而如果肾的功能充分发挥并处理毒性物质时，则需要肝的帮助；这些通常由肾来承担的工作，需要肝去参与时，肝的首要功能——进行储备的脂肪的代谢（供应有用的能量），就要受到影响。当摄入足够的水时，肾和肝都能充分司其职能，于是体内脂肪得到代谢；如果喝水不够（大多数人喝水不够），肝脏不可能代谢那样多的脂肪，体重也就不能减轻了，甚至还要增加。

减少水分的潴留和减体重一样，是多喝水的另一好处。有许多人眼圈下面浮肿、身体虚胖，要减少潴留水分的方法不是控制饮水，而是要多喝水。你越是少喝水，储存的水就越多。身体有个非常灵巧的机制，当发现缺少什么时，它就会储存什么。当你摄入的水量入不敷出时，代偿机制就会起作用，于是就会潴留水。此外，水占身体总量的70%左右，体内的所有化学反应都是在水这个介质中进行的，身体的消化功能、内分泌功能都需要水。水还是调节体温的重要介质。代谢产物中的毒性物质要依靠

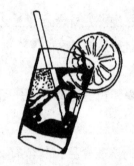

水来消除，正像人们要经常洗澡以洗刷体外的污垢那样，也要用水把毒性物质冲刷出来。而适当的饮水可避免肠胃功能的紊乱。饮水不足会引起便秘；饮水充分可使身体各关节润滑，避免损伤。

那么喝多少水才算适当呢？

气候、运动量的大小、体重和食物（吃肉多，需要水的量也多）都是影响需水量的因素。一般来说，每天喝水量大约应为2.2～2.7升。也可以这样粗略地计算：如果你经常参加锻炼，体重是65千克。喝水量应达2.5升；如果体重超过65千克，每多10千克体重，就要增加0.2升左右的水。如果运动量较大，还要适当增加饮水量。

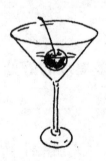

2. 烹调时最大限度地保存维生素

大家已经知道了维生素是一种必不可少的营养物质。也知道什么食物里维生素的含量较多。但与此同时还要告诉大家一个令人遗憾的消息，那就是大多数维生素都比较容易分解。

> 当我们对食品处理不当时，能吃到的维生素可能就所剩无几了

所以人们在做饭时不但要选择正确的原料，更要掌握正确的方法，才能使我们吃到足够量的营养。

●首先，煮粥、蒸饭不要放碱。许多人喜欢在煮粥蒸饭时放一些食用碱，认为这样做出来的饭黏乎而且味道更香。殊不知粮食中所含有的B族维生素在碱性环境中很不稳定，这样一来，维生素B_1、维生素B_2等就会损失大半。

●其次，做菜要先洗后切。蔬菜中含有大量的水溶性维生素，如维生素C等。如将菜切碎再洗，蔬菜中的水溶性维生素就会随着洗菜水白白的流失掉。

●另外，炒菜、焯菜时都要大火快速。炒菜时火要大，要在尽可能短的时间内将菜做熟。这也等同于食品工业上给罐头食品消毒时所遵循的"高温短时"原则。目的是最大限度的保存食物中的营养素。

●最后要告诉大家的是饭菜都要吃新鲜的。放置很久的饭菜营养素的损失很大。而且可能会被细菌感染或形成一些对健康不利的物质。

3. 蔬菜及水果上残留的农药和化肥怎么办？

为了对付害虫，提高产量，目前绝大多数的蔬菜和水果都喷施有农药和化肥。这些物质对人体是不利的，特别是农药，一般都是剧毒物质。吃了被农药污染的蔬菜、水果，会影响人体健康。

难道我们真的要"因噎废食"了吗？不，办法还是有的。下面给大家介绍一个简便易行的办法：

先将蔬菜简单的清洗一下，去掉浮土，把洗菜盆中放入少许洗涤灵，加入清水溶解。水量多少以没掉青菜为宜，将菜放入浸泡5分钟左右，拿出来用清水冲洗干净即可。

蔬菜上的农药与化肥大多为脂溶

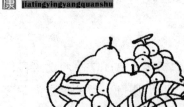

性物质，换句话说就是类似油脂的物质，这类东西用清水是不易洗净的，而洗涤灵则可以把这些物质浸泡下来，使它们溶于水中，再用水冲洗干净就可以了。用这个方法同时也可以除掉大部分的细菌及寄生虫卵。

4. ❀ 精选食谱，躲避铅害 ❀

铅是一种对人体有害的金属，但由于铅的用途非常广泛，所以我们在日常生活中又离不开它。大家都知道，铅在体内积蓄可以对人体造成影响，躲避铅害最简单有效的办法就是减少与铅的接触。包括从饮食上防止"铅从口入"。

以下含铅较高的食物可以少食或不食。

●松花蛋：松花蛋的制作过程中会用到一种叫"黄丹粉"的物质，它就是铅的氧化物，可以使蛋中铅的含量升高。

●爆米花：不是指用爆裂玉米炒出来的爆米花。是用压力锅制作的爆米花，压力锅上有铅封，容易沾染在玉米花上。

●高脂肪食物：爆米花和松花蛋中的铅都是无机铅。在我们周围还存在着数量更大的有机铅化合物，这些化合物易溶解在脂肪中，膳食中的油脂可以促进有机铅的吸收，所以不要吃脂肪太高的食物。

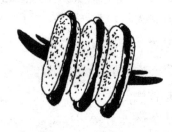

●补钙剂：很少服用钙片来补充钙质。有些补钙剂的原料含有较高的铅，特别是以一些动物的骨或壳制作的补钙剂。所以，在选用时需要引起注意。

还有一些食物有抑制铅吸收或促进铅排出的作用，同时这些食物也是维持良好的孕期营养所必需的食物，可以适当多选用。

●含钙、铁、锌丰富的食物：钙、铁、锌对铅的吸收起拮抗作用，从而减少铅吸收。含钙丰富的食物有牛奶、炸酥鱼、虾皮、油菜等。含铁丰富的食物有瘦肉、肝脏、血豆腐等。含锌丰富的食物有瘦肉、动物内脏及牡蛎等。

●高蛋白食物：蛋白质可与铅结合成可溶性络合物，促进铅从尿中排出。肉类、蛋类、奶及奶制品、鱼类、禽类及大豆制品均为质量较高的蛋白质食物。

●高纤维食物：纤维可阻碍金属离子的吸收，但应注意过高纤维同时也会阻碍无机盐及一些有益的微量元素吸收，如钙、铁、锌等，应同时注意补充。膳食纤维含量较高的食物有芹菜、韭菜、海带等植物性食品。

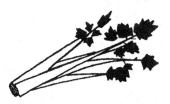

●除上述食物外，胡萝卜、苹果、绿豆汤、茶水、金针菇及含维生素C丰富的蔬菜水果等都是有助于排铅的食品。

5. ❋ 吃肉8问 ❋

肉又可爱又可恨。

完全吃素的人，长期缺少必须脂肪酸，造成脂肪代谢异常。

完全不吃肉，很多的微量营养素缺乏。如维生素B_{12}，在动物性食物里很丰富，而在植物性食物中很少。维生素B_{12}长期缺乏造成恶性贫血。对完全素食人的调查发现维生素B_{12}缺乏严重。

肉吃多了，又带来了油脂偏高，能量、脂肪、胆固醇、饱和脂肪偏多的风险。

●问题1：深海鱼更有营养吗?

深海鱼较淡水鱼控制血脂的作用高，金枪鱼、三文鱼、沙丁鱼、青鱼等鱼类的ω_3含量较高。

鱼相对于其它的肉类，它的好处在于三点：一是蛋白质非常好消化。二是鱼的脂肪总量很少，且类型很好，是不饱和脂肪酸。三是预防心脑血管疾病。

●问题2：生鱼片能吃吗?

生鱼片可以吃，但是一定要处理好。我国淡水鱼调查，鱼上面粘的寄生虫细菌60%～70%，经过加温消毒，吃熟的就安全。

●问题3：鱼该现宰现吃吗?

马上现杀现做的做法不见得最

好。最好是中间间隔一个小时，用清水泡一泡鱼，或者静置2～3小时。因为刚杀的鱼，表面的寄生虫和细菌还没有死。另外，泡过的鱼结缔组织松了，吃起来口感更好。

●问题4：吃深海鱼容易得痛风吗?

深海鱼含嘌呤比河鱼多。嘌呤到体内代谢成尿酸。尿酸过多，体内代谢紊乱。开始的时候血尿酸高，延迟到一定程度出现症状了，如脚踝关节红肿热痛，走路困难，这叫痛风。严重的还会发生痛风肾。一旦戴上了痛风的帽子是终身的问题。

∷贴心提示

海鱼一周可吃两次，一次不超过半斤，烹饪方法为清蒸最佳。

●问题5：如何正确吃鸭肉

鸭肉比较好消化,鸭肉的脂肪是不饱和脂肪，里面的单不饱和脂肪酸含量比较高。橄榄油就是单不饱和脂肪酸为主的油。鸭子里的脂肪里含的脂肪酸跟橄榄油的成分靠近。

鸡皮和鸭皮不吃或少吃，因为

30%～50%的脂肪都藏在皮下。

此外，烤鸭不要经常吃，隔半到一个月吃一回就行了。偏胖的人每次不要超过5卷。

∷贴心提示

鸭汤里油多，能量高，氨基酸很少，蛋白质、维生素被破坏，因此不建议老喝，偶尔隔好长时间喝一次可以。

●问题6：新鲜猪肉是什么颜色的

新鲜猪肉是淡红色、粉红色，时间长点的是暗红色，绝不可能是鲜红色。鲜红色的猪肉，有时候是用违禁的东西导致，如硼砂，这是对人有害的。硼砂超过一定量以后，就有非常强的致癌性，甚至致死性。煤气中毒很多人嘴唇是鲜红的，肉变红的道理是一样的。

●问题7：猪蹄能补充胶原蛋白吗?

猪蹄胶原蛋白含量非常丰富，这些胶原蛋白主要在猪蹄的皮上，猪蹄的脂肪跟胆固醇也不少，主要储存在皮下。所以吃猪蹄要把皮下白花花的油刮下去。

●问题8：每人每天应吃多少肉？

猪牛羊肉是一个营养层面，鸡鸭是一个营养层面，鱼虾是一个营养层面。红肉含有一定量的铁，所以各有千秋，可以混着吃。什么肉吃多了不合适，什么肉都不吃也不合适。各种肉都吃，营养平衡。

血脂、体重正常腰围也不突出的人，一天2两瘦的猪、牛、羊肉。胖人一天1两。身体指标正常的人每天吃2两肉（生肉）做成熟肉是70克，体型偏胖的人减半。

6. ❋蜂蜜——优质营养❋

科学研究证实，蜂蜜是含有多营养素的食物，包括维生素、矿物质、氨基酸、钙、铁、镁、锌等。蜂蜜中不含脂肪，大部分由单糖（葡萄糖和果糖）组成，不需要经消化就可以被人体吸收，非常适宜老年人食用，有"老人的牛奶"的称号。

食用蜂蜜可迅速补充体力，也可以增强机体对疾病的抵抗力，即使在患有传染病的情况下，病情也会减轻，病后也恢复得快。

所以，对于消化能力较差的老年人或小孩，蜂蜜是理想的食品。

●经常食用蜂蜜，对牙齿无妨碍，还能在口腔内起到杀菌消毒的作用。

●蜂蜜中含有抗菌成分，可以治疗口腔溃疡，并加速伤口愈合；将蜂蜜当作皮肤伤口敷料时，细菌无法生长，能治疗中度的皮肤伤害，特别是烫伤。

●神经衰弱患者，只要在每天睡眠前，口服一汤匙蜂蜜（加入一杯凉开水内），可以促进睡眠。

●蜂蜜中含有大量单糖，对肝脏有保护作用，食用蜜糖以后，饮食不佳、肝病、胃肠功能障碍等症状都能得到显著改善。

7. ❋常吃水饺、蒸包、馄饨等好处多❋

●菜馅食物可提供丰富的维生素和矿物质

蔬菜是人体需要的多种维生素和矿物质的重要来源，但老年人多有不爱吃青菜的习惯。如能将青菜做成馅儿，再放入少量的肉和其他佐料，老年人不仅爱吃，还可从中得到充足的多种维生素和矿物质。而且青菜里含有的纤维至少有通便、降血脂、防止动脉硬化和预防癌症的功效。

●肉馅易于消化

人最好每天都能吃少量的肉类。但油腻大的肉块不易被消化，炒肉又容易炒得发硬，也不易消化。若将肉做成肉馅儿，不但味道鲜美，还容易消化吸收。

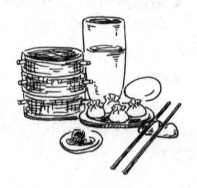

●吃带馅的食物可以防止偏食

鸡蛋、胡萝卜等做成馅，与一些喜欢吃的食物搭配在一起，能够使老年人得到原来得不到的营养物质，并逐步纠正偏食。

8. ❈ 碱性饮食促进健康长寿 ❈

在前苏联高加索地区有许多闻名于世的长寿村，其中有的人活到130岁甚至到140岁。为了解开其长寿之谜，研究人员经调查发现，那里的气候或水土与前苏联其他地区相比并无区别，而且那里的老人也并没有吃什么特别好的食物或补药。唯一不同的是，那里家家户户都喝井水。这些井水来源于附近高加索山脉顶上融化的积雪，雪融化后形成的水流经花岗岩、安山岩和玄武岩土层，因而含有丰富的微量元素。经测定，pH值是7.2～7.4，呈微碱性，与人的血液pH值几乎相同。

那里长寿者的血压都偏低，他们的血管柔软，脉搏正常，是微碱性的水使这些长寿者的血管保持着如此良好的状态。

科学研究认为，人的老化过程实际上就是人体酸化过程。在人体中，水分约占65%，其中的50%是细胞外液。镁主要存在于内液，而钙只留在外液中。当细胞老化时，镁便往外液渗透，因此，在癌症、高血压、神

经病和风湿病等慢性疾病患者的血清中，以及肝硬化患者的腹水中，都含有大量的镁。如果体液经常保持微碱性。细胞就能积极工作，镁就不会外渗。

常吃以肉食为主的酸性饮食会造成严重的后果。它会引起动脉硬化，使血液不能充分通过，无法把养分和氧气供给身体的各个部分，以至于引起新陈代谢下降甚至发生障碍。如今日本人有三大死亡因素，即中风、癌症和心脏病，许多医学家都认为，这些疾病都是由动脉硬化造成的。

医学研究人员告诫人们，为了防止老化和疾病，最基本的应该是多摄入一些碱性饮食。呈弱碱性的食物有：豆腐、豌豆、大豆、绿豆、油菜、芹菜、番薯、莲藕、洋葱、茄子、南瓜、黄瓜、蘑菇、萝卜、牛奶等；呈碱性的食物有：菠菜、白菜、卷心菜、生菜、萝卜类、竹笋、马铃薯、海带、柑橘类、

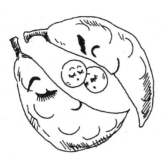

西瓜、葡萄、香蕉、草莓、栗子、柿子、咖啡、葡萄酒等。另外，还有一些因为酸而被人们错误地认为是酸性的食物，如山楂、西红柿、醋等，其实这些东西正是典型的碱性食物。

饮食中常见的酸性食物有蛋黄、鱼籽、牡蛎、白米、鳗鱼、章鱼以及面条、面包等。

9. ❈ 藻类食品与保健 ❈

海洋藻类植物如紫菜、龙须菜、裙带菜、羊栖菜、马尼藻、海带等，含有丰富的优质蛋白、氨基酸、维生素和人体必需的磷、镁、钠、钾、钙、碘、铁、硅、锰、锌等矿物质，其中有些成分是陆生蔬菜所没有的。近几年，世界上许多国家都对海藻进行食用研究，发现经常吃海藻食物可使体液保持弱碱性，对健康有利，并对高血压、糖尿病、癌症等多种疾病有辅助治疗作用。

海藻中的活性多肽，其功能同胰岛素相似，对糖尿病患者有较好的治疗和保健功能。海藻中的优质蛋白质、不饱和脂肪酸，正是糖尿病、高血压、心脏病患者所需要的。海带中

的甘露醇有脱水利尿作用，可治疗肾功能衰竭、药物中毒、老年性水肿。紫菜中的牛磺酸对保护视力和老年人大脑起重要作用。海藻中的碘是甲状腺功能低下者的最佳治疗食物。海藻还能滤除锶、镭、镉、铅等致癌物质，有预防癌症的功效。

10. ❖ 用茶"秘笈" ❖

茶叶中的营养物质和药学成分的含量虽然低于一般蔬菜及食品，但经常饮茶，也是一种增加营养物质或辅助治疗的手段。因此，可以提倡饮茶。

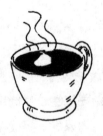

在选茶时应量力而行，不必皆求名品。各类茶叶中富含维生素、氨基酸、微量元素和其他有益健康的营养物质，可根据个人喜好选用。但总体看来，未经高温炒烤和混有添加物的绿茶，对老人较为适宜。因为，绿茶

的降脂和抗癌作用更为明显。当然，也可根据喜好选用红茶或花茶，还可根据病情和体质，配制药茶。如，常气短出汗的气虚者，可加入人参片；常口干舌燥的阴虚者，可加麦冬；血脂过高者，可加三七叶；夏日暑盛时，可加苦丁茶等。

选茶应求嫩求新。新嫩之茶，不会有贮存物和临近物的异味，更不会因久贮霉变。选茶时应特别注意刚受潮开始霉变而肉眼难以辨认的久贮茶。饮用此种茶后，可有出现头晕腹泻等不适症状。

饮茶的好处虽多，但也不能忘却贪茶的危害。过多地饮茶，摄入水量太多，会加重心脏和肾脏的负担；饭前、饭后大量饮茶也会冲淡胃液，影响消化功能，茶汁过浓会使人兴奋失眠，对一些重症高血压病、频发心绞痛的冠心病病人、神经衰弱病人，均有不利影响。

对于老年朋友，由于体质呈进行性衰退，对茶叶中咖啡碱的耐受能力下降，故应特别注意饮茶时间和茶水浓度。一般说来，晨起时胃中空空，过服浓茶会引起胃肠不适，故不宜喝茶，但如果有些老年人已有饮早茶的习惯，应以牛奶、豆浆等饮品代之；

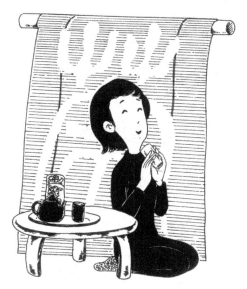

早餐后半小时，喝稍浓的茶，能提神，增加思维活动，利于工作和学

习；中餐休息后，宜泡冲淡茶，或饮上午留下的已较淡的茶即可；晚饭后应停止喝茶，以免神经过于兴奋而影响睡眠。老年人多便秘，茶叶泡煮太久，因其析出鞣酸过多，不但影响食欲，而且加重了便秘。

贴心提示

我们提倡饮茶，但应掌握——

"清淡为好，适量为佳，即泡即饮，饭后少饮，睡前不饮"的原则。

四季进补

1. 常用食物的性味和特点

如果想针对性的选择一些食补方法，首先就必须了解常用食物的性味和特点。

● 大米、绿豆、赤小豆其性偏凉；

● 小米、牛肉、羊肉、黄鳝其性偏温；

● 羊肝、鸡肝有养血明目作用；

● 乌鸡、鸽肉、麻雀有滋补肝肾

的作用；

●瓜果梨桃有除烦止渴功效；

●海鲜、海产类富含各种矿物质和微量元素，紫菜、海带还有软坚散结的功效。

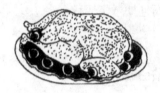

食补有分工：

●表现为阴虚体质的老人，可选用小米、小麦、甲鱼、鸭肉、兔肉、莲子、百合、木耳、瓜类等食品；

●表现为阳虚体质的老人可选用狗肉、雀肉、鹿肉、糯米、韭菜等温热性食品；

●表现为气虚体质的可选用鸡肉、鸡蛋、香菇、蘑菇、胡萝卜、大枣等益气之品；

●表现为血虚体质的可选用肉皮、瘦猪肉、动物血、黄鳝、海鲜、荔枝、桂圆、小红枣等养血之物；

●表现为燥热型体质的老年人，宜常服西瓜、冬瓜、黄瓜、荸荠、绿豆汁、甘蔗汁、鲜橘汁、酸梅汁等清凉甘淡之物；

●热甚伤津宜选用生梨、蜂蜜、嫩藕、百合、银耳等生津之物。

人体只有广泛地从各类食物中获得养分，才是固体强身增进健康的重要途径。

2. ❀ 四季进补的特点 ❀

一般来说，根据季节的不同，可采取不同滋补方式：

●春天万物生发向上，可用升补；

●夏天炎热酷暑，人喜凉快，宜用清补；

●秋天气候凉爽，则宜平补；

●冬天气候寒冷，适宜滋补。

适宜四时进补的食品：

●春天可选食猪肝、猪肉、鸡蛋、豆类和豆制品，新鲜蔬菜如韭黄、春笋、豌豆苗及新鲜鲫鱼等；

●夏季可多选食绿豆汤、荷叶粥、凉拌豆芽、糖拌西红柿、百合红

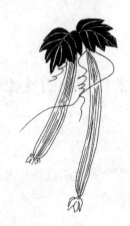

枣汤、西瓜、荔枝；

●秋天宜多食银耳、大枣、蜂蜜、杏仁、核桃、莲子、桂圆等；

●冬季可选用牛肉、羊肉、狗肉、鸡肉、鱼、核桃、红糖等温热性食品。

●四季通补就是不分季节都可用的进补方法，宜平缓温和，常用食物包括赤小豆、扁豆、黑豆、豌豆、山药、丝瓜、木耳、香菇、土豆、大枣、鲤鱼、鸡蛋等，四季都可以选食。

3. ❀ 春季食补原则 ❀

祖国医学认为，春季养生"当需食补"。但是必须根据春天人体阳气逐渐生发的特点，选择平补、清补的饮食，以免适得其反。

营养学家认为，以下几种人适宜在春天进补：中老年人有早衰现象者；患有各种慢性病而形体孱弱者；腰酸眩晕、脸色微黄、精神萎靡者；春天气候变化大，受凉后易反复感冒者；过去在春天有哮喘发作史，而现在尚未发作者；到黄梅天容易疰夏，或到夏天有夏季低热者。凡属上述情

况者，均可利用春天这个季节，根据人体体质及病情，选择适当的食补方法，以防病治病。

有上述情况者，可采用平补饮食。具有这种作用的食物有：荞麦、薏苡仁等谷物，黄豆、赤豆等豆类，金橘、苹果等水果以及芝麻、核桃等。

以上食品可长期服用，并对治疗阴虚、阳虚、气虚、血虚有一定的作用。

如有阴虚内热者，可选用清补的方法。这类食物有：梨、莲藕、荠菜、百合、甲鱼等。此类食物食性偏凉，食后有清热消火作用，有助于改善不良体质。

病中或病后恢复期中老年人的食补，一般应以清凉、素净、味鲜可口、容易消化的食物为主，可选用大米粥、薏米粥、赤豆粥、莲子粥、青菜泥、肉松等。切忌食用太甜、油炸、油腻、生冷及不易消化的食品，以免损伤胃肠功能。

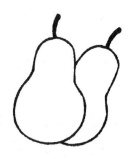

4. ❀ 冬季进补有诀窍 ❀

●冬季——进补的最佳时机

冬季是一年中最寒冷的季节，万物处于封藏状态，是一年中最适合饮食调理与进补的时期。此时，人体新陈代谢处于较为"低迷"状态，皮肤汗孔由疏松转为致密。传统医学认为，这一时期"五脏属肾"，饮食宜多食温辛，以补肾阳。故常用的食疗原料包括牛肉、羊肉、狗肉、桂圆、红枣和樱桃肉等。

●冬季进补莫忘地域宜忌

不同的地区，有不同的地理环境和生活习惯，人体生理特点和病理改变也不尽相同。因此，在饮食及进补方面也应有所避就，才能达到防病治病，增进健康的目的。冬季一般采用温辛回阳的食疗方案，在西北严寒地区，用量宜多；而在东南湿热地区，用量宜少；再如地处高寒、高湿地区者，宜食辛温、辛热、助火、补阳类食疗原料，而忌食寒凉降泻作用的食物。

●冬季进补更应因人而异

因人的年龄、性别、职业等差异很大，在选择冬季进补的方案时，应特别强调因人而异。如形体偏瘦、性情急躁、易于激动者（中医称为"阴虚"），冬季进补原则应以"淡补"为主，应采用滋阴增液、养血生津的饮食，禁用辛辣等食物；而形体丰腴、肌肉松弛者（中医称为"阳虚"），宜采用甘温食物，禁用寒湿、冷腻、辛凉的食物。又如小儿"五脏六腑，成而未全，全而未壮"，因此应给予全面均衡的膳食，在维护其生理功能的同时，还应提供其生长发育的需要。再如公司职员或以脑力工作为主者，宜多进食有益心、脾、肾三脏的食物，如富含蛋白质、维生素和微量元素的鸡蛋、牛奶、海产品、新鲜的蔬菜水果等，以使思维敏捷、精力充沛，减少因用脑过度引发的疲倦、失眠等各种症候。

●冬季进补谨防"矫枉过正"

冬令进补可平衡阴阳，调和气血。因此，各种人群，尤其是儿童和老年人，均可选用有滋补作用的食品。但随着人民生活水平的提高和保健品市场的繁荣，进补往往容易矫枉过正，进食过多高热量的食品而导致胃肺火盛，表现为上呼吸道、扁桃体、口腔黏膜炎症或便秘、痔疮等，给生活带来不便。因此，进补的时候尤其要注意是否符合进补的条件，虚则补，不虚则正常饮食就可以了。同时应当分清补品的性能和适用范围，是否全部适用。还应再吃些冷性的食物，如萝卜、松花蛋等。为防止进补后出现不耐受反应，最好先作引补，即底补，如用芡实、红枣、花生加红糖炖服；或服生姜羊肉大枣汤，以调整好脾胃功能。引补后再吃滋补品，这样不但可以增加滋补效力，而且不会发生虚不受补的弊端。瘦肉类、人参、蜂王浆、莲子、桂圆等对身体都有好处，虚弱者食之有扶正祛邪的功效。总之，冬季是进补的好时机，但进补应量力而行，缺什么就补什么，缺多少就补多少，否则，会适得其反。

5. ❀ 血虚的食补 ❀

血虚是机体失血过多或生血不足的表现，时常伴有头晕眼花，心悸失眠，面色苍白或萎黄，肢端麻木、爪甲淡白，视力减退，健忘多梦，月经色淡、量少，舌淡苔白，脉细等征象。血象检查可发现细胞、白细胞和血小板数量明显减少。

中国传统医学认为，血虚证多见于肝、心疾患。因此，补血养肝和补血养心应为血虚体质者的主要滋补方法。但是，气虚可导致生血不足，所以在补血的同时应予补气，方可奏效。此外，还应忌食油腻厚味之品。现代医学证实，人体含铁量约在4～5克左右，其中大部分存在于血红蛋白之中。高蛋白食物对于铁在体内的吸收利用有很好的促进作用。同时也需要维生素A的参与。因此，血虚体质者应注意摄取高铁、高蛋白和高维生素饮食。

●**常用的补血类食物如下：**

胡萝卜、桂圆、葡萄、红枣、菠菜、榛子、花生，黄豆、猪心、猪肝、牛肝、牛肉、羊肉、羊肝、羊胫骨和脊骨、鸡肝、牛筋、鹿肉、母鸡肉、鸡蛋黄、猫肉、活鱼、羊奶、火腿、黄鳝、熊掌、鲨鱼肉、枸杞苗、红糖、蜂蜜、莲子、小麦等。含铁量较多的食物依次为：黑鲤鱼、黑木耳、海带、紫菜、猪肝、咖喱粉、芝麻酱、五香粉、田螺、鸡血、淡菜、苋菜、虾、南瓜子、黑芝麻、羊舌、黄豆、黑豆、牛肾、藕粉、慈姑、茼蒿、雪里蕻咸菜、海蜇、黄豆酱、菠菜等。高蛋白食物可选用：各种豆制品、鱼肚、鱼翅、带鱼、黄花鱼、鱿鱼、海参、虾、猪肉、猪肝、牛肉、牛肝、牛奶、兔肉、蛋类、南瓜子、西瓜子、花生、紫菜、蘑菇等。

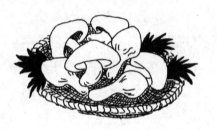

含维生素A丰富的食物可选用：胡萝卜、菠菜、河蚌、对虾、海蟹、奶油、全脂奶粉、带鱼、鸭蛋、猪肝、麦乳精等。绿叶蔬菜、柑橘等水果和新鲜红枣含有丰富的维生素C。

●补血类食物常与补血、补气、补心类药物配成药膳，以增补血功能。这部分药物主要有：熟地黄、当归、阿胶、何首乌、白芍、枸杞子、鸡血藤、柏子仁、甘草、五味子、黄芪、人参、党参、西洋参、鹿茸、紫河车等。

6. ❀ 气虚的食补 ❀

气虚是某一脏腑或全身功能减退的表现，时常伴有倦怠无力、食欲不振、腹胀便溏、气短懒言、声音低微、多汗自汗、头晕耳鸣、心悸怔忡、舌淡苔白、脉弱无力等征象。人体有虚证时，多有某一脏虚的突出表现，应以此确定滋补调摄方法的依据。

以心气虚为主者，常见心悸不安、气短而活动时加重、早搏或停搏等征象。以脾气虚为主者，常见食少、厌食、消瘦、腹胀、消化不良、大便溏薄，面色萎黄等征象。肺气虚者，常见咳喘无力，气短懒言、声微自汗等征象。肾气虚者，常见腰腿酸痛、足后跟痛、性欲减退、小便频数且清长、下肢浮肿等征象。肝气虚者甚为少见。

中国传统医学历来强调脾胃为本，所以，应以脾补胃为主，同时兼顾其他脏虚。滋补时应注意摄取食性平和、营养丰富、易于消化的食物，但摄入量一次不宜过多。此外，还应忌食油腻厚味之品。

根据实践经验，气虚体质者不宜摄取的食物主要有：鸡头、猪头肉、羊肉、海鲜、虾、蟹、酒类、酒酿、葱、姜、花椒、韭菜、芥菜、咸菜、苣荬、黄豆芽、竹笋等。

现代营养学认为，气虚体质者应注意摄取平衡饮食，蛋白质、

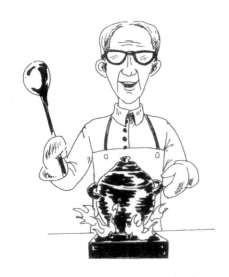

脂肪和碳水化合物的摄入比例应为2：3：10。其中，动物蛋白质应占蛋白质总摄入量的35%左右；脂肪适量，但应以植物油为主；主食应粗细搭配、品种不宜单一；同时，应多吃些蔬菜、水果。

● 常用补气类食物如下：

栗子、榛子、莲子、花生、白扁豆、山药、百合、黄豆、蚕豆、刀豆、豇豆、豌豆、赤小豆、南瓜、丝瓜、淡菜、苹果、樱桃、荔枝、红枣、菱角、蘑菇、糯米、粳米、小米、大麦、荞麦、鲫鱼、泥鳅、青鱼、章鱼、鲢鱼、黄鳝、鲨鱼肉和翅、鲇鱼、鳜鱼、黑鱼、墨鱼、鲚鱼、带鱼、鲳鱼、黄花鱼、鲈鱼、蛋类、乳鸽、鹌鹑、鸡肉、雏鸡、兔

肉、牛肉、野猪肉、黄羊肉、驴肉、猪肉、猪脑、猪肾、羊肚、田鼠肉、动物心脏、青蛙、海参等。其中野猪肉和鹌鹑可补五脏之虚。

补气类食物常与补气类药物配成药膳，以增强补气功能。

补气类药物主要有：人参、党参、太子参、西洋参、黄芪、黄精、白术、五味子、紫河车（胎盘）等。

大有斗转星移，地有寒来暑往，自然界有春生夏长，秋收冬藏，此乃自然规律，不以人的意志为转移。人是自然界的一员，也要顺大地之和，应四时之变，所谓"智者之养生也，必顺甲时而适寒暑，和喜怒而安居处。节阴阳而调刚柔。"祖国传统医学向来就注重"天人相应"。所以根据季节的变化，及时适当进补，对于人的健康长寿，是非常必要的。这也就是有人提出的食疗学中的时效观。

顺四时而进补，首先要了解四时的特点。古人以当时对自然认识，提出阴阳五行之说，所谓"生之本，本于阴阳"。又认为"阳为气，阴为味"，"阴之所生，本在五味"，"气味合而服之，以补精益气"，把阴阳之变与食物的四气五味联系起来。《内经》中说："对人春夏养阳；秋冬养

阴，以从其根，二气常在"。如何养阳养阴呢？

李时珍说："春食凉、夏食寒，以养阳；秋食温，冬食热，以养阴。"物以清热解暑；相反，冬天气候严寒，人体则需辛温或辛热的食物以温阳散寒。

古老的食疗食养观点，已为现代医学和营养学所证实。如在寒冷的冬季，人体基础代谢增加10%～15%，总热量的需要最高，故冬季应多食富含蛋白质和脂肪的食物，如牛肉、羊肉、狗肉及鱼类、乳类及豆制品。冬季气候干燥，易发生唇炎、口角炎和皮肤干燥，因此冬令进食富含维生素B_2的食物如猪肝、蛋类、豆类等大有必要。相反，人在高温的夏季，大量出汗，使钾、钠大量丢失，产生无机盐代谢紊乱和血清钾深度下降，水溶性维生素大量丢失，所以夏天宜多食含钾丰富的黄豆、绿豆、黑豆、黄瓜和土豆等，并常食绿豆粥、酸梅汤、西瓜等消暑生津的食物。

7. ❀ 食物与调节和维持性功能 ❀

通过食补来调节性功能，自古

有之，但至今尚不能为科学的研究所证实。

我们姑且站在传统观点的基础上，从维持和调节性机能的角度，来看看食物在这方面的"作用"：

●优质蛋白质：含有参与生殖细胞构成的氨基酸（如精氨酸等），主要来自鸡蛋、牛奶、鱼、瘦肉等食物；

●膳食胆固醇：在一定程度上参与了性激素的构成，主要来自动物内脏（如狗肾、牛鞭、鸡肝、羊肾等）和鸡蛋黄；

●膳食脂肪：在摄入上述富含胆固醇食物的同时，也可伴随摄入大量的脂肪。其中含有的必需脂肪酸是精子生成所需的。长期素食者可能会影响性激素的转化，引起性欲下降，影响精子的生成。

●部分微量元素和矿物质，如铁、锌、钙等。严重缺锌，可导致性器官发育幼稚，精子数量减少，畸形率增加，性欲减退，甚至不育。牡蛎、动物内脏、瘦肉、牛奶等食物是锌的良好来源。

●部分维生素，如维生素A和维生素E等，二者都有延缓性功能衰退的作用，维生素E有利于精子的生成和提

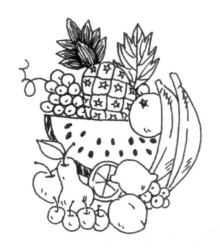

即是最好的营养补充；对一些性功能减退的中老年朋友，不妨尝试每周吃一次动物肝脏，一次海产品，并适量食用些羊肉、鹿茸、海马等"壮阳生精"品，或许能收到满意的效果。

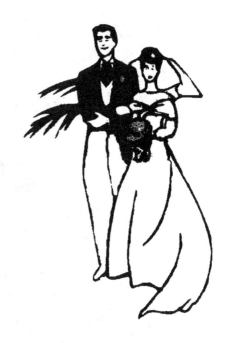

高精子的活动度。维生素A主要来自动物肝脏，以及胡萝卜、南瓜、甜薯和番茄等；维生素E主要来自蛋黄、豆类、芝麻、花生和植物油等。

●核酸：被认为有滋补刚阴精的作用，主要来自动物内脏、沙丁鱼、大马哈鱼、虾、蛤蜊、牡蛎，以及芦笋，坚果、麦胚、萝卜、甜菜等。

对性功能健康者，吃好每日三餐

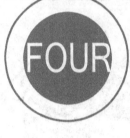

FOUR 不同人群的饮食之道

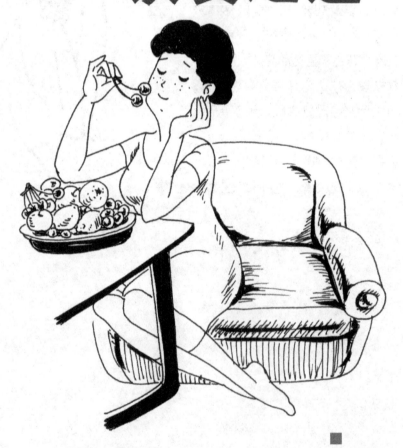

掌握女人美丽健康的魔咒

1. ❈ 女士们，为健康和美容加杯奶 ❈

奶类除含丰富的优质蛋白质和维生素外，含钙量较高，且利用率也很高，是天然钙质的极好来源。我国居民膳食提供的钙普遍偏低，平均只达到推荐供给量的一半左右。大量的研究资料表明，给女性补钙可以提高其骨密度，从而延缓其发生骨质疏松的年龄。此外，研究发现，长期饮用奶

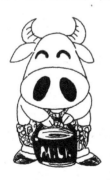

类制品可有效改善皮肤的质地，这对女性而言，无疑是一福音。

因此，提倡女士们——

为健康和美容每天喝牛奶250～500毫升

2. ❈ 肥肉和荤油——女性的大敌 ❈

肥肉和荤油为高能量和高脂肪食物，摄入过多往往引起肥胖，并是某些慢性病，如心脑血管疾病、胆囊症、脂肪肝等发病的危险因素，应当少吃。

目前猪肉仍为女性日常的主要肉食，猪肉脂肪含量高。相比之下，鸡、鱼、兔、牛等动物性食物含蛋白

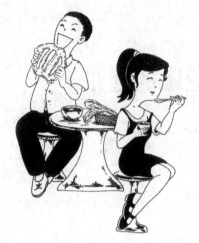

质较高，脂肪较低，产生的能量远低于猪肉。

因此，应提倡女性吃这些食物，适量减少猪肉的摄食比例。

3. ❀ 保持娇美身材的食物 ❀

●赤小豆，又称红饭豆

赤小豆是一种可食的模样似黄豆的红色豆类食物。切忌与红豆相混。赤小豆有蛋白质、维生素B_1、维生素B_2、烟酸、钙、铁等营养成分，有消脂减肥的功能。著名的药膳赤小豆鲤鱼汤，就使人在品味佳肴中收到利尿消肿、减肥健美的效果。

●花粉

用花粉来美容健身已风靡全球。

花粉含有人类不可缺少的微量元素，大量的蛋白质、糖、维生素、胡萝卜素、游离氨基酸及其他活性成分，其营养价值甚至是牛奶、鸡蛋的7~8倍。花粉还含有一种高效的生物活性物质，能改善人体组织器官的新陈代谢，增加心血管功能。

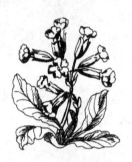

●山药，又名薯蓣

现代实验发现，山药内含淀粉酶消化素，能分解蛋白质和糖，所以有减肥轻身的作用。但对于体瘦者来讲，因山药含有丰富的蛋白质以及淀粉等营养，又可"增胖"。这种具有双重调节的功能，使得山药获得"身材保护使者"之美称。

●萝卜，又名莱菔

现代研究发现，萝卜所含的维生素C比梨和苹果高数倍之多，还含有维生素B_1、维生素B_2、淀粉酶和微量的钙、磷、铁等。萝卜能促进胆汁分泌，有利于脂肪的消化；能消除亚硝胺的致癌作用。所以，常吃萝卜，不但有利保养，还可防癌益寿。

4. 美容护肤，食疗相助

●雪耳炖木瓜

原料：雪耳25克、木瓜1个、北杏15克、南杏20克、冰糖适量。

方法：将雪耳用清水浸透发开，木瓜去皮、籽，切成小块，南、北杏去皮，连同上料一起放入炖盅内，加适量冰糖及适量滚开水，盖上炖盅盖，放入锅内，隔水炖至材料入味，即可食用。

功效：养阴润肺、滋润养颜。

●龙眼莲子羹

原料：龙眼肉15克、莲子肉50克、鸡蛋2只、生姜2片、南枣4枚、盐少许。

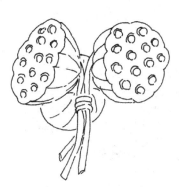

方法：将鸡蛋隔水蒸熟，去壳。将龙眼肉、莲子肉、生姜、南枣洗净，莲子肉去心，保留红棕色莲子衣，生姜去皮，南枣去核，备用。瓦煲内放入适量清水，烧开后放入以上材料，用中火煲2小时左右，加入盐少许，即可食用。

功效：滋润养颜。

●木瓜鲜奶

原料：木瓜360克、鲜牛奶2杯、白砂糖适量、碎冰块适量。

方法：取新鲜熟透木瓜，去皮、核，切成大块。将木瓜块、鲜牛奶、白砂糖及适量碎冰块放入果汁机中，打碎成浓汁，即可饮用。

功效：润肤养颜。

注意：脾胃虚寒者禁用。

功效：宁心安神、养血润肤。

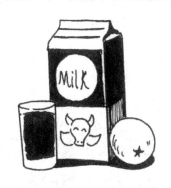

●百合红枣银杏羹

原料：百合50克、红枣10枚、白

果50克、牛肉300克、生姜2片、盐少许。

方法：将新鲜牛肉用滚水洗净，切成薄片。白果去壳，用水浸去外层薄膜。百合、红枣和生姜洗净，红枣去核，生姜去皮。瓦煲内加入适量清水，烧开后放入百合、红枣、白果和生姜片，用中火煲至百合将熟，加入牛肉，继续煲至牛肉熟，加盐少许即食。

功效：补血养阴，滋润养颜，润肺益气，止喘，涩精。

5. ❀ 科学进食调整时差——写给长途旅行的女士们 ❀

很多职业女性，在长途旅行之后，时差会使大多数人感到不适。我们知道，人们日常工作、生活中的各种活动，均受体内生物钟控制，并与外界时间相互协调。如果这种协调关系发生错乱，即使是几小时的差异，也会影响人的正常生理功能及生活规律，于是便出现"时差病"。改变人体生物钟虽不是件轻而易举的事，但生物学研究发现，通过调节饮食能收到预防时差病的效果。

蛋白质中有一种称为色氨酸的氨基酸，神经细胞可利用它合成5-羟色胺，5-羟色胺对中枢神经产生抑制作用，使人感到困倦。但是色氨酸在与其他氨基酸争夺血脑屏障通路时常处于不利地位，这就必须依靠碳水化合物帮助色氨酸打开通路。因为碳水化合物可促进机体内胰岛素的分泌，胰岛素可以将血液中的其他氨基酸"驱入"肌肉细胞。这样，更多的色氨酸便可顺利进入大脑，有利于5-羟色胺的合成。到了晚上，白天摄入的氨基酸多停留在血液中，此刻，食用些富含碳水化合物的食品，就可起到催人

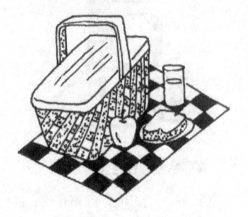

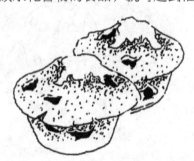

入睡的效果。

用饮食预防时差病的具体方法是：出发前3天的早餐和午餐吃高蛋白食物，尤其应注意吃些含色氨酸丰富的食物，如肉类、豆类、蛋等；晚餐则宜食用高碳水化合物类食物，可挑选一些淀粉类食物或甜食，如奶油蛋糕、巧克力、面包、土豆等，还应减少饮食中的蛋白质含量。在临睡前半小时，最好能再吃1次甜点或喝1杯糖水，使人尽快入睡。出发前最后2天，饮食则宜清淡少量，以低热能食物为主，只要能维持日常生活所需即可，以使肝糖的贮量降低，并应适当补充一些维生素C和维生素B_1，因为它们具有增强机体耐受力、减轻旅途疲劳的作用。出发前2天，可选择米饭、蔬菜、水果以及核桃、栗子等，不要食用动物内脏及肉食，以免增加过多的热能。出发当日则与前两天一样应相对少食，这样，当到达目的地时，就会更易适应当地的时间。

6. 巧克力保护心血管——写给钟情巧克力的女士们

食用巧克力不但不会引起胆固醇

的增高，还对心血管系统的功能有益处。美国加州大学资深营养教授哈罗德·史密兹博士日前在北京召开的"运动、营养与健康和慢性病"国际会议中总结了国际学术界对巧克力的最新研究。

他说："巧克力中含有大量具有抗氧化功能的多酚，它是一种存在于茶、红酒、巧克力和葡萄等植物类食物中的天然化合物。多项实验表明，它可以降低血小板的活化、转移自由分子在血管壁上的沉积，因而具有防止心血管疾病的功能。"

●巧克力中神秘的多酚

最近的科学研究向人们提示了植物性化学物质是如何促进健康的。目前正在被研究的植物性化学物质是一类称为多酚类的特殊化合物，它对某些慢性疾病具有预防作用。

●什么是多酚

多酚类属于具有抗氧化活性的化合物中的一部分，分布很广。抗氧化剂可以保护细胞免受自由基损伤，因此可以降低某些疾病发生的危险性。

●巧克力中奇异的多酚

巧克力中的多酚是黄烷－3－酚

（原花青素，procyanidin），其中最令人感兴趣的可能是由单体聚合而成的一系列复杂原花青素低聚物。巧克力中的这些较大的分子在其他植物性食品和饮料中并不常见，赋予了巧克力特有的香味，而且还具有重要的生理功能。

●多酚类抗低密度脂蛋白LDL氧化和血小板凝集

目前，心血管疾病的潜在危险因素已经确定，低密度脂蛋白（LDL）氧化和血小板凝集是其中的两个危险因子。体外实验表明多酚对这些危险因子具有正向调节作用。

●多酚提高免疫功能

反应性氧可以损伤细胞膜和生物大分子，并可导致许多疾病的发生，其中包括癌症、动脉粥样硬化、胃黏膜损伤，甚至还可以促进衰老进程。研究发现多酚能够抑制反应性氧生成，并提示可能具有免疫调节作用。

7. ❋ 红颜菜汤——冬日里呵护女士健康 ❋

冬天，天气渐渐转凉，空气干燥，油脂分泌减少，皮肤容易失去水分。繁忙的工作，尤其是从事脑力劳动的职业女性，由于睡眠不足会让人无精打采、面部憔悴、黯然无光、双目无神，看起来没有生气，严重影响了面部的美容。

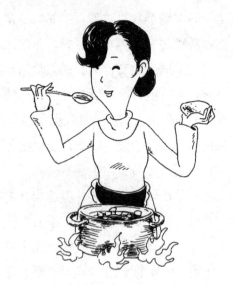

由于生理原因，女性朋友更应该珍惜自己的身体，多食用一些有利于补血的食物，特别是在秋冬季节，这类食物还会增强耐寒能力和抗病能力。

冬季正是进补的好时候，利用食物所具有的灵性来消除疲劳、恢复体力，既简单易行又营养丰富、美味可口。

大枣、牛奶、白菜是冬季进补的最佳食品。晚餐为自己做一碗既可口又美颜的汤是多么惬意的事！它能补血养颜，补脑安神，日复一日，你会发现它会让你看起来精神焕发，风姿绰约！

下面向您推荐一款红颜菜汤，它的做法简单、易学，不妨试试看！

大白菜：大白菜是秋冬季节的主要蔬菜，它含有丰富的食物纤维，也是解除秋冬季维生素C不足的重要蔬菜，秋冬季节气候干燥，大白菜中含有丰富的水分，可以充分补充肌肤中的水分。

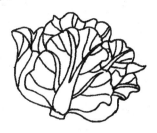

大枣：冬食红枣，是滋阳润燥、益肺补气的最佳食品。大枣含有丰富的铁，铁是血液中血红素形成的重要元素之一，贫血易使人变得面色苍白，四肢无力，多食这类食物会使人面色红润、健康。

牛奶、鸡蛋：牛奶和鸡蛋含有丰富的蛋白质和维生素A、维生素B$_2$，当人体缺少维生素A时，皮肤会变得干燥、粗糙，失去光泽。牛奶和鸡蛋中的蛋白质和维生素有滋润肌肤并洁白

肌肤的作用，还可以促进新陈代谢。

具体做法

原料：大白菜心2棵（约250克）、红枣8个、牛奶半杯、鸡蛋1个、精盐少许。

制作：

（1）将白菜洗净，切成5厘米长段，用沸水氽过，捞出备用。

（2）将红枣放入锅中，放入清水2碗，熬半小时。

（3）当水煮至1碗时，将配料放入，待沸腾时，再放进白菜心。

（4）再沸时，打入鸡蛋，并迅速将蛋搅散成蛋花即成。

8. 合理饮食——为新婚女性护航

关于新婚的话题，总也说不完。从"洞房花烛夜"演绎的美好时刻起，新婚的航船，满载着新人对未来美好的憧憬和幸福的向往，开始破浪远航。婚前的紧张、忙碌，体力的透支和营养的消耗往往因此被新人们淡忘。

其实，新婚饮食也像新婚本身一样，有着说不完的话题。为了有效减

轻身体的疲劳症状、为了维持夫妻双方的身心健康、为了未来的优生优育，需要合理的饮食为新婚女性奠定良好的物质基础。

●能量+蛋白质——护航的主力军

新婚期间，能量和蛋白质的需要量较平素明显增加，这是和新婚期间营养消耗增加相适应的。及时补充能量，有利于迅速恢复新人们的精力、体能和活力，为此，新人们一定要保证每日的主食摄入量。

在摄取充足能量的基础上，补充适量的蛋白质有利于女性处女膜破裂而少量失血后创面的愈合，有利于夫妻双方体力的恢复和性生活的和谐，也为今后的优生优育打下坚实的基础。为此，日常膳食中注意补充富含

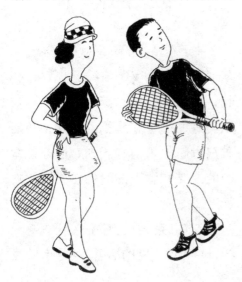

蛋白质的食品，如瘦肉、鱼、虾、蛋类、乳类、鸡鸭、豆类制品等。

●维生素——量小威力大

机体对维生素的需要量很小，但就是如此小的需要量，人体内却不能合成或合成量不足，必须经常由食物或维生素制剂作外源性补充。种种研究表明，维生素可有效参与性功能的调节，因此是新婚夫妇不可或缺的营养物质。其中，B族维生素参与雌激素的代谢；维生素E则有调整性腺功能的作用；维生素A和维生素E都有延缓性功能衰退的作用；维生素C也参与调整性腺的功能，并可增强整体的免疫力。

维生素A主要来自动物肝脏，以及胡萝卜、南瓜、甜薯和番茄等；绿叶蔬菜、水果中含有丰富的维生素C；蛋黄、豆类、芝麻、花生和植物油等是维生素E的良好来源；而瘦肉、豆类、坚果、海产品等是维生素B的良好载体。因此，蜜月期间的新人们，尤其是女士，应尽可能全面地选择这些食物。

●常量及微量元素——改善性功能有功效

钙：常量元素钙是人体内含量最

多的矿物质。补充充足的钙，有利于提高性生活质量。相反，如果钙缺乏，在多次性生活之后，妻子则会感到腰痛、腿痛、骨盆痛等。因此，每日膳食中应保证250～500毫升的牛奶或酸奶。

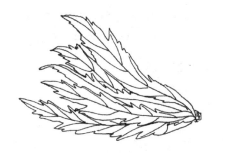

铁：患缺铁性贫血的新婚夫妇常会在性生活后感到乏力、腰酸背痛、头晕眼花、面色苍白，长期可导致注意力不集中和记忆力减退。严重者甚至可影响性生活，患缺铁性贫血的女性怀孕后还会严重影响胎儿发育。因此，新婚夫妇应多食含铁丰富的食物，以防贫血发生。在铁的供给方面，一则要注意铁的含量，二则要注意铁的吸收率。后者可能更为重要。一般来说，动物性食物（如猪肉、鱼肉、猪肝等）的铁的吸收率相对较高，约为23%；而植物性食物(如谷薯、豆类、蔬菜、干鲜水果等）的铁的吸收率相对较低，为3%～8%。

锌：是一种具有多功能的营养素，参与体内80多种酶的活动，特别是与生殖系统的功能有密切关系，蜜月期间尤其需要补充。含锌最多的食物有牡蛎、牛肉、牛肝、鸡蛋、花生米及猪肉等。

●水+膳食纤维——新婚的"清道夫"

婚后保持大小便通畅十分重要，因为妇女在蜜月里极易患尿路感染，出现尿痛、尿频、尿急以及腰疼、发烧等症状。此时除用药外，还应多饮水、多饮汤，使排尿量增加，清洗尿路。对新婚夫妇，包括食物中的水在内，每天饮水量应达到2000毫升。

对旅游结婚的新人们的饮食提示——

饮食要有规律，特别注意培养少量多餐的良好习惯；

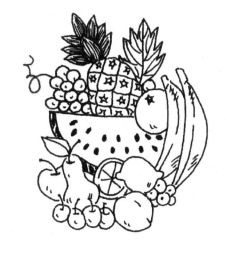

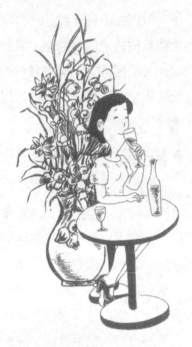

能造成旅途中性生活后的不适，或造成性器官的充血等；

特别注意保证每日饮水充足；

旅行袋中要预备食物，在感觉饥饿时食用；

每日都应摄入充足的蔬菜和水果。

对预备做妈妈的新婚女性的特别提示——婚后想尽快要宝宝的夫妇应特别注意戒酒。

尽量少吃油腻、油炸食物；尽量少吃或不吃过辣、过烫、过咸的食物；尽量避免食用刺激性调味品，如生姜、芥末等；尽量不饮用浓茶、浓肉汤、浓咖啡等。上述这些食物有可

:: 贴心提示

工作对皮肤健康有影响时

对皮肤有保护作用的营养素包括蛋白质、维生素A、维生素E、维生素C及各种微量元素等。要特别注意食用牛奶、鱼肉、各类新鲜水果，适度补充维生素EC合剂和微量元素合剂，对皮肤美容有帮助。

准妈妈营养不发胖

1. ❋ "两个人用一张嘴吃饭"——妊娠期营养的重要性 ❋

孕妇自怀孕初身体机能就发生了变化,不但孕妇本身需要更多营养,而且还要供养胎儿,故妊娠期母体的

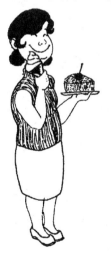

营养状况对胎儿极其重要。要想生出健康的婴儿,必须有健康的母亲。

母亲摄入的营养,除了供胎儿生长发育,还要供给与胎儿密切相关的不断增长的子宫、胎膜、脐带及胎盘的需要。

在整个妊娠期间,为了增强母亲的抵抗力,提高防御各种疾病的能力,均需要营养。

另外,为增强分娩时的娩出力、防御分娩时的出血、产后授乳及育儿等方面的体力消耗,需要在妊娠期积蓄营养,以增强体力,因此孕妇及家庭成员都应重视孕期营养。形象地说来,怀孕期间的妇女是"两个人用一张嘴吃饭"。

怀孕后的母体对营养的需要有以

下三个方面：

●孕妇自身的营养需要以及一定量的营养贮存，如脂肪组织的合成增加（贮存的脂肪1500克左右）。

●胎儿及胎盘的逐渐发育成熟（胎儿重量3000克左右、胎盘重量500克左右）。

●母体子宫增大（900克左右）、乳房进一步发育（400克左右）、血容量和组织间隙液增加（血容量增加1800克左右、体液增加1200克左右）、羊水（800克左右）等。

上述三项总计增加12千克左右。

> 孕期营养的好坏将直接影响着母婴的健康

2. ❀ 妊娠期的营养需要 ❀

一般医学上将妊娠全过程分为三个阶段

●第一阶段（妊娠初期）：1～3个月；

●第二阶段（妊娠中期）：4～6个月；

●第三阶段（妊娠后期）：7～9个月。

妊娠前半期主要是由于早孕反应而发生呕吐，进食明显减少，这可导致水电解质失衡、矿物质及微量元素明显减少，蛋白质缺乏、脂肪氧化增多等。孕妇体内产生的酮体对胎儿早期发育有重要影响。必须大量补充高热量、高电解质、高维生素、易消化的均衡饮食。

妊娠后半期胎儿发育加快，孕妇在每天保证自身代谢需要的同时，还需要补充大量的高热量、高蛋白营养及多种维生素、微量元素全面均衡的食品，来保证胎儿生长发育所需。

下面为大家详细叙述一下妊娠各期的营养需要：

●妊娠初期

妊娠初期是受精卵分裂、分化阶段。此时，胚胎还很小，而且生长缓慢。胚胎发育的主要形式是分化形成各个器官。所以，这个时候对各种营养素的需要量基本上与怀孕前相同或略高于怀孕前，因而食物的供给量变化不大。如果孕妇身材比较瘦,且没有什么早孕反应的话,可以每日增加热能150千卡(1卡＝4.2焦,下同)左右。大约相当于将近50克的主食或者250毫升牛奶所产生的热量。简单地说,在怀孕的这个阶段,孕妇可以选一些营养丰富、制作精细、质量上乘的膳食,而不必过于追求量的增加。此阶段膳食的重点应放在食物的质量和卫生上。如有条件,可选用一些无公害的绿色食品(这些食品不含农药和化肥),不要接触有毒有害的物质及环境,以保证胚胎能够正常的发育。

●妊娠中、后期

妊娠进入第二、三阶段后,早孕反应多已停止,胎儿生长发育加快,对各种营养素的需要增加。特别是妊娠第三阶段,胎儿体重的一半是在此阶段增加的,应注意各种营养素的补充。

●热能的需要

我国推荐的供给量为妊娠中、后期每日增加200千卡。

供给热量的食物有三类,分别是碳水化合物、脂肪和蛋白质。

可以通过增加主食的量来增加碳水化合物的摄入,但主食量不要增加太多,每日比平时增加50克左右就可以了,以便为补充蛋白质及其他营养素留有余地。热量的增加最好不要过多的依赖脂肪,所以烹调油的用量同平时或稍多于平时即可。在妊娠后期,孕妇血脂较平时升高,所以饱和脂肪酸(动物性脂肪)的摄入量不宜太高,不要用动物油做烹调油。

另外需要注意的是:推荐的供给量是针对孕妇这一群体而言的,妊娠过程中实际的热能需要有较大的个体差异,每个人应根据自己体重的增长情况调整,一般妊娠中末期体重每周增加300～500克属正常范围。如果体重增长过慢,除适当增加饮食量外还可补充一些特为孕妇设计的营养食品,比如孕妇奶粉等营养较全面的食品。如胎儿在宫内生长缓慢,小于月龄,也可以从静脉输入氨基酸来补充营养。如孕期体重增加过快,则应相应地减少食物的摄入,特别应该限制甜食及油脂类食品,使体重增加慢下来。但孕妇在妊娠期切不可减体重,以防发生酮症,损害胎儿的智力。

●蛋白质的需要量

怀孕期间对蛋白质的需要量增加,整个孕期在体内贮存的蛋白质大约为1000克，这些蛋白质都是从食物中来的。我国推荐供给量妊娠中期每日增加15克，相当于2个鸡蛋或100克瘦猪肉的量。妊娠后期每日增加25克。动物性蛋白最好占蛋白总摄入量的2/3。

●脂类

脂类主要包括脂肪、磷脂和胆固醇。这几类物质对于胎儿脑神经细胞和神经纤维的发育起非常重要的作用。所以孕妇的饮食脂类食物应该是必不可少的。

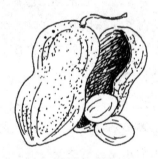

脂类存在于很多食物中，如我们每日所吃的肉、蛋、奶、坚果（花生、瓜子、核桃、开心果等）、豆制品等都含有不同种类的脂类。很多人在怀孕期间有吃核桃等坚果的习惯，这时，脂类物质的摄入也相应增加了。所以一般来说不必额外补充脂肪。

●碳水化合物

碳水化合物的作用主要是产生能量及维持血糖。孕妇及胎儿的大脑神经细胞和胎盘都要消耗血糖来得到能量。如果在这个时候由于碳水化合物摄入不足而发生低血糖，则产生一种叫做"酮体"的物质，这种物质对于神经系统是有毒性的。在怀孕期间饿肚子或碳水化合物摄入过少是非常不可取的。为了避免这种情况发生，孕妇每天至少要进食150～200克主食，如没有特殊情况，最好能够达到250～300克。

膳食纤维也属于碳水化合物，因为人体不能消化吸收膳食纤维，所以它没有一般意义上的营养。但膳食纤维对人体有很多有益的生理作用，也应该注意适量的摄入。

●无机盐及维生素

钙和磷是构成人体骨骼和牙齿的主要成分。即使是成年人，体内的钙也处于不断更新中。怀孕过程中摄入的钙一方面要供给自身的需要，另一方面还要供给胎儿用来生长骨骼和牙齿。所以，孕妇比孕前要增加钙的摄入量。孕妇严重缺钙可导致儿童先天性佝偻病和初生儿颚骨、牙齿畸形等现象，孕妇自己也会发生骨质疏松等疾病。我国推荐在孕中期孕妇钙的摄入量为每日1000毫克；孕晚期每日摄入1500毫克。分别比非孕时增加200毫克及700毫克。膳食中钙的最好来源是奶及奶制品。

磷在各类食物中存在非常广泛，一般情况下不会缺乏。这里需要强调的是膳食中钙与磷的比例最好保持在1：1.2～1：1.5的范围之内。

微量元素铁是血液的组成成分，铁的缺乏容易导致孕妇贫血和胎儿生长发育迟缓。我国推荐铁的供给量为从怀孕中期开始每日28毫克，比怀孕前每日增加了10毫克。食物中铁的吸收率较低，一般不超过10%。植物性食物中铁的吸收率多数在1%～3%，相对来讲，动物性食品如瘦肉、肝脏、血豆腐等铁的吸收率较高。

除儿童以外，孕妇也是容易缺锌的人群。

妊娠期碘缺乏易引起孕妇甲状腺肿，并影响胎儿的身体及智力发育。妊娠中后期每日碘的需要量比平时增加25微克。海带、紫菜等海产品及碘盐中含碘较高。

● 维生素

维生素A的摄入首先要满足胎儿生长发育需要及肝内储存，另外要满足母体自身的需要和分泌乳汁的储

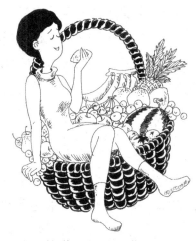

存。我国推荐妊娠中末期供给量为每日1000视黄醇当量。摄入过量维生素A有致畸作用，并影响胎儿骨骼正常发育。动物肝脏、蛋黄中维生素A含量较高，深颜色的蔬菜中含较多的胡萝卜素，可转化成维生素A。

维生素D能促进钙吸收，对骨、齿的形成极为重要。我国营养学会推荐妊娠中末期每日10微克。维生素D摄入过多导致婴儿高钙血症。鱼肝油、蛋黄、牛奶等动物性食品中含较多维生素D，常晒太阳可使体内自己产生维生素D。

B族维生素中的维生素B_1、维生素B_2、维生素B_6、尼克酸等均以辅酶的形式参与三大营养素代谢，孕中末期的摄入量均要高于孕前。瘦肉、蛋、奶及粗粮中B族维生素含量较高。

维生素C对于胎儿骨骼、牙齿的

正常发育，造血系统的健全和机体抵抗力的增加都有促进作用。在孕期应有所增加。新鲜的蔬菜、水果中含有较多维生素C。

● **其他**

总之，在妊娠中末期各种维生素及无机盐的需要量均较孕前有所增加，其中有些不能从膳食中得到足够的量，可从妊娠第四个月开始口服多种无机盐、维生素制剂和钙片等加以补充。

表　孕妇每日膳食中营养素需要量

营养素	孕4～6个月	孕7个月以后
能量（千焦）	9 623～10 460	10 460～11 297
（千卡）	2 300～25 002	500～2 700
蛋白质（克）	80～85	90～95
脂肪在热能中比例（％）	20～25	20～25
钙（毫克）	1 000	1 500
碳水化合物在热能中比例（％）	55～65	55～65
铁（毫克）	28	28
锌（毫克）	20	20
视黄醇（维生素A）（微克）	1 000	1 000
维生素B_1（毫克）	1.8	1.8
烟酸（毫克）	18	18
维生素C（毫克）	80	80

3. ❁ **治疗妊吐的小验方** ❁

●取生姜10克、薏苡仁15克，与淘洗干净的粳米100克一同入锅，加水1000毫升，用旺火烧开，再转用文火熬成稀粥，再下麦科汁与生地汁各50克，调匀，稍煮，日服2次，空腹食用。

●芝麻、红糖各250克，生姜汁5汤匙，同放入锅内炒焦，随意适量嚼食。

●鲜橘皮1个，切成细丝，生姜15克，切碎，白糖适量，同放杯中，沸水冲泡，代茶饮之。

●糯米250克、生姜汁3汤匙，用温开水调服。

●鲜柠檬500克，去皮、核后切块，加白糖250克，渍1天，再放锅内用小火熬至汁快干时，拌少许白糖，随意食用。

●食醋60毫升，煮开后加入白糖30克，待溶解后打入鸡蛋1个，蛋熟后食之，每日1次，连食3天。

●百合75克，用水浸1夜，捞出另加清水煮熟，再加1个鸡蛋黄，搅匀再煎煮，温服。

●鸡内金炒焦后，研粉，每日2次，每次5克，米汤送服。

●大雪梨1个，将丁香15粒塞入梨内，密闭蒸熟，吃梨。

●苏姜陈皮茶，取苏梗6克、陈

皮3克、生姜2克、红茶1克。以上前3味剪碎，与红茶一同用沸水冲泡，加盖焖10分钟。不拘时代茶温饮，每日1剂。具有理气和胃，降逆安胎的功效，主治妊娠恶阻、恶心呕吐、头晕、厌食或食入即吐等。

4. ❀ 最佳酸味食物 ❀

妇女在怀孕后，滋养细胞分泌出的绒毛膜促进腺激素有抑制胃酸分泌的作用，使孕妇胃酸分泌量显著减少、各种消化酶的活性大大降低，从而影响了孕妇正常的消化功能，出现恶心、呕吐和食欲不振等症状。这时只要吃些酸的食品，就会缓和这些症状，增加食欲，有利于食物的消化吸收。同时，胎儿的发育特别是骨骼发育需要大量矿物质钙，但钙盐要沉积下来形成骨骼，离不开酸味食物的协助。此外，酸味食物可促进肠道中铁质的吸收，对母胎双方都有益处。因此，妇女怀孕后适当吃些酸味食物，对身体还是很有好处的。

不过，孕妇吃酸味食物一定要严加选择。因为，并不是所有的酸味食物都适合于孕妇。

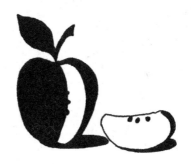

如人工腌制的酸菜、醋制品虽然可口，但养分多有破坏，且亚硝酸盐等致癌物也多。山楂中养分倒是不少，而且也酸甜可口，能够开胃消食，颇受有早孕反应的孕妇青睐，但现已证明山楂有兴奋子宫的作用，可以刺激子宫收缩，若大量食用有导致流产的风险，故孕期最好"敬而远之"。而番茄、杨梅、樱桃、葡萄、柑橘、苹果等酸味食物才是补酸佳品，孕妇宜多食之。

::: 贴心提示

哪些食物适合孕妇？

孕妇的膳食要富有各种必需的营养素，它不仅要满足吃饱和色香味俱全的要求，还要合理，符合科学要求。

每天能喝500克奶，吃1～2个鸡蛋，肉或豆类食物100～200克，蔬菜500克，水果250克，主食300～400克，另加食一些花生、核桃、瓜子等干果，将是很理想的。

5. ❋ 孕妇营养要适度 ❋

孕妇食谱要多样化，如果只盯着少数几样，那么即使是营养丰富的食物也会产生不良后果。营养不足及营养过度均不利于母子健康，营养适度最好。

孕妇的营养状况也不能只在孕期才注意，而要早做准备，尤其青春发育期以后的营养与孕妇体质有很大关系。许多女子为了"苗条"，偏食、忌食，造成营养不良，这样怀孕后自己及胎儿的健康都受到影响。

也有些孕妇专吃高蛋白、高脂肪的食物，如肥肉、奶油蛋糕、巧克力等，以为这样营养就好了，但实际上某些营养素过高会破坏营养平衡，孕妇自身甚至胎儿均可增加患病的机会。

孕妇要忌烟、酒，因为烟酒可增加流产、早产、胎畸形、低体重儿的危险。

辛辣食物对胃的刺激，不宜多吃。

生冷食物容易受污染，一定要洗净再食用，且食具要清洁。

在公共场所吃饭，易传染肝炎等疾病，孕妇应当意识到饮食卫生对孕妇围产期的重要性。

⠿ 贴心提示

孕期也要提倡"粗茶淡饭"。

维生素B₁在粗杂粮、坚果和鲜豆中含量较高。其中谷类中的维生素B₁主要存在于谷皮中，所以粮食加工得越精细，所含的维生素B₁就越少。在孕期，我们也不提倡只摄入精米和精面，而可以多摄入一些粗粮、杂粮、适量的坚果、鲜豆等食物。

下面给大家推荐2款补充B族维生素的小吃：

谷麦芽赤豆饮：取谷芽、麦芽各50克，赤小豆50克，花生仁（带红衣）50克，红枣10枚。加水2000毫升，煮至600毫升，每天饮用数次。

蚕豆红枣羹：取蚕豆60克，红枣10枚，红糖60克。蚕豆、红枣、红糖放入锅中加水煮烂服食，每天1次，连服5～7天。

6. ❀ 孕妇与补钙 ❀

妊娠期胎儿骨骼的生长发育需要大量的钙。据资料报道，妊娠末期胎儿体内约含钙25克，因而孕妇需补充足够的钙，才能保证母体本身代谢及胎儿骨骼的正常发育，妊娠中期每天需要补充1000毫克钙，妊娠晚期要供给1500毫克钙。

为了母体健康和胎儿健壮，孕妇要补充足够的钙剂。

怀孕的妇女仅靠普通膳食中的含钙量是不足的。因此应挑选富含钙的食物，如牛奶、动物骨骼、虾皮、鱼、虾、紫菜等。另外，孕妇从妊娠中期开始就要补充一些含钙药物，如多种钙、乳酸钙等，但是这些药物中含钙量低，且不易吸收。目前市场供应的钙尔奇D（一片含钙600毫克、维生素D125国际单位）适合孕妇服用。如单独服钙剂同时需加服维生素A、维生素D，如鱼肝油丸，1日2次，每次1粒，或饮用含维生素A、维生素D的牛奶也可以。

7. ❀ 孕妇服用维生素制剂要慎重 ❀

怀孕期间所需要的营养素要比平时多，这时如果食欲不好就可能使摄入的营养素达不到孕期所需要的量，所以适当补充一些维生素制剂还是有必要的。但有一点大家要清楚，那就是有些维生素食用过量会发生中毒，甚至一些平时认为不会发生过量的水溶性维生素，如果在怀孕期间摄入过量也可能会对胎儿产生不良的影响。

许多孕妇早期妊娠反应较严重，恶心呕吐不能进食，医生往往允许服用少量维生素B_6止吐。而有些孕妇以为维生素B_6是维生素，是人体所需物质，没有坏处，就较多、较长时间地服用。其实过多的服用维生素B_6对胎儿是有害的，长期过多服用，会使胎儿对它产生依赖性，医学上称之为维生素B_6依赖性。胎儿出生后，容易出现兴奋哭闹不安，易受惊、眼珠震颤，惊厥等症状。

此外，长期大量服用维生素C会导致流产。服用过多的叶酸也会对身体产生不良的影响，可能会影响体内锌的代谢而造成锌缺乏，致使胎儿发育迟缓；

大量服用维生素A可能导致婴儿骨骼畸形、泌尿生殖系统缺损以及硬腭豁裂。服用维生素E过多，会使胎儿大脑发育异常。过多地服用维生素D，则会导致胎儿的大动脉和牙齿发育出现问题。

所以，我们还是提倡孕期补充维生素应优先选择食物。一般在早孕时期（怀孕的头12周）是胎儿器官发育最快的阶段。这时服用药物，包括服用过量的维生素，对胎儿危害最大。若补充维生素制剂，建议在怀孕4～6个月后进行。最好服用孕妇专用的维生素制剂。如有特别需要，一定要在医生的指导下来服用。总而言之，孕早期服用维生素制剂还是应该慎之又慎的。

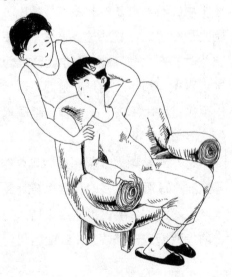

8. ❀ 孕妇不宜食物 ❀

● 少吃快餐及方便食品

● 少吃腌制、腊制及熏制食品等

● 怀孕期间不可以减体重

● 怀孕期间不要饮浓茶及咖啡

● 躲避含铅较高的食物：松花蛋，爆米花，高脂肪食物，一些补钙剂的原料含有较高的铅

碳酸饮料及可乐型饮料应少用，可以喝白开水，矿泉水，夏天吃西瓜

● 孕妇不宜多吃罐头食品

● 孕妇要"提防"发芽、腐烂了的土豆

● 蔬菜及水果上残留的农药和化肥：先将蔬菜简单的清洗一下，去掉浮土，把洗菜盆中放入少许洗涤灵，加入清水溶解。水量多少以没掉青菜为宜，将菜放入浸泡5分钟左右，拿出来用清水冲洗干净即可。

● 孕妇滥服人参，可产生或加重妊娠呕吐、水肿和高血压等症状

● 桂圆甘温大热，孕妇食之不仅不能保胎，反而极易出现漏红、腹痛等先兆流产症状

● 孕妇当心某些水产品，甲鱼、螃蟹孕妇少吃，否则会造成出血、流

产之弊

●鹿茸、鹿胎胶、鹿角胶和胡桃肉等也属温热、大补之品，孕妇也不宜服

●"山珍海味"有风险，易使胎儿致敏

●孕妇应特别小心杏子及杏仁

●孕妇不应多食用的调味料：八角、茴香、小茴香、花椒、胡椒、桂皮、五香粉等，这些香料易造成肠道干燥、便秘。

●孕妇不宜服人参蜂王浆

坐月子产妇营养常识与调理禁忌

1. 月子里的饮食原则和方法

●多吃营养价值高的食物

产后所需营养并不比怀孕期间少，尤其要多吃含蛋白质、钙、铁比较丰富的食物，如牛肉、鸡蛋、牛奶、动物肝和肾，以及豆类和豆制品，也可用猪骨头、猪蹄煮汤喝，因为其中含钙较多。

●增加餐次

每日餐次应较一般人多，以5～6次为宜。这是因为餐次增多有利于食物消化吸收，保证充足的营养。产后胃肠功能减弱，蠕动减慢，如一次进食过多过饱，反而会增加胃肠负担，从而减弱胃肠功能。如采用多餐制，则有利胃肠功能恢复、减轻胃肠负担。

●食物应干稀搭配

每餐食物应做干稀搭配。干者可保证营养的供给，稀者则可提供足够的水分。奶中有大量水分，乳母哺乳则需要水分来补充，从而有利于乳汁的分泌；产后失血伤津，亦需水分

来促进母体的康复；服用水分较多，可防止产后便秘。食物中干稀搭配较之于单纯喝水及饮料来补充水分要好得多。因为食物的汤汁既有营养，又有开胃增进食欲之功能，而单纯饮水则反而冲淡胃液，降低食欲。因此除提倡喝汤外还可饮用果汁、牛奶等。少喝白开水。

● 荤素搭配，避免偏食

从营养角度来看，不同食物所含的营养成分种类及数量不同，而人体需要的营养则是多方面的，过于偏食会导致某些营养素缺乏。一般的习惯是，月子里提倡吃鸡、鱼、蛋，而其他食物的摄入较少，但过于偏食肉类食物反而会导致其他营养素的不足。就蛋白质而言，荤素食物搭配有利于

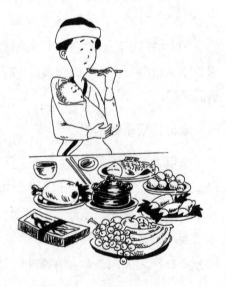

蛋白质的互补。从消化吸收角度来看，过食荤食，有碍胃肠蠕动，不利消化，降低了食欲（肥厚滞胃），正是这个道理。某些素食除含有肉食类食物不具有或少有的营养素外，一般多含纤维素，能促进胃肠蠕动，促进消化，防止便秘。因此荤素搭配，广泛摄食各类食物，既有利于营养摄入又能促进食欲，还可防止疾病发生。

● 清淡适宜

一般人认为，月子里饮食清（尽量不放调味料）淡（不放或少放食盐）为妙，此种观点并不完全正确。从科学角度讲，月子里的饮食应清淡适宜，即在调味料上如葱、姜、大蒜、花椒、辣椒、酒等应少于一般人的量，食盐也以少放为宜，但并不是不放或过少；各种调味料除有增加胃的消化，促进食欲外，对产妇身体康复亦是有利的。

从中医学观点来看，产后宜温不宜凉，温能促进血液循环，寒则凝固血液。在月子里身体康复过程中，有许多余血浊液（恶露）需要排出体外，产伤亦有淤血停留，如在食物中加用少量葱、姜、蒜、花椒、辣椒粉及酒等多性偏温的调味料则有利血行

而降低血凝，有利于淤血排出体外，不致于关门留寇。

食盐的用量亦应根据情况而定，如果产妇水肿明显，产后最初几天以少放为宜；如孕后期无明显水肿则无需淡食。

●注意调护脾、胃，促进消化

月子里应食用一些有健脾、开胃，促进消化、增进食欲的食物，如山药、山楂糕（片）、大枣、番茄等。如山楂除可开胃助消化外，还有促进子宫复旧等作用。

2. 月子里饮食的宜忌

一般而言，凡含有营养的食物月子里均可食用，如各种肉食、鱼类、蛋类、蔬菜、水果、豆制品等，无特殊禁忌。

具体而言，下面一些食物不应缺少。

●宜食鸡蛋

鸡蛋清中含有高质量的蛋白质，这是所有天然食物中最好的蛋白质，很容易被人体吸收并转化为人体所需要的物质。鸡蛋黄中含有铁、卵磷质

和胆固醇。对于丢失了一定量的血液并消耗了大量体力的产妇来说是一种很好的补充营养的食物。对产妇身体康复及乳汁的分泌也大有好处。鸡蛋的吃法可采用多种形式，如蒸蛋、水煮蛋、煎蛋、炒蛋等。每日以不超过3个为宜，一次吃得太多胃肠吸收不全，既不经济，对身体也无补益。

●宜喝牛奶

有人把牛奶叫作"白色的血液"是非常有道理的。牛奶中含有较多的优质蛋白及钙，而且吸收率很高。这对于产后补充营养及哺乳都很有帮助。所以建议，产妇每天至少喝500毫升牛奶。

●宜喝营养汤

汤的味道鲜美，能促进食欲、有利于乳汁分泌以及产妇身体康复。汤有多种多样。除了常吃的鸡汤外，也可以轮换食用炖猪蹄汤、鲫鱼汤、排骨汤、牛肉汤、甲鱼汤等。

●宜食红糖

红糖的含铁量比白糖高1～3倍，妇女产后失血较多，吃红糖可以促进生血。红糖性温，有活血作用，对于产后多虚多淤的生理病理特点尤为适

宜，能促进淤血排出及子宫复原。

●宜食新鲜水果

新鲜水果色鲜味美，能促进食欲、帮助消化，还可以补充各种维生素和矿物质。新鲜水果中所含的果胶等可溶性膳食纤维可以促进排泄作用，产后容易有便秘发生，所以产妇每日可适当吃一些。

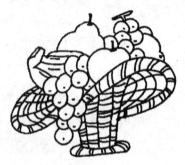

●宜喝米粥

各种米粥除含多种营养素外，还含纤维素较高，有利于大便排出。米粥质烂，并含有较多水分，有利于消化及吸收。可以选用各种米粥，如大米粥、小米粥、玉米粥、豆粥、红枣莲子粥、花生红枣粥等。也可以把各种米、豆掺在一起熬成"腊八粥"，既符合营养学里膳食多样化的原则，又好吃，何乐而不为呢？

●宜食挂面

挂面营养较全面，食用方便。在汤中加入鸡蛋、肉末和青菜，富有营养且易消化。

●宜食蔬菜

蔬菜含有多种维生素，尤其要多吃绿叶蔬菜、胡萝卜、西红柿等。

●禁忌生冷食物

除水果外，生食不易消化吸收，对产妇不利。一些冷食、冷饮，如冰棒、冰激凌等应少食或不食，因为冷类食物有促进血凝作用，与产后多淤的体质是不相符的，否则会出现恶露不下或不尽，产后腹痛、身痛等多种疾病。

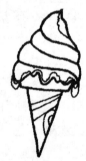

●辛热类食物应少食

如前面所讲的葱、姜、大蒜、辣椒、花椒等在作调味料时，宜少许放一些。过食有生热之弊。特别对于平素喜食辣椒者，更应注意，不要多食辣椒。

3. 产后第一餐应怎样安排

如果是正常生产，没有什么特殊情况的话，稍事休息就可以进食了。

产后的第一餐饮食应首选易消化、营养丰富的流质食物。如糖水煮荷包蛋、蒸蛋羹、冲蛋花汤、藕粉等。等到第二天就可以吃一些软食或普通饭菜了。产后进食可以促进乳汁的分泌，所以准备哺乳的母亲产后的饮食应热量充足、营养全面，做到食物多样化。

产后5～7天应以米粥、软饭、烂面、蛋汤等为主食，不要吃过多油腻之物，如鸡、猪蹄等。产后7天以后胃纳正常、舌苔无异（无厚腻），可进补鱼、肉、蛋、鸡等，但不可过饱，在产后1个月之内，宜一日多餐。

如果是剖腹产的话，3～4天后即可进普通产褥期膳食。

通常剖腹产手术后6小时就可以进食了。第一日应注意要设法减轻肠道蠕动。应给产妇提供易消化、产气少的清淡流质膳食，不要用牛奶、豆浆和含糖高的浓厚甜食，以避免肚子胀气。可进食米汤、蛋汤、藕粉等流质软食，每天最好是6餐，每餐不可过饱，以防消化不良或肠梗阻。由于流质膳食含水量较多，剖腹产当天的膳食对于产妇来说营养量是不够的，所以只能作为短时间的过渡。

第二天就可以用半流质膳食。膳食的特点应该是软、烂、少纤维、易消化。

三天以后就可以吃普通的产妇饮食了。产妇可以吃水果补充维生素，如大便干燥，可吃些香蕉通便。

4. 产后水果的选择

前面我们提到，产妇在月子期间是可以吃蔬菜和水果的。关键是正确的选择水果的种类。

从中医角度来讲，水果可以分为寒凉型、甘平型和温热型三类。这三类水果分别包括：

●寒凉型柑、橘、香蕉、梨、柿子、西瓜等；

●甘平型苹果、李子、椰子、梅、枇杷、山楂等；

●温热型枣、桃子、栗子、杏、桂圆、荔枝、葡萄、樱桃、石榴、菠萝等。

以上几类水果除了寒凉型水果是坐月子期间的产妇不宜吃用的外，其余的都可以适当的摄入。

虽然水果很有营养，产后也是可以吃的，但并不是多多益善。一般每日有150～200克水果就足够了。150～200克水果再加上每日750克左右的蔬菜，就完全可以满足月子中产妇的营养需要了。

向产妇推荐山楂和桂圆：对于一般人来说，山楂是有益于健康的食物。由于山楂有刺激子宫收缩的作用，所以不适用于孕妇。但对于产妇来说，这个作用却是有益的。因为促进子宫收缩会加速子宫的恢复。而子宫收缩也会使子宫的血管收缩，起到止血的作用。对产后出血和产后恶露不尽的康复有积极的意义。吃山楂还能够刺激食欲并提供营养，可以说是一举多得的好事。

桂圆又称龙眼，是古今用于产后滋补药中的佳品。近代的科学研究证实，龙眼中除含有蛋白、脂肪、糖类、膳食纤维及矿物质、维生素等一般的营养素外，还含腺嘌呤、酒石酸、胆碱、皂素、鞣质等成分。能够收敛止血、消除疲劳。可以针对产后气血不足导致的体弱、乏力、纳差、失眠等症进行补益，促进产后恢复进程。

5. ❀ 产后缺乳用哪些药膳 ❀

缺乳的原因有两个：

一是乳胀，乳络不通，排出不畅；

二是气血不足，缺乏乳汁。

下面介绍几种食疗方供选用。

●丝瓜桃仁糖浆

用料：鲜丝瓜250克，桃仁10克，红糖15克。

制作：先将丝瓜切片（或用丝瓜络10克亦可），加入桃仁煎水，煮沸

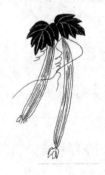

放红糖，再煮一沸即可。

功效：清热通络，活血通乳，主治乳络不通之缺乳症。

服法：1日3次，连服3天。

●鲢鱼汤

用料：鲢鱼1条，冬瓜籽30克。

制作：鲢鱼（将内脏清洗）、冬瓜籽放在一起煮，煮熟后即可食用。

功效：补气血、通乳汁，主治乳少、乳汁不通。

服法：吃鱼喝鱼汤，连吃3天。

●薛荔猪蹄汤

用料：薛荔去壳50颗，猪前蹄1只。

制作：将薛荔、猪蹄加水煮熟，去薛荔果将猪蹄汤一起食用。

功效：有增加乳汁和通乳作用。

服法：每日1次，连服5天。

●猪蹄花生汤

用料：猪蹄1对，花生米60克。

制作：将猪蹄洗净，与花生米同入沙锅中，加水适量，先用武火煮熟后，再用文火煨炖至蹄肉烂熟，即可服食。

功效：补气血，增乳汁，适于气血虚所致的乳汁缺乏症。

服法：吃此汤时可放少许盐或醋调味，每日3次，肉、花生米全吃。

●番薯叶炖猪腩肉

用料：番薯叶180克，猪腩肉250克。

制作：先将番薯（红薯、地瓜）叶洗净，与五花肉同煮，煮至烂熟后可食。

功效：补益气血，增加乳汁，适于气血不足引起的缺乳。

服法：吃肉、叶，喝汤。每日空腹时吃2次，连吃半月，可适当放些喜欢的调味品。

6. ❀ 产后贫血的食疗 ❀

胎儿在生长时期消耗了母体的许多营养，生产时也会有一定量的失血，再加上产妇还有哺乳的任务，这也要消耗大量的能量和营养。为了使产妇更好地恢复体力，并保证乳汁的质和量，应该从饮食上下一些功夫。产妇可以有针对性地吃一些有助于补血的食物，以起到治疗和预防的作用。现就治疗产后贫血的几种药膳的家庭制作方法做一介绍。

●芪归鸡汤

母鸡1只，生黄芪100克，当归30克，党参30克，白芍20克，葱、姜、黄酒、盐各适量。将鸡宰杀、洗净，生黄芪、当归、党参、白芍纳鸡腹中，放入锅中加葱、姜等调料炖煮，以鸡肉熟烂为度，食肉饮汤，一日1次。

●阿胶瘦肉汤

瘦猪肉100克，阿胶15克，生姜、胡椒、葱、味精各适量。先将净猪瘦肉放入沙锅内，加水适量，放入生姜、胡椒、食盐，用文火炖熟后下入阿胶炖化，调味后饮汤食肉，隔天1次，连续食用1个月。

●八味养血粥

糯米200克，薏仁米50克，赤小豆30克，红枣20枚，莲子20克，芡实米20克，生山药30克，白扁豆15克。先将薏仁米、赤小豆、芡实米、白扁豆入锅内煮烂，再入糯米、红枣、莲子同煮。最好将去皮的生山药切小块，加入上述原料煮，以熟烂为度。每日早晚食用，连续20天为1疗程。

●汽锅乌鸡

乌骨鸡1只，冬虫夏草15克，黄芪10克，熟地黄10克，党参10克，玉兰片、冬菇、绍酒、盐各适量。先将乌骨鸡洗净，与冬虫夏草、黄芪、熟地黄、党参、玉兰片、冬菇和调料一同放入蒸钵内，加少许清汤，隔水蒸熟即可食用，每日1次。

●首乌芝麻鸡

何首乌150克，未下蛋的母鸡1只（约500克），芝麻适量。先将鸡宰杀剖洗净后，去头足，再将首乌、芝麻纳入鸡腹，用白丝线缝合，放入沙锅内煲汤至鸡烂熟，即可食用。每天1次，连续食用1个月。

●花生枸杞蛋

花生100克，枸杞30克，大枣15枚，红糖50克，鸡蛋2个。先将花生、枸杞放入锅内煮熟，然后放入大枣、红糖、鸡蛋煮15分钟食用。每天1次，连吃15～20天。

●猪肝菠菜汤

猪肝、菠菜各200克，盐、酱油、味精、花椒水、猪油各适量。将猪肝切成小薄片，菠菜洗净切段，放入锅内加调料煎汤食用，每日1次。

●参芪蜜膏

党参、山药、桂圆肉、黄芪、茯

苓各30克，甘草、白术、枸杞子各20克，当归、大枣各15克。将上药入锅内，加水1000毫升，煮取500毫升，再加水500毫升，煮取300毫升，两次药汁混合，文火浓缩至500毫升，加蜂蜜100毫升收膏，每日3次，每次20～30毫升。

● **姜枣龙眼蜜饯**

龙眼肉、大枣、蜂蜜各250克，姜汁适量。将龙眼肉、大枣洗净，置锅内加适量清水，在武火上烧沸，改用文火煮至七成熟时，加入姜汁和蜂蜜搅匀，煮熟后，将龙眼肉、大枣液起锅待冷，装入瓶内，封口即成。每次食龙眼肉、大枣各6～8粒，每日3次。

新妈妈：让母乳又好又营养

1. ❊ 乳母合理膳食的具体安排 ❊

表中所给食物的量都有一个范围，是因为每个人的食量相差较多，可根据具体情况来具体掌握。

食物	量
主食	6～8两（300～400克）
肉（包括畜、禽、海产品）	3～4两（150～200克）
蛋	1～2个
奶	250～500毫升
豆制品	每周2～3次
青菜	500～750克
水果	250克左右
烹调油	60克

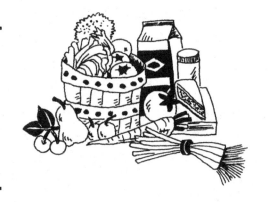

●乳母1日食谱举例

●早餐：小米粥1碗（小米50克），麻酱火烧1个（面50克），五香茶叶蛋1个，酱牛肉25克，小菜1碟。

●加餐：乌鸡汤1碗（乌鸡50克）水果1个（100克）。

●午餐：米饭1碗（米150克），猪肉炖海带1份（猪肉75克，海带15克），香菇炒油菜1份（油菜250克，香菇10克）。

●加餐：牛奶1袋（250毫升），水果1个（100克）。

●晚餐：馒头2个（面100克），拌菠菜粉丝1份（菠菜250克，粉丝10克），鲫鱼豆腐汤（鲫鱼50克，豆腐25克）。

2. ❀ 乳母的膳食应减少盐和酱油 ❀

盐和酱油中含有较多的钠，会使血液渗透压升高，吸取细胞间液去稀释血液过高的渗透压以利于盐从肾排出。由于泌乳本身十分需要水分，水分要从血液中的水渗透到乳腺细胞间才能取得。食物太咸会减少细胞间液而妨碍泌乳。所以，尽量不用咸菜和

买来的熟制肉食。有些沿海地区的居民以咸鱼为主要菜肴，由于摄入钠盐过量，使妇女哺乳困难。酱油含盐达25%～33%，酱油腌渍食物或熟肉为了延长保存时间而增加盐渍，使食物含盐量过高，都不宜作为乳母的食物，以免减少泌乳。但也不可吃完全无盐食物以免影响食欲。

3. ❀ 汤可以用来代替肉吗 ❀

乳母每天分泌的乳汁中含有大量的水分，所以应该及时补充。较好的方式之一是喝汤。炖的鸡汤、肉汤和鱼汤味道鲜美，十分可口，可以借此来摄入所需的水分，同时能够刺激食欲。汤之所以味道鲜美是因为肉内的一些含氮化合物，如肌酸、肌酐、嘌呤碱还有少量氨基酸等都溶在汤里，这些物质统称为"含氮浸出物"，这些物质为我们提供了鲜美的味道，并有刺激消化液分泌的作用。此外汤里还有少量B族维生素，也许还有少量铁，这要看煮汤用的肉是否含红色瘦肉。但这些营养素含量极少。所以，应当注意肉汤和鱼汤是万万不能用来代替肉类的。因为，在用肉煮肉汤

时，肉表层的蛋白质遇热凝固，就像形成了一层外壳，使其中主要的营养都保留在肉内。所以一定连汤带肉一起吃，才能得到哺乳所需的蛋白质。如果因为喝汤占去胃的容积不能吃饭时，可把喝汤时间安排在饭前1～2小时，利用汤引起食欲，又不占去吃饭时胃的容量，使乳母吃得更好。

4. ❀ 注意乳母维生素C的供应 ❀

母乳的维生素C含量与乳母的饮食存在直接关系，水果和蔬菜有丰富的维生素C，是乳汁维生素C的来源。但有人却认为吃"生冷"会落下病根。母乳喂养时，头4个月内只让婴儿吃母乳，不必加喂果汁菜汤，就是因为母乳能直接供给维生素C。如果母亲怕吃"生冷"乳汁就会缺乏维生素C，使血管脆性增大，易于出血和渗血。维生素C能促进铁的吸收，提高

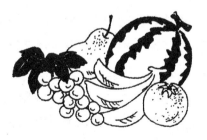

婴儿对疾病的抵抗力。准备水果和凉菜时要注意卫生，如果吃入不干净的水果、蔬菜容易引起乳母腹泻，不但大量营养素和水分会从大便中损失，泌乳也会马上减少。所以处理水果、蔬菜时应十分细心，分清生熟用的刀板和用具，以免发生腹泻。

5. ❀ 乳母患过敏性疾病能哺乳吗 ❀

母亲患有过敏性疾病，如支气管哮喘、过敏性鼻炎、特发性发炎、荨麻疹等，有必要全身用一些小剂量抗过敏药物。

用药时应该考虑：

● 药物是否会抑制乳汁的分泌，引起母乳量不足。

● 药物通过乳汁进入婴儿体内而产生哪些影响，使婴儿吸吮力减弱等。如茶碱类药物通过乳汁使婴儿易激动、兴奋、哭闹不安、体重不增等。抗磺胺类药物可使乳汁减少，引起婴儿嗜睡、吸吮无力。一般认为，皮质激素进入乳汁的量较小，但使用时以中等剂量较为妥当。

母亲患过敏性疾病是能哺乳的，

当需要药物控制发病时，必须注意药物对婴儿的不良作用。

6. ❀ 如何了解乳汁是否充足 ❀

许多妈妈对自己的乳汁是否充足，缺乏判断力，现在就教您一些判断的方法。

●看婴儿的小便。如果纯母乳喂养的孩子每天小便在6次及以上，尿无色或淡黄色，尿量能将尿布浸透，说明奶足够。

●看孩子的体重。每日或间隔几日为孩子称一下体重，如果孩子的体重每星期增加在150克以上，说明奶足够。还可以将所称的体重标在婴儿生长发育图上，如果体重的曲线在正常范围，说明奶足够。

●看婴儿的精神状态。婴儿吃奶后神情安定、表情愉快、睡眠良好，往往说明奶足够。

7. ❀ 产后乳汁不足的食疗方法 ❀

有些妈妈产后乳汁不足，不能够填饱宝宝的肚子，宝宝着急，妈妈也着急。其实，只要没有疾病，每个母亲都是有能力喂饱自己的宝宝的。要想在产后有充足的乳汁，要掌握好以下几个"诀窍"。

●尽可能早的给宝宝"开奶"。

●喂哺宝宝的姿势一定要正确，以使宝宝能够"使出吃奶的劲儿"。

●妈妈的心情一定要开朗舒畅。心情焦虑会严重影响乳汁的分泌。

●妈妈的饮食一定足够而且精良。这是产生乳汁的物质基础。

●喂奶的妈妈要多喝汤。因为乳汁中大部分是水，所以每天产生那么多的乳汁是需要大量的水的。

●有一些食疗的方法即可以增加营养又有促进乳汁分泌的作用，可以说是"一举两得"。

下面就给大家介绍几个产后缺乳的食疗方：

●豆腐炖海带：豆腐切成片，海带切成丝。用肉汤同炖，注意放盐一定要少。连服7～10天。

●通草炖猪蹄：猪蹄与通草放锅中加水、调料，煮开后用小火炖2个小时，喝汤。

●荷叶小米粥：干荷叶9克，用纱布包好与小米共煮成粥，然后去荷叶，喝粥。

●丝瓜饮：丝瓜络1个，路路通7个，水煎后分2次服，每日1剂。

和维生素D都是脂溶性维生素，都有容易在身体中贮存的特点，所以不能吃得太多，以免引起中毒。

8. ❀ 母乳喂养还要加鱼肝油吗 ❀

母乳虽然是婴儿最好的食品，但和所有的乳类食品一样，母乳中的维生素D含量是极少的。维生素D主要的生理作用是调节钙磷代谢，维生素D可以促进肠道对钙磷的吸收，可以促进钙磷在骨中的沉积，有利于骨的生长。老百姓所说的"缺钙"主要就是指维生素D的缺乏而引起的佝偻病。

一般在足月儿满月后要添加维生素D，否则会发生维生素D缺乏症。维生素D在鱼肝油中含量丰富，所以添加维生素D就是给孩子吃一些鱼肝油。鱼肝油是一种维生素D和维生素A的混合物，补充维生素D的同时也补充了维生素A。我们常用浓缩鱼肝油滴剂，每天为婴儿滴3～5滴即可，鱼肝油要直接滴入婴儿口腔内。不要将鱼肝油滴在汤匙中再喂给婴儿，这样会造成浪费。其他剂型的维生素A、维生素D制剂也可任意选择，维生素A

9. ❀ 从饮食上来预防母乳的污染 ❀

近年来，环境污染对人体的影响日益受到人们的重视。由于环境污染越来越广泛，所以连最完美的婴儿食品——母乳也未能幸免。国外科学家的研究表明，有些母乳中也含有多氯联苯、DDT等有毒物质。这些毒物的特点是脂溶性，也就是说它易溶解于脂类物质中，所以这主要贮存在动物或人体的脂肪组织中，稳定性高、不易分解、不易被人体排出。但它可以溶解在脂肪含量很高的母乳中，被婴儿吃入体内，从而会对婴儿的远期健康产生不良的影响。而消除这些污染物质最简单有效的办法就是母亲少接触这些有毒物质，尤其是避免摄入含有这些有毒物质的食物。由于这些脂溶性的污染物质大多存在于被污染的动植物的脂肪中，所以在孕妇和乳母的日常饮食中少摄入动物性油脂，特别是一些可能被污染的淡水及浅海中的鱼虾和贝类食物等。

孕妇和乳母的饮食原则仍然是多样化、均衡的新鲜饮食。因为母乳仍然是婴儿的最佳食物，为了自己和下一代的健康，孕妇和乳母们一定要把住"进口"关。

哪些中老年人需要开"小灶"

1. ❀ 老花眼的辨证饮食疗法 ❀

老年肝亏损，精气不足，难以养目，故常出现老眼昏花而影响视力。这种功能性退行性视力减弱，可用古食疗方延缓其视力进一步衰退。这些方剂对夜盲症、视神经萎缩、中心性视网膜炎、初期白内障也有一定的治疗和预防作用。

● 胡萝卜粥

取胡萝卜适量，切碎，与250克大米共熬为粥。此方为《本草纲目》介绍，可常服，有益无损。尤对夜盲症效佳。

● 鸡肝羹

取鸡肝1具，洗净切碎，加大米250克，豆豉20克，同煮服。此方对眼花视物不清有效。

● 桑椹糖

取500克桑椹捣泥，煎水，去渣浓

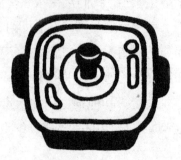

缩,再与500克白糖熬煎,待液起黄色并能拔细丝时,倾倒在涂有麻油的大理石石板(或不锈钢板)上,切成糖块,随时含服。此方对肾阴亏损者最相宜。

●酱醋羊肝

将羊肝洗净切片,裹芡素油爆炒,调以酱油、醋、料酒、姜。此方可作为中心性视网膜炎、视神经萎缩者常有的桌上菜。

●红肝丸

取红花10克,与250克猪肝共剁为泥,加芡少许,蒸丸服。此方对血虚兼瘀者适宜;对白内障术后眼中血丝,有提前消散的作用。

●枸杞蛋

用枸杞20克,与两枚鸡蛋调匀蒸服。此方对肝肾不足的头昏多泪者有效。

2. ❀ 中老年青光眼的饮食防治 ❀

青光眼是一种较为常见、危害性大,致盲率较高的眼病,好发于45~70岁之间的中老年人。

青光眼的治疗关键在于降低眼压。无论是药物治疗还是手术治疗,都是通过房水的排出,减少房水的生成来达到这一目的的。中医在治疗此病时,依据"药食有源"这一理论,发现许多食物具有很好的治疗效果。蜂蜜是一种高渗透剂,它可以改变血液和眼内房水的渗透压,使血液内渗透压增高,吸收眼内水分,从而降低眼压。

急性青光眼患者每日口服蜂蜜量为100毫升;慢性青光眼患者每日口服蜂蜜量为150毫升,分3次服。赤豆、金针菜、薏米仁、丝瓜等食物有明显的健脾作用,可以减少眼球水液的聚留,这些食物应该多摄取。忧虑、惊恐、暴怒等精神因素可促使神经过度紧张,体内环境稳定失去平衡,而诱发眼压升高。因此,青光眼病人平时应多食用具养心安神之效的食物,如莲心、小麦片、核桃肉等。

青光眼病人要注意防止便秘,因为便秘会引起身体中毒,肠内细菌毒素会溶解肠管内皮和细胞基质,影响正常的血液循环,同时也促使眼内房水分泌过多而引起眼压升高。所以,青光眼病人饮食中应多摄取富含食物纤维的食物，如蘑菇、海带、蚕豆、豌豆、绿叶蔬菜和水果。也可以多吃些植物油如花生油、豆油、菜油、麻油等，以改善肠内润滑度，防止便秘。

青光眼病人应忌烟酒、浓茶、咖啡，并忌在口渴时，一次饮水过量，以免引起眼压升高。

青光眼可以采用以下食疗法加强辅助治疗效果：

●莲子百合饮

莲子肉30克，百合30克，加水适量，文火炖烂，用白糖调饮。每日1剂，临睡前食用。

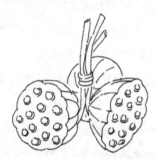

●小麦大枣汤

淮小麦50克，红枣10枚，加水适量共煎汤。每日2次，早晚各1次，食枣饮汤。

●苓桂石明粥

云苓15克，桂枝9克，生石决明15克，夏枯草9克，粳米90克，红糖适量。先将4味药水煎去渣，入粳米、红糖煮粥。每日1剂。

●枸杞决明汤

人参15克，牛膝9克，枸杞子15克，决明子9克煎汤去渣，用蜂蜜冲服，每日1剂。

3. ❀ 当心：前列腺增生"病从口入" ❀

通过分析，专家们认为，良性前列腺增生增长的原因与现在人们的生活水平提高、人们摄入的动物蛋白、脂肪、热量过多有关。

前列腺增生病，是一种慢性老年性疾病，其发病原因虽尚无定论，但与年龄的增长及内分泌变化密不可分，男性50岁以上前列腺增生呈明显增长态势。60～70岁的男性，几乎都有程度不同的前列腺增生。按其表现程度临床上把其分为三期：

●一期：主要表现为夜间尿频、尿急，多影响睡眠。

●二期：除尿频、尿急等症状外，倘会出现排尿无力或合并炎症及尿潴留等症状。

●三期：可出现慢性尿潴留、假性尿失禁、肾功能受损及因尿不能及时排出，造成尿毒症等临床表现。

但是，近些年的研究证实，饮食与前列腺增生关系密切。

●素食者，如佛教信仰者，其前列腺增生发病率就很低，他们的雄性激素水平也比一般人低。

●反之，而营养过剩，特另是贪食肉食者，其前列腺增生发病的几率要比一般人高，过多的摄入动物蛋白质、脂肪与糖的人其前列腺增生的发病率更高。

前列腺增生与吃扯到了一起，这是近年来许多专家的一致公论。因此，专家们建议，50岁以上的男性，应每年都要到医院的泌尿科进行一次检查，发现问题，及时治疗，以保持并提高晚年的生活质量。

对一般年轻人来讲，平时要注意膳食的合理搭配，粗细搭配，荤素搭配，保持合理膳食，适当控制动物性食物的摄入量；对于已患前列腺增生的患者来说，更要严格控制饮食，如不酗酒或少饮酒，少吃或不吃刺激性食物，尽量避免长时间的久坐、骑车，少受冷热刺激等，在精神上要豁达乐观，不过喜过悲。只要坚持做到

如上这些，相信前列腺增生病就不再会成为男性公民尤其是老年男性公民挥之不去的一大祸害。

4. ❋ 老年尿频的食疗 ❋

尿频，是老年人的常见病：中医认为，老年人尿频，主要是因为肾气不固、身体虚弱而致。肾气是人的先天之本，一旦虚弱，人体的各种生理功能便会减弱，尿频就是其表现之一。

对待老年尿频首要的是补肾固阳。在日常生活中，可采用简易可行的食物疗法。

●食用猪肝、黑大豆各30克，糯米15克，洗净，猪肝切成极薄片，加清水适量，共煮成粥，作为晚餐食用，连服7～10天。

●取鸡胗壳30克，菟丝子30克，桑螵蛸1.5克，各炒出香味，分别研细后和匀，每日早晨用温米汤送服6克。

●核桃仁150克开水浸泡，去皮，切碎。大米50克洗净，红枣50克洗净，蒸熟去皮核。三者用水浸泡磨成细浆，过滤去渣。锅内放清水500毫升，置火上，把核桃仁浆倒入锅内，

烧开后加入白糖250克，煮熟，成核桃酪食用。

● 羊骨适量捶碎，加陈皮、高良姜各6克，草果2克，生姜30克，盐适量，加水煮汤饮用。或用滤过的羊骨汤煮糯米稀粥服用。

● 小茴香适量加盐炒后，研成细粉，将糯米蒸熟后蘸茴香粉吃，每日1次，5～7天见效。

● 熟猪肚250克，切块。枸杞子、党参、山枣各20克洗净，桂圆20克，干荔枝10克去壳。将以上原料装入小盆，放白胡椒3克、精盐1克、熟猪油10克、冰溏30克，隔水蒸半小时后加鸡清汤500毫升，蒸到熟烂食用。

● 用鲜韭菜60克洗净切段。粳米煮粥，粥煮好后放入韭菜、熟油、精盐，同煮到米化、汤稠服用，每日2～3次。

5. ❀ 饮食调理早老性痴呆 ❀

国外最近一项流行病学调查结果显示，老年痴呆症与饮食习惯有关，中老年人若能够在饮食方面保持营养平衡，有可能预防这种生活习惯病的发生。

对早老性痴呆患者在饮食调理上虽然还没有完整而系统的方案，但国内外科学家也为患者提出一些饮食方针和原则，其目的之一是通过饮食推迟或预防大脑病变的进展；目的之二是改每况愈下的营养不良和体重逐渐减轻的不良趋势。

从早老性痴呆发病相关学说考虑，国内外科学家认为，在饮食安排上有4点可推迟大脑病变的做法。

其一，胆碱说。早老性痴呆患者大脑缺乏乙酰胆碱，因此应多摄取含胆碱和卵磷脂丰富的食品（如卵黄、麦胚、豆类、花生，动物的肝和神经组织等），虽尚不能使病变逆转，但早期应用有利于推迟大脑病变的进展。

其二，自由基说。自由基可加快早老性痴呆的病理进程，为消除脑组织中的自由基，要制订具有自由基消除剂作用的菜单，即从多叶蔬菜、蚕豆、马铃薯、番茄、水果以及植物油中补充维生素E及维生素C。

其三，B族维生素说。有报道早老性痴呆患者脑内维生素B_{12}减少，血中维生素B族不足，红细胞中叶酸含量明显低于正常人群，因此应从肉类、肝脏、肾脏及小麦粉中摄入B族维生素。

其四，铝问题说。有关金属铝与早老性痴呆关系，铝与脑内自由基发生有关，因此含铝药物或含铝的食品（如铝听装饮料）应敬而远之。

由于早老性痴呆早期即可出现忧郁和精神混乱状态，常无食欲，缺乏对餐饮的主动要求。

一旦发现有"就餐行为障碍"需随时加强训练，使其保持进餐能力；一日三餐量达到最低热量标准。除注意上述可推迟大脑病变食物的摄取外，还注意提供优质蛋白（如鱼、鸡肉及蛋类）和蔬菜、水果；不要间断摄取固形食物，维持其最大咀嚼能力，牙齿脱落及时镶上假牙；可根据其嗜好不必限制对某种食物过多摄取（过多摄取有害者例外）。营养是保证早老性痴呆患者生活质量的基本条件，不可等闲视之。

鱼类和蔬菜中不饱和酸含量丰富，因此——多吃鱼和青菜有助于预防老年痴呆症的发生。

6. ❀ 食疗法治失眠 ❀

很多中老年朋友长期被失眠困扰。若用药物治疗，效果虽然不错，但药物安眠会有较大的副作用，采用食疗治失眠，既经济又简单，且没有毒副反应，不妨一试。

●红枣：红枣性味甘平，养胃健脾，失眠者可用红枣30～60克，加少许白糖，煎汤，于每晚临睡前服用。

●莴笋：莴笋中有一种乳白色浆液，具有镇静作用，又没有毒性，对神经衰弱性失眠效果尤佳。

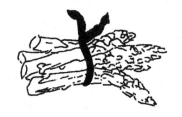

●小米：小米内含有大量的色氨酸，它能刺激机体分泌具有催眠作用的五羟色氨。晚餐或临睡前煮粥食用，利于安眠。

●核桃：核桃是一种滋养强壮品，其性温，治神经衰弱、健忘、失眠、多梦和食欲不振。用法为每天早晚各服2枚核桃仁，10天以后就可见效。

●牛奶：牛奶中含有色氨酸，可使人产生疲倦感，睡前饮用1杯牛奶，色氨酸可起催眠作用。另外，牛奶的温饱感更能增强催眠效果，使下半夜睡得更香。

●洋葱：失眠者可取洋葱适量（或小葱适量），捣烂后装在1个小瓶内盖好，临睡前放在枕边吸其气味，15分钟左右就可入睡，并能防治感冒。

●桂圆：桂圆性甘温，有养血安神、补益心脾等功效。失眠者可用桂圆和枣仁各9克，黄芪15克炖汤，于睡前服用，可安眠。

●莲子：莲子性味甘平，具有养心安神的功效。睡眠不实兼有脾胃虚弱者可用去心莲子、黄芪各10克，加糯米适量，煮粥食用。心热梦多而失眠者，可用莲子心30个，加盐少许，水煎，每晚睡前服用，能起到帮助催眠的效果。

●面包：吃面包可治失眠。因为人体会分泌胰岛素，用来"消化"面包中的营养成分，在氨基酸的代谢中，色氨酸有催眠作用。如在失眠时，吃一点面包会使你平静些，催你进入梦境，使睡眠无羔。

●百合：百合清心安神，养神益智，对热病之后的虚热烦扰，或青年人的烦闷惊悸、夜梦不安，均有疗效。百合30克，瘦猪肉200克切煮，煮至烂熟，加盐调食之。老年人阴虚者也可服用，但猪肉需减半煮食。

●花生叶：花生叶有镇静安神的功效，因神经衰弱所致的记忆力减退，多梦、失眠者宜用。一般以赤小豆30克煮烂，放入新鲜花生叶15克及蜂蜜2汤匙同煮，睡前3小时喝汤吃赤小豆，可安眠。

●茯苓：用伏苓细粉、米粉、白糖等量，加水调成糊，以微火在平锅上烙成极薄的煎饼。作为点心食用，最适合中老年人失眠者食用。

7. ❀ 药膳调治哮喘病 ❀

哮喘分为虚、寒、实、热型。治疗宜祛邪宣肺、豁痰利气、平喘补肾为佳。

风寒性哮喘——主要症状是恶寒怕风，身痛头痛、呼吸急促、喉中哮鸣，痰白或呈泡沫状、胸膈满闷、苔薄白，脉浮紧。治宜疏风散寒，豁淡平喘。

●鲜百合50克，杏仁10克去皮研碎，粳米50克，生姜2片，冰糖25克，共煮粥，每日3次温服。

●川贝10克，白胡椒1克，共研成细末，用2个鸡蛋清将细末调成糊状。猪肺1具洗净，将蛋糊灌入肺气管内，用棉线扎紧管口，置沙锅中，加水煮熟，淡食。

●刀豆子研细末，猪肺1具，将刀豆末将装入肺气管中，加水炖熟，淡食。

●鲜胡萝卜适量，猪肺1具洗净切碎，同炖熟加盐调食。

●白胡椒10克，放入1只清理洗净的青蛙口内，用针缝膈后放在杯内，加水适量，隔水炖熟，饮汤食部分青蛙肉，2天1次，连服9次。

痰浊性哮喘——主要症状是气粗、痰多而黏，力图咯出为快，舌苔白腻，脉滑。治宜豁痰降气平喘。

●梨1个挖去核心，塞入半夏9克，冰糖10克，隔水蒸熟，吃时去半夏，每日1次，连服10日。

●雄鸡1只，去毛及内脏，将去皮柚肉置鸡腹内，加水炖鸡熟，吃肉喝汤，2周1次，连服6次。

●鹌鹑肉200克，柿饼3个、红枣10枚，加水上锅炖熟，吃肉喝汤。每日1剂，连服10日。

●红萝卜150克，陈皮9克，加冰糖适量，水煎熟内服，每日2次，连服10日。

●百合15克，胡桃肉10克，生姜10克切片，加水煮汤饮服。

肺热性哮喘——主要症状是呼吸急促，喉中哮鸣，咳呛阵阵，痰黄稠，咯痰不爽，胸膈烦闷，面红自汗或有发热，大便干结，舌苔黄腻，脉滑数。治宜清肺泻热，化痰平喘。

●鲜猪胆汁100克放在碗内，加入蜂蜜210克调匀，置于锅中蒸约90分钟取出，每日早晚各服10克。

●豆腐500克，饴糖100克，生萝卜汁200克，混合煮沸，每日2次分服。

●杏仁20克，葵花盘带弯梗1个切碎，共入锅水煎，去渣饮汁，连服数日即见疗效。

●桂花3克、半夏15克，白萝卜500克切片，煎水代茶频饮。

●葶苈子9克炒黄，研末。大枣30枚，加水500毫升，煎取200毫升，加葶苈子末后再煎10分钟，连汤饮服，每日1剂。

●南瓜藤剪断，挤出藤汁，煮沸，每次饮250克。每日服2次，连服7日。

肺肾虚性哮喘——主要症状是畏寒自汗，气短息促，呼多吸少，倦怠无力。偏阳虚者，四肢发凉，面色㿠白，小便清长，舌淡，脉沉细无力；偏阴虚者，手足心热，盗汗，颧红，舌质红。舌苔光剥，脉细数。治宜补肺固表，健脾益气，滋阴补肾。

●鹌鹑蛋3个、猪睾丸1对，每日炖吃。

●萝卜200克洗净切块，猪肺250克洗净切块，同放锅内加水烧开，撇去沫，加姜末少许，文火煮到肺酥烂，加杏仁10克烧开后起锅，晾到温热加盐、味精调食。

●蚱蜢6只，水煎去渣，加黄酒少许，每日2次温服。

●核桃肉25克、人参6克、生姜3片，加水同煎。取汁200毫升，加冰糖少许，每日睡前吃1次。

●金瓜1个，切开顶盖去瓤，加入姜汁少许，冰糖、蜂蜜适量，盖顶盖，隔水炖食用。

宝宝营养，步步精心

1. 婴幼儿对各类营养素的需求

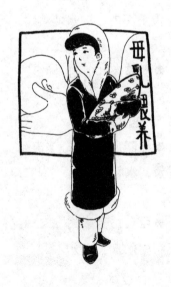

婴幼儿每日营养素的需要量与成人不同，婴儿愈小需要量相对愈高。同时婴儿体内营养素的储备量相对小，适应能力也差。一旦某些营养素摄入量不足或消化功能紊乱，短时间内就可明显影响发育的进程。

● 热量

以单位体重表示，正常新生儿每天所需要的能量是成人的3.4倍。

正常婴儿初生时需要的热卡约为每日每千克体重100.120千卡（418.502千焦），成人为每千克体重需要热量30.40千卡（126.167千焦）。热量的需要在婴儿初生时为最高点，以后随月龄的增加逐渐减少，在1岁左右时减至80.100千卡（335.418千焦）。

● 蛋白质

母乳喂养时蛋白质需要量为每日每千克体重2克；牛奶喂养时为3.5克；主要以大豆及谷类蛋白供给时则为4克。另外，婴幼儿的必需氨基酸的需要量远高于成人。婴儿必需氨基酸的种类多于成人，即对于成人来说是非必需氨基酸，而对于婴儿来说是必需氨基酸，如半胱氨酸和酪氨酸。婴儿自身不能合成这些氨基酸，只能从食物中供给。动物性蛋白中必需氨基酸的质和量都强于植物性蛋白，所以，喂养婴儿最好还是用动物性蛋白，如牛乳或母乳。

过量的蛋白质对婴儿没有什么益处，甚至可能是有害的。摄入过量蛋白的婴儿可能出现腹泻、酸中毒、高渗性脱水、发热、血清尿素和氨升高等。

● 脂肪

婴幼儿需要各种脂肪酸和脂类，初生时脂肪占总热量的45%，随月龄的增加，逐渐减少到占总热量的30%～40%。同必需氨基酸一样，必需脂肪酸也是人类生长发育所必需的。婴儿神经系统的发育需要必需脂肪酸的参与，所以必需脂肪酸提供的热量不应低于总热量的1%～3%。

脂肪摄入过多可引起食欲不振、消化不良及肥胖。

● 碳水化合物

与成年人一样，婴儿也需要碳水化合物，母乳喂养时，其热量供给一半来自碳水化合物。婴幼儿膳食中如果没有碳水化合物，可能会出现酮症。新生婴儿除淀粉外，对乳糖、葡萄糖、蔗糖都能消化，对奶中所含的乳糖能很好地消化吸收。4个月左右的婴儿，能较好地消化淀粉食品。婴幼儿期碳水化合物以占总热量的50%～55%为宜。

● 矿物质

4个月以前的婴儿应限制钠的摄

入，以免增加肾脏负担并诱发成年高血压。

婴儿出生时体内的铁储存量大致与出生体重成比例。足月儿平均身体的铁储存可满足大约4～6个月的需要。母乳喂养婴儿的铁缺乏较少见。为了预防铁缺乏，应给用配方食品喂养的婴儿常规地补充铁剂。4个月前婴儿食用的菜水、菜泥中应不要加盐。

●维生素

对母乳喂养的婴儿，除维生素D供给量低外，正常母乳含有婴儿所需的各种维生素。我国规定1岁以内婴儿维生素A的供给量为每天200微克。维生素B_1、维生素B_2和烟酸的量是随热能供给量而变化的，每摄取1000千卡热能，供给维生素B_1、维生素B_2各0.5毫克，烟酸的供给量为其10倍，即5毫克/1000千卡。

关于维生素D，我国建议1岁以内婴儿每天摄入10微克，但它的摄入量随日照的多少而有所不同。夏天婴儿的户外活动较多，日照也比较充裕，可以少补充或不补充。冬天婴儿接受的日照少，可以适当补充。

●水

正常婴儿对水的每日绝对需要量大约为每千克体重75～100毫升。可是，由于婴儿从肾、肺和皮肤丢失水较多，以及代谢率较高，与较大的儿童和成人相比，婴儿易发生脱水，失水的后果也比成人更严重。因此，建议每日每千克体重供给水150毫升。

2. ❀ 新生婴儿的饮食 ❀

4个月以前的婴儿只吃乳类就可以满足其营养需要。而4个月以后单纯的乳类喂养已不能满足婴儿的营养需要。应开始逐渐添加一些辅助食品。

一般而言，宝宝出生7天之内妈妈所分泌的乳汁叫做初乳。初乳的特点 ●初乳为黄白色，这是由于初乳富含β胡萝卜素之故。●初乳较稠，因为初乳含有较多的蛋白质和有形物质。●初乳中含有较多的免疫球蛋白（IgG），发挥其防御作用。●初乳中的脂肪、乳糖含量较少，更有利于新生儿消化吸收。初乳中含有较多的牛磺酸，新生儿早期缺乏合成这种氨基酸的能力，初乳中的牛磺酸正好弥补了这种不足。通过上面的叙述，我们知道了初乳是质量最好的母乳。所以，宝宝出生后应尽早地让他吸吮母乳，不要把宝贵的初乳白白浪费掉。

3. ❀ 婴儿的辅食添加原则 ❀

辅食出生4个月以后随着婴儿的长大及体重增加，对能量及各种营养素的需求增加，但母乳分泌量和母乳中营养物质的含量不能随之增加，所以单靠母乳和其他乳类已不能完全满足婴儿的营养需要。而且，4个月后婴儿体内铁的储备已大部分被利用，而乳类本身缺乏铁质，需要及时从食物中补充。否则，婴儿易发生营养不良性贫血。因此，在继续用母乳的同时，逐步添加辅助食品是十分必要的。

添加辅食的原则辅食添加时间应符合婴儿生理特点，过早添加不适合消化的辅食，会造成婴儿的消化功能紊乱，辅食添加过晚，会使婴儿营养缺乏。同时不利于培养婴儿消化固体食物的能力。

添加辅食的品种由一种到多种，先试一种辅食，过3天至1星期后，如婴儿没有消化不良或过敏反应再添加第二种辅食。辅食的添加也可以半餐半餐的加，如每一餐先

加一部分辅食，再喝一部分奶。一定要先加辅食，后喝奶，因为婴儿还不太适应和喜爱辅食的味道，在饥饿状态下对新的食物的接受要容易一些。当孩子6～7个月后，已经能够接受并喜爱上辅食时，应先喝奶，后喂辅食。

辅食添加的数量由少量到多量，待婴儿对一种食品耐受后逐渐加量，以免引起消化功能紊乱。如，喂婴儿鸡蛋黄时可先从1/8开始，逐渐增加至全蛋黄。食物的制作应精细，从流质开始，逐步过渡到半流质，再逐步到固体食物，让婴儿有个适应过程。

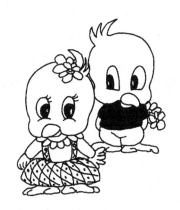

此外应注意辅食添加的时间，天气过热和婴儿身体不适时应暂缓添加新辅食以免引起消化功能紊乱。还应注意食品的卫生，以免发生腹泻。

4. ❀ 不同月龄婴儿食物的添加方法 ❀

婴儿除了奶以外食物的添加，既不是可有可无，也不是随心所欲，而是科学的、有一定规则的。对于不同月龄的婴儿来说，可添加的食物和营养素是不同的，一定要按顺序逐步添加。作父母的千万不要心急。

●1～3个月主要补充含维生素A、维生素D和维生素C的食物，因为母乳中缺乏维生素D和维生素C，而且婴儿期独立活动能力差，不能自己到户外活动，见日光少，很容易患佝偻病。补充维生素A、维生素D可用鱼肝油，其用量开始每天1～2滴，逐渐加至6滴左右。婴儿从2周左右就要开始添加。补充维生素C可用鲜果汁（如橘子汁、苹果汁、西瓜汁、山楂水）、菜水（大白菜、小白菜、西红柿、萝卜）。人工喂养者最好在满月就开始添加。

●4～6个月婴儿在4个月时唾液分泌增加，唾液中的酶开始能消化淀粉类食物。这时，可适当加入一些淀粉食物，如米汤、米粉等。同时补充含铁食物，如蛋黄，从1/8个开始，逐渐增至整个蛋黄。6个月左右婴儿开始出牙并练习咀嚼，可添加烂面片、稀粥、菜泥、果泥等。

●7～8个月添加烤馒头片、饼干等锻炼咀嚼能力，帮助牙齿生长。可逐渐添加肉类如鱼肉泥、禽肉泥、猪肉泥、肝泥、蛋羹、豆腐、碎菜等。适当减少奶量。

●9～10个月可用辅食（如加了肉末和菜末的粥或面片）代替1～2次奶，为断奶作准备。

●11～12个月的婴儿从爬行到可以站立并开始练习走路，唾液分泌丰富，各种消化酶类也增多。肾脏进一步发育成熟，肾排钠功能增强。除前面提到的食物外，可添加软面条、馒头、面包、水果等。

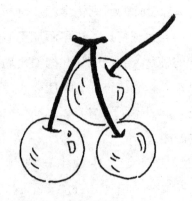

1～3个月婴儿的辅食：

●橘子汁：取橘子1个，将外皮洗净，切成两半；将每半个橘子置于挤汁器盘上旋转几次，果汁即可流入槽内，过滤后即成。每个橘子约得果汁40毫升。饮用时可加水1倍。

●番茄汁：番茄50克，白糖少许，温开水适量。将成熟的番茄洗净，用开水烫软去皮，然后切碎，用清洁的双层纱布包好，把番茄汁挤入小盆内。将白糖加入汁中，用温开水冲调后即可饮用。注意要选用新鲜、成熟的番茄。

●青菜水：青菜50克（菠菜、油菜、白菜均可），清水50克。将菜洗净，切碎。将钢精锅放在火上，将水烧沸、放入碎菜，盖好锅盖烧开煮5～6分钟，将锅离火，再焖10分钟，滤去菜渣留汤即可。

●西瓜汁：西瓜瓤100克，白糖10克。将西瓜瓤放入碗内，用匙捣烂，再用纱布过滤。汁内加入白糖，调匀即成。

●胡萝卜汤：胡萝卜50克，白糖少许，清水50克。将胡萝卜洗净，切碎，放入钢精锅内，加入水，上火煮沸约2分钟。用纱布过滤去渣，加入白糖，调匀。

●菜水：菠菜、油菜、白菜均可，50克，精盐适量，清水50克。将菜洗净，切碎。将钢精锅放在火上，

将水烧沸、放入碎菜，盖好锅盖烧开煮5～6分钟，将锅离火，再焖10分钟，滤去菜渣留汤即可。

●山楂水：山楂片50克，白糖少许，开水150克。将山楂片用凉水快速洗净，除去浮灰，放入盆内。将开水沏入盆内，盖上盖焖10分钟，至水温下降到微温时，把山楂水盛入杯中，加入白糖，搅至白糖溶解即可。

4～6个月婴儿的辅助食品

●青菜粥：大米2小匙、水120毫升、过滤青菜心（菠菜、油菜、白菜等的菜叶）1小勺。把米洗干净加适量水泡1～2小时，然后用微火煮40～50分钟，在停火之前加入过滤的青菜心，然后再煮10分钟左右。

●汤粥：大米2小匙，汤120毫升。把大米洗干净放在锅内泡30分钟，然后加汤（肉汤、菜汤、鸡架汤、鱼汤均可）煮，开锅后再用微火煮40～50分钟。

●牛奶粥：大米2小匙、水100毫

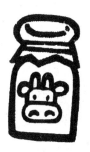

升、牛奶1大匙。把米洗干净用水泡1～2小时，然后放火上煮，开锅后用小火煮40～50分钟，在停火前不久将牛奶放入粥锅内，再煮片刻。

●水果面包粥：普通粉面包1/3个、苹果汁、切碎的桃、橘子、杨梅等各1小匙。把面包切成均匀的小碎块，与苹果汁一起放入锅内煮软后，再把切碎的桃、橘子和杨梅混合物一起放入锅内，再煮片刻即可。

●蛋黄粥：大米2小匙、水120毫升、蛋黄1/4个。把大米洗干净加适量水泡1～2小时，然后用微火煮40～50分钟，再把蛋黄研碎后加入粥锅内再煮10分钟左右。

●胡萝卜粥：大米2小匙、水120毫升、过滤胡萝卜1小匙。把大米洗干净用水泡1～2小时，然后放锅内用微火煮40～50分钟，停火前不久加入过滤胡萝卜，再煮10分钟左右。

●土豆泥：中等个的土豆1/7个、牛奶1大匙、黄油1/4小匙。把土豆洗净削去皮后放锅内煮或蒸，熟后用勺子将土豆研成泥状（也可在市场上买现成的土豆泥），再加入牛奶和黄油，搅拌煮至黏稠状。

●鲜红薯泥：红薯50克，白糖少许。将红薯洗净，去皮、切碎捣烂，

稍加温水，放入锅内煮15分钟左右，至烂熟，加入白糖少许，稍煮即可。

●蛋黄土豆泥：过滤土豆泥1匙、切碎的苹果1大匙、取煮鸡蛋的蛋黄1/2个，把土豆煮软过滤后加入蛋黄和苹果中进行混合，然后放火上稍加热。

●水果藕粉：藕粉或淀粉1/2大匙、水1/2杯、切碎的水果1大匙。把藕粉和水放入锅内均匀混合后用微火熬，注意不要巴锅底，边熬边搅拌直到透明为止，然后再加入切碎的水果。

●蜂蜜藕粉：藕粉（或淀粉）1/2大匙、水1/2杯、蜂蜜1/2小匙。把藕粉研细不要有小疙瘩，然后把藕粉和水一起放入锅内均匀混合后用微火熬，注意不要巴锅底，边熬边搅拌直到呈透明糊状为止，停火后加入蜂蜜。

●蛋糊：蛋黄1/2个、肉汤3大匙、淀粉少许。煮熟的鸡蛋黄1/2个，研碎后和肉汤一起放入锅内上火煮，然后把淀粉用水调匀后倒入锅内煮至黏稠状。

●蛋黄酱：蛋黄1/2个、肉汤2大匙、盐少许。把蛋黄放在容器内研碎，并加入肉汤研磨至均匀光滑为

止，然后放入锅内，加入少许盐，边煮边搅拌混合。

●奶油蛋黄：蛋黄1/4个、过滤玉米面1大匙、肉汤一大匙、牛奶1大匙、菠菜末少许。将过滤蛋黄和玉米面一起放入锅内，再加入肉汤中用微火煮，停火时加牛奶，表面撒上一些菠菜末，使其漂浮表面。

●蛋菜：蛋黄1/2个、切碎的西红柿1大匙、切碎的葱头1小匙、切碎的扁豆1小匙、肉汤。把蛋黄调匀，把择好（去筋）的扁豆放开水中煮软后切成碎末，然后把切碎的西红柿和葱头一起放入锅内，再加肉汤煮，待菜煮烂后把调好的蛋黄倒入锅内混合均匀。

●奶油蛋：过滤蛋黄1/2个、淀粉1/2大匙、牛奶2匙、蜂蜜少许。把过滤蛋黄、淀粉和水放入锅内均匀混合后上火熬，边熬边搅，熬至黏稠状时加入牛奶，停火后放凉时再加入蜂蜜。

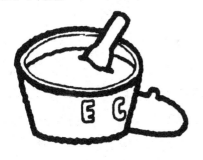

●苹果酱：苹果1/8个，白糖或蜂蜜少许。把苹果洗净后去皮除籽，然后切成薄薄的片，再放入锅内并加少许白糖煮，煮片刻后稍稍加点水，再用中火煮至糊状，停火后用勺子背面将其研碎。

●香蕉粥：香蕉1/6根、牛奶1大匙、蜂蜜少许。把香蕉洗干净后去皮，用勺子背把香蕉研成糊状，然后放入锅内加牛奶混合后上火煮，边煮边搅拌均匀，停火后加入少许蜂蜜。

●椒盐饼干糊：苏打椒盐饼干1块、橘子汁2小匙、蜂蜜少许。把橘子洗干净去皮后横切为二，将橘汁挤出，把橘子汁和蜂蜜一起放在椒盐饼干上，然后用勺子背将其研成糊状。

●鸭梨粥：鸭梨1个洗净切成薄片，去掉梨核放入沙锅内，加入250毫升水，烧开后放入洗净的大米50克，熬至八成熟时，加入冰糖使其有甜味，再熬制成熟即可。

●蛋黄奶：将鸡蛋煮老去壳，按需要量经细筛研入牛奶中，蛋黄富含铁质、磷质等，适用于四五个月的婴儿补充铁质。

●红枣泥：红枣100克，白糖20克。将红枣洗净，放入锅内，加入清水煮15～20分钟，至烂熟。去掉红枣

皮、核，加入白糖，调匀即可。7～9个月婴儿的辅助食品

●鸡肉末碎菜粥：大米粥1/2碗，鸡肉末1/2大匙，碎青菜1大匙，鸡汤、盐、植物油少许。在锅内放入少量植物油，烧热，把鸡肉末放入锅内煸炒，然后放入碎菜，炒熟后放入鸡汤、白米粥煮开。

●鱼肉松粥：大米 25克，鱼肉松15克，菠菜10克，盐适量，清水250毫升。大米熬成粥，菠菜用开水烫一下，切成碎末，与肉松、盐一起放入粥内微火煮几分钟即成。

●煮挂面：挂面1/2小碗，肝1块，虾肉1小匙，切碎的菠菜1小匙，鸡蛋1/4个，肉汤、酱油少许。把挂面煮软后切成较短的段儿，放入锅内，再放入肉汤、酱油一起煮，把肝切成小块和虾肉、菠菜同时放入锅内，将鸡蛋调好后甩入锅内，煮至半熟即可。

●浇汁豆腐丸子：研碎的豆腐3大匙、淀粉3小匙、肉汤、碎青菜馅（煮后切碎的胡萝卜和青菜、肉汤、淀粉、酱油各少许）。把豆腐和淀粉混合均匀后做成丸子，放入肉汤锅内煮，煮好盛出后把青菜馅做成的熟汁浇在豆腐丸子上。

●绿豆腐：碎豆腐2大匙、菜叶泥1/2大匙。煮豆腐，放入菜泥。

●豆腐羹：南豆腐50克，鸡蛋1个，放在一起打成糊状，再放2粒花椒，少许精盐，加5克水搅拌均匀，蒸10分钟，加点香油，味精即可。

●蛋粥：大米粥1碗，熟鸡蛋多半个，切成末，瘦肉末25克（事先用油煸好），将大米粥放入锅内，放入蛋末、肉末，调好味即可。

●鱼泥：收拾干净的鱼切成2厘米大小的块，鱼汤、淀粉。把鱼洗净放热水中加少量盐煮，除去骨刺和皮后放入碗中研碎后再放入锅内加鱼汤煮；把淀粉用水调匀后倒入锅内，煮至糊状停火。

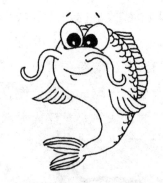

●白萝卜鱼：鱼1大匙，擦碎的白萝卜2大匙，海带汤少许。把鱼收拾干净后放热水中煮一下，除去骨刺和皮后，放容器内研碎并和白萝卜一起放入锅内，再加入海带汤一起煮至糊状。

●水果拌豆腐：过滤豆腐1大匙，杨梅1粒，橘子3瓣，蜂蜜、盐少许。把豆腐放热水中煮后控去水分；把杨梅用盐水洗净后切碎，并把橘子剥去皮、研碎再与蜂蜜和盐混合，然后加入过滤豆腐中均匀混合。

●南瓜豆腐糊：过滤豆腐1大匙、过滤南瓜1大匙、肉汤2小匙、黄油1/4小匙。把豆腐放热水中煮后过滤，把南瓜煮软过滤，然后放入过滤豆腐锅内，再加肉汤均匀混合后放火上煮，煮片刻后加入黄油。

●牛奶豆腐：豆腐1大匙、牛奶1大匙、肉汤1大匙。把豆腐放热水中煮后过滤，然后放入锅内加牛奶和肉汤均匀混合后上火煮，煮好后撒上一些青菜。

●豆腐鸡蛋羹：过滤蛋黄1/2个、过滤豆腐2小匙、肉汤1大匙。将过滤蛋黄研碎，把豆腐煮后控去水分过滤，然后把蛋黄和豆腐一起放入锅内，加入肉汤，边煮边搅拌混合。

●猪肝汤：研碎的猪肝1小匙、土豆泥1大匙、肉汤少许、菠菜叶少许。泡掉猪肝中的血后放开水中煮熟并研碎，将土豆煮软研成泥状并与猪肝一起放入锅内加肉汤用微火煮，煮至适当浓度后表面撒些菠菜叶即停火。

●肉汤青菜鸡肝：鸡肝1/4个（10克）、切碎的葱头2小匙、擦胡萝卜丝1小匙、切碎的西红柿1小匙、切碎的菠菜1/2小匙、鸡架汤2小匙。把切碎的葱头、胡萝卜和鸡肝一起放入锅内加鸡架汤煮，煮熟后加入西红柿和菠菜再煮片刻停火。

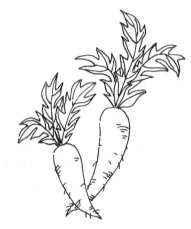

●猪肝泥：猪肝50克，香油1克，酱油、精盐各少许。将猪肝洗净，横剖开，去掉筋和脂肪，放在菜板上，用刀轻轻剁成泥状。将肝泥放入碗内，加入香油、酱油及精盐调匀，上锅蒸20～30分钟即成（一定要去掉猪肝上的筋和脂肪，这些东西婴儿是无法消化的）。

●鸡肝糊：鸡肝15克，鸡骨汤15克，酱油、蜂蜜各少许。将鸡肝放入水中煮，除去血后再换水煮10分钟，取出剥去鸡肝外皮，将肝放入碗内研碎。将鸡架汤放入锅内，加入研碎的鸡肝，煮成糊状，加入少许酱油和蜂蜜，搅匀即成。

●鲜虾肉泥：鲜虾肉（河虾、海虾均可）50克，香油1克，精盐适量。将鲜肉洗净，放入碗内，加水少许，上笼蒸熟。加入适量精盐、香油搅拌均匀即成。

●什锦猪肉菜末：猪肉15克，番茄、胡萝卜、葱头、柿子椒各10克。精盐和肉汤各适量。将猪肉、番茄、胡萝卜、葱头、柿子椒分别切成碎末。将猪肉末、胡萝卜末、柿子椒末、葱头末一起放入锅内，加肉汤煮软，再加入番茄末略煮。加入少许精盐，使其有淡淡的咸味。

10～12个月婴儿的辅助食品

●三色肝末：猪肝25克，葱头、胡萝卜、番茄、菠菜各10克，精盐2克，肉汤适量。将猪肝洗净切碎，葱头剥去外皮切碎，胡萝卜切碎，番茄用开水烫一下，剥去皮切碎，菠菜择洗干净，用开水烫一下，切碎备用。将切碎的猪肝、葱头放入锅内，加入肉汤煮熟，最后加入番茄、菠菜、精盐煮片刻即成（肝下锅不要煸炒，必须加汤煮；番茄、菠菜不宜下锅过早）。

●什锦猪肉菜末：猪肉15克，番茄、胡萝卜、葱头、柿子椒各10克。精盐和肉汤各适量。将猪肉、番茄、胡萝卜、葱头、柿子椒分别切成碎末。将猪肉末、胡萝卜末、柿子椒末、葱头末一起放入锅内，加肉汤煮软，再加入番茄末略煮。加入少许精盐，使其有淡淡的咸味。

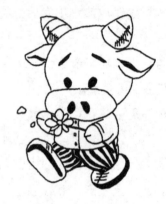

●猪肝丸子：猪肝15克，面包粉15克，葱头15克，鸡蛋液15克，番茄15克，色拉油15克，番茄酱少许，淀粉8克。将猪肝剁成泥，葱头切碎同放一碗内，加入面包粉、鸡蛋液、淀粉拌匀成馅。将炒锅置火上，放油烧热，把肝泥馅挤成丸子，下入锅内煎熟；将切碎的番茄和番茄酱下入锅内炒至糊状，倒在丸子上即可。

●牛奶蛋：熟鸡蛋1个，牛奶1杯，白糖10克。将鸡蛋的蛋白与蛋黄分开，把蛋白调至起泡待用。在锅

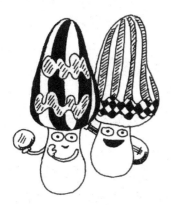

内加入牛奶、蛋黄和白糖，混合均匀用微火煮一会儿，再用勺子一勺一勺把调好的蛋白放入牛奶蛋黄锅内稍煮即成。

●什锦蛋羹：鸡蛋半个，海米5克，番茄酱（或鲜番茄）15克，菠菜末15克。香油少许，水淀粉适量，精盐适量。将鸡蛋磕入盆内，加盐适量和100克温开水搅匀待用。锅内加水，放在旺火上烧开，把鸡蛋盆放入屉内，上锅蒸15分钟，成豆腐脑状待用。炒锅内放入20克清水，水开后放入海米末、菠菜末、番茄酱或番茄末、精盐适量，勾芡淋入香油浇蛋羹上即成。

●西红柿牛肉：碎牛肉2小匙、切碎的葱头1小匙、切碎的西红柿2小匙、黄油1/4小匙。取脂肪较少的牛肉切碎，加水煮后待用；葱头、番茄均切碎待用；把黄油放锅内加热后，然

后将上述放入锅内搅拌均匀。

●肉末卷心菜：猪肉末15克，卷心菜10克，净葱头5克，植物油10克，酱油少许，精盐适量，水淀粉适量，葱、姜末各5克，水适量。将卷心菜用开水烫一下，切碎；葱头切成碎末待用。将油放锅内，然后下入肉末煸炒断生，加入葱姜末、酱油搅炒两下，加入切碎的葱头、水，煮软后再加入卷心菜稍煮片刻，加入精盐，用水淀粉勾芡即成。

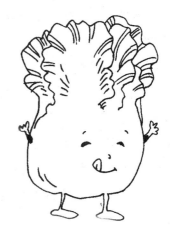

●炒碎菜：青菜30克，植物油5克，酱油少许，味精适量，精盐适量。将菜洗净，切碎待用；锅内加入油，热后，放入酱油，随即放入碎菜，用旺火急炒，待菜烂时即可。

●肉松饭：软米饭75克，鸡肉20克，胡萝卜1片，酱油、白糖、料酒各少许。鸡肉、胡罗卜剁成极细末，放

入锅内，加入酱油、白糖、料酒，边煮边用筷子搅拌，使其均匀混合，煮好后放在米饭上面一起焖。

●豆腐小鱼干末：小鱼干1大匙、豆腐2厘米厚1小块、肉汤2小匙。把小鱼干放水中浸泡除去盐后放热水中煮一下；把豆腐煮后放在竹筐控去水分，然后把小鱼干和豆腐放容器中研碎，再加入肉汤搅拌至稀稠适度为止。

●牛奶小鱼干南瓜：小鱼干1小匙、过滤南瓜1小匙、牛奶1大匙。把小鱼干放在水中浸泡，除去盐后用热水煮一下；把南瓜煮软过滤，再与牛奶一起放入锅内，均匀混合后再加入小鱼干一起煮。

●两米芸豆粥：大米50克，小米30克，芸豆40克。芸豆快煮烂时，加入大米、小米大火煮沸后，用小火熬煮成粥。

●玉米面豆粥：玉米面50克，黄豆20克。将黄豆煮至酥烂，捞出。将锅内加足水，烧开，下入黄豆，烧至再开时，倒入用温水搅成糊状的玉米面，边倒边用勺搅匀，开锅后用小火再熬煮一会儿。

●肉末软饭：大米40克，茄子50克，葱头10克，芹菜5克，瘦猪肉末15克，油30克，酱油、盐适量，葱、姜末少许。米蒸成软饭。菜切成末与肉一起煸炒断生，加少许水、盐，放入米饭，混合稍焖一下出锅（菜可随时令变化，肉也可为鸡肉、鱼肉、猪肝等）。

●葱油虾仁面：面条50克、虾仁5克、葱白10克，油、酱油、白糖、味精、盐、淀粉适量。虾仁切碎末，葱切成葱花。葱花炝锅炒虾仁末，再加酱油、白糖，略炒几下出锅，面煮好，捞入盛有酱油、精盐、味精的碗里，将葱油虾仁加入拌匀。

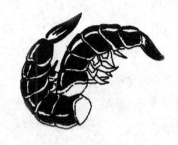

婴儿一日饮食安排

下面我们把婴儿一日的饮食举例及营养成分列表如表，以供参考。

表　婴儿一日膳食举例

餐次	内容	食物	用量（克）	蛋白质（克）	脂肪（克）	碳水化合物（克）	热能（千卡）
早餐	牛奶肉末菜泥粥	牛奶	150	5	5	8	97
		糖	7	—	—	7	28
		瘦肉	5	1	2	—	22
		碎菜	50	1	—	1	8
		大米	30	2	—	23	100
		油	3	—	—	3	27
午餐	碎菜肝末煨面条	猪肝	10	2	—	—	8
		碎菜	50	1	—	145	8
		面条	80	6	1	—	213
		油	3	—	3	—	27
加餐	香蕉甜饼干	香蕉	80	1	—	9	40
		甜饼干	32	4	2	24	130
晚餐	烂饭碎菜鸡蛋黄鱼羹	大米	60	4	—	46	200
		小黄鱼	30	5	—	—	20
		鸡蛋	50	5	4	—	56
		碎菜	50	1	—	1	8
		油	3	—	3	—	27
加餐	牛奶	牛奶	150	5	5	8	97
		糖	7	—	—	7	28
合计				43	28	180	1 144

5. ❀ 新生的宝宝需不需要喝糖水 ❀

　　绝大多数妈妈在刚生下小宝宝时都不会马上就有乳汁，很多父母怕宝宝饿坏了，就给宝宝服用很甜的糖水或奶，这样做其实是在给宝宝帮倒忙，高浓度的糖水易使宝宝患腹泻、消化不良、食欲不振，以至发生营养不良。新生儿吃高糖的乳和水，还会使坏死性小肠炎的发病率增加。因为高浓度的糖会损伤肠黏膜，糖发酵后产生大量气体造成肠腔充气，肠壁不同程度积气，产生肠黏膜与肌肉层出血坏死，重者还会引起肠穿孔，这时宝宝可出现腹胀、呕吐，大便先为水样便，然后变为血便，会严重损害宝宝的健康。所以，不要给刚出生的宝宝喝浓度太高的糖水。

6. ❀ 宝宝一天吃几餐 ❀

每一个刚刚荣升为父母的人都可能会面临这样的困惑——什么时候给宝宝"开饭"？一般来说，办法有二：按时喂养和按需喂养。顾名思义，按时喂养就是定时定点的给宝宝"开饭"。而每当婴儿哭啼、母亲奶胀或母亲认为应当给婴儿喂奶的时候给婴儿喂奶，就称为按需喂养。说的通俗一些：只要您认为该喂奶，就给婴儿喂奶，就叫做按需喂养。新生婴儿刚出生时，吃奶可能很不规则，有时一天要吃很多次，有时一天只吃几次。经过一些时候，他们就会逐渐地形成规律。在婴儿吃奶还没有什么规律之前，一定要按需喂养，才能保证婴儿的营养需要，并且使母亲的乳汁分泌得更多。要做到按需喂养，首先应了解婴儿到底需要吃多少奶。国内

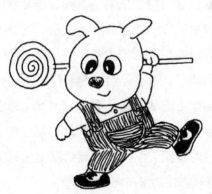

外许多儿科专家研究了婴儿对人奶的需要量，有些研究的方法十分复杂，但结果还是有较大的差别。后来，许多学者观察了母亲喂养婴儿的过程，他们认为，由母亲自己掌握喂养的次数和量，是最科学的喂养方法。

只要给孩子多吸吮，并且多多观察，妈妈很快就会学会按需喂养婴儿了。一般说来，母亲和孩子经过2～3周的摸索，就会相当默契，并逐渐地形成规律。

7. ❀ 母乳不足婴儿如何喂养 ❀

母乳是4个月以内婴儿最理想的食物，其优点是其他动物乳类所不能替代的，但如果母亲没有奶水或奶水不足以及由于患病等原因不能哺乳时，就需要进行人工喂养。人工喂养的要求是其质量要接近人乳，并适合婴儿的消化能力。

代乳食物——鲜牛奶。

母乳缺乏时，一般常用鲜牛奶替代，优点是价格便宜，但其成分不十分适合婴儿。所以，如家庭经济条件允许，8个月前的婴儿最好不用鲜牛奶

喂养。

用鲜牛奶喂养3～4个月以内的婴儿时应注意：

●要多煮一会儿，使之灭菌，减少挥发性脂肪酸含量并使蛋白质充分变性而更易于消化。

●兑5%左右的米汤，使蛋白质和矿物质含量下降。用5%米汤稀释牛奶有许多好处，米汤含有多糖类，可影响牛奶的胶体状态，使酪蛋白凝块变得疏松和柔软，同时使脂肪吸收良好，刺激胃肠的分泌。但米汤不要加得过多，否则会使婴儿摄入的蛋白质不够。

●可加一些白糖，由于牛奶与糖在高温下会形成一种对人体有害的物质——果糖基赖氨酸，所以要等牛奶煮开后稍晾一会儿再加糖。经这样处理后的牛奶，方能成为婴儿较好的母乳代用品。

●满月以后，用牛奶喂养的宝宝还要加些果子水、菜水等富含维生素C的食物，因为牛奶中维生素C含量较少，且又经过加热煮沸，破坏了一大部分，也就所剩无几了。所以，每天可加果、菜水1～2次，每次1～2匙。可以加一些绿叶菜的菜汁、番茄汁、橘子汁和鲜水果泥等。维生素C在接触氧、高温、碱或铜器时，容易被破坏，给婴儿制作果蔬汁时，应用新鲜水果蔬菜，现做现吃。

各月龄常用的稀释牛奶如下：

●出生后1～2周内用2：1奶，以后用3：1奶；

●4～5个月后可用不稀释的全奶。

●普通奶粉

普通奶粉一般为牛奶粉，奶粉中各种矿物质及钙磷比例基本上与鲜牛奶相同，其中的蛋白质经过加工后要比鲜牛奶易于吸收，但加工过程使维生素的含量有所下降。用奶粉喂婴儿时应注意如下问题：所加奶粉量及对应的水量应固定，不要忽多忽少，否则奶粉冲调太稀营养量不够，会影响婴儿的生长，冲调太浓会导致婴儿消化不良。一般按1：4的容量比或1：8的重量比加水即成全牛奶。其优点是携带方便，酪蛋白颗粒变得细软，挥发性脂肪酸也已被挥发掉，较新鲜牛奶易消化，不易变质。

●母乳化配方奶粉

母乳化配方奶粉是目前母乳最好的替代品，是仿照母乳的成分调整奶粉中各营养素的量。降低了某些矿物质如钠的量；强化了铁及一些维生素；改善了钙磷比例，调整了脂肪的成分等。总之，通过这些调整可使其成分更接近母乳，其中的营养素更易于被婴儿吸收，同时尽可能减少胃肠道不适并减轻肾脏负荷，但通常价格较高。

目前市场上这类产品有很多，我们在选择时应本着以下的原则：

●选品牌：一定要在正规的超市，选择有信誉的厂家生产的产品。相比较而言，进口配方奶粉质量较好，各批次之间工艺稳定，经过调整的各种营养素含量与包装上的标识量符合较好，但价格也相对更高一些。

●选年龄段：现在的婴幼儿奶粉都是分阶段的。有的分为小婴儿（0～6个月）奶粉和较大婴儿（6～12个月）奶粉。有些分为1段（0～6个月）、2段（6～12个月）和3段（1～3岁），它们在营养素的组成上是有差别的，分别适合不同年龄（月龄）的婴幼儿。所以家长要根据孩子的月龄、年龄选择适合其生长阶段的产品。

冲调配方奶粉时应注意：

●仔细阅读说明，按标准加水冲调，否则浓度过低会使婴儿营养不够，浓度过高导致婴儿腹泻。

●要用40～60℃的温开水冲调，水温过高会使其中强化的营养素分解。

●由于配好的牛奶不能煮沸消毒，所以整个操作过程要保持清洁。

●**其他人工喂养品**

●豆浆：其制法为洗净的黄豆1份加水8份，浸过夜，磨细过滤，煮开即成。由于豆浆中的碳水化合物和钙磷比都不理想，所以可额外加入一些其他营养素。每1000毫升内加盐1克，乳酸钙或骨粉3克，淀粉20克，蔗糖60克，煮沸20分钟，随煮随搅，并防止溢出。

●非乳类代乳品：有以大豆蛋白为主要成分的，有以鱼蛋白粉为主要成分的，再添加米粉或面粉、鸡蛋或蛋黄粉、植物油、蔗糖、食盐、钙粉等，有多种配方。但营养成分有欠缺，所以，此类代乳食品，包括前面提到的豆浆，如果条件允许，应尽量

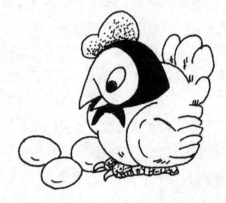

少用或不用。

何谓"混合喂养"指母乳与牛奶及其他人工喂养品混合使用。用于母乳不足不能完全满足婴儿需要者。其优点是可部分发挥母乳的作用。方法是先喂母乳，不足部分用其他乳类补充。婴儿摄入的母乳量可通过哺乳前后婴儿体重的差别来确定，知道了婴儿所吃母乳的量后即可确定应配制的牛奶的量。

8. ❈ 婴儿营养宜忌 ❈

给婴幼儿添加维生素D时要"宁缺勿滥"。婴幼儿每天获得400U维生素D就可以预防佝偻病。过量摄入维生素D造成的后果远比缺钙严重得多。因为患佝偻病不会有生命危险，而维生素D中毒轻则危害健康影响智力，严重者可导致死亡。其实，维生素D最安全、经济、有效的来源就是日光，不用花钱，没有中毒的危险，例如裸体只围尿布每日晒太阳10～30分钟或穿衣、不戴帽每日晒太阳30分钟～2小时，体内产生的维生素D就可以充分满足孩子的需要，不必再额外补充。冬天日照时间短，孩子户外活动少，可适当补充维生素D。

孩子从1～1.5月龄起就可以每日给予少量鱼肝油和一些钙制剂。需要注意以下几点：

● 鱼肝油中含有较多的维生素A和维生素D，过量食用会发生中毒。添加时应本着宁少勿多的原则。

● 关注一下钙制剂的含钙量，由于不同钙制剂的分子式不同，所以含钙量差别很大，最简单的识别办法是看一片钙片中含有多少毫克的钙，一般每片从200～600毫克不等。

● 另外，最好不要用所谓的"活性钙"。

● 钙剂的摄入量并不是多多益善。

从食物中补充钙是一条不容忽视的途径，从膳食中补充钙，不会发生补充过多的不良反应。所以，大些的孩子也可多选用一些含钙高的食物如奶及奶制品、豆及豆制品、虾皮、海带、绿叶蔬菜等。此外，含维生素D和蛋白质丰富的食物可以促进钙的吸收，如动物肝脏、奶油等。

3岁以后如果没有缺钙的症状，且能够正常进食，就可以不必额外补充钙剂了。但含钙高的食物特别是奶类是应该终生食用的。

一般来讲，辅食添加的顺序首先

是米粉，然后就是蛋黄。给婴儿加鸡蛋羹最好还是等到7～8个月以后，同时也不能给孩子吃得过多，最好先每天吃半个蛋清，慢慢地让孩子适应，再逐渐增加。

什么样的肉类适于婴幼儿？我们说应该是鸡肉和鱼肉。我们可以按顺序逐渐添加各种肉类，从婴儿5个月左右就可以添加鸡肉泥或鱼肉泥，然后按顺序依次添加猪肉、羊肉、牛肉。

1岁以下的婴儿最好先不要吃蜂蜜。

9. ❀ "吃"与儿童智力有关系吗 ❀

如今望子成龙的家长们都希望自己的孩子有爱因斯坦一样的大脑。孩子吃什么、怎么吃能变得聪明，是很多家长非常关心的一个问题。提到这个问题，首先大家应该明白一点，一个人智力的高低主要是由遗传决定的，但营养、环境等因素对智力也是有很大影响的。在这里，我们主要讨论"吃"与儿童智力的关系。

在对孩子智力有好处的食物中，蛋白质应该是首当其冲，原因在于它是构成大脑的主要物质。其中首选的应该是动物性蛋白，如各种畜禽肉类、水产品、蛋类、奶类。

牛磺酸对婴幼儿有什么好处？牛磺酸虽然不属于蛋白质，但也是人体在生长发育中所必需的一种氨基酸。它对婴幼儿中枢神经系统的发育有举足轻重的影响，牛磺酸还参与神经传导，从而能够加强记忆功能。食物中牛磺酸的含量差异很大，植物性食物一般不含有牛磺酸，含牛磺酸较多的食物如表。

表　含牛磺酸较多的食物（每100克食物中所含的毫克数）

食物	含量	食物	含量
人初乳	70	生牡蛎	396
人成熟乳	54	生蛤蜊	520
猪肉	50	生淡菜	655
牛肉	36	生扇贝	827
羊肉	47	生鱿鱼	356
鸡肉	34	牛奶	4

由表可以看出，牛奶中所含的牛磺酸很少，所以不用母乳喂养的婴儿最好选用牛磺酸强化的牛奶粉。

胆碱是一种类似于维生素的物质，乙酰胆碱在婴儿大脑发育过程中特别重要，对于婴幼儿的智力、记忆力和注意力的集中都有重要作用。

磷脂对婴幼儿有什么好处？磷脂是人体细胞膜的重要组成部分，在脑神经细胞中含量很高，是构成脑组织的成分之一。人脑中约含有30%左右的磷脂，磷脂也是神经细胞传递信息的物质。

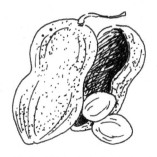

富含磷脂或胆碱的食物有动物肝脏、鸡蛋黄、鱼子、花生和大豆。

维生素B_{12}具有保护神经髓鞘的作用。神经具有传导信息的功能，从这个角度来讲，与电线有一些相似之处，而神经的髓鞘就相当于电线皮，它可以保护电线，防止电线短路。髓鞘也有相同的作用。含维生素B_{12}较多的食物主要是动物性食品如瘦肉、动物内脏等，各种植物类食物和大豆类制品中维生素B_{12}的含量很低，所以我们不提倡婴幼儿吃全素膳食。

不饱和脂肪酸也参与神经系统的构成，其中最为"著名"的当属DHA。DHA的全称是二十二碳六烯酸，它被称为"脑黄金"。虽有商业炒作之嫌，可也不无道理。不饱和脂肪酸有很多种，它们主要来源于各种植物油和硬果类，如花生油、玉米油、红花油、橄榄油、核桃、芝麻、花生、葵花籽、松子仁等。但DHA的主要来源是鱼油，当然并不是随便哪种鱼都含有足量的DHA，只有产自冷水海域的深海鱼体内的脂肪才含有较多的DHA，如产自挪威的三文鱼等。

不良饮食习惯会影响孩子的智力。比如，过分贪吃的孩子智商较低，因为吃得太多会使机体动员大量的血液到胃肠道来帮助消化，使脑部血液供应相对减少，同时，大脑中控制消化吸收的神经细胞总是处于兴奋状态，从而抑制了控制思维、记忆等智力活动的神经细胞，长此以往会使大脑功能减弱，孩子的学习能力变差。过分贪吃，还会使孩子变胖，太胖的孩子大脑中也会堆积较多的脂肪，影响大脑神经细胞的正常发育。还有一些孩子喜欢吃高脂肪的食物如"洋快餐"等，脂肪摄入过多会妨碍大脑吸收葡萄糖，导致大脑能量不足，影响思维和记忆力。

10. ❀ 幼儿与学龄前儿童膳食指南 ❀

● 每日饮奶类。

●养成不挑食、不偏食的良好饮食习惯。1～2岁的幼儿需要特别呵护，孩子的身体发育迅速，需要吸取许多营养物质，但是他们的胃肠还不够成熟，消化力不强。幼儿胃的容量只有250毫升左右，牙齿也正在生长，咀嚼能力有限，故应增加餐次，供给富有营养的食物。食物的加工要细又不占太多空间，每日供给奶或相应的奶制品不少于350毫升。还要注意供给蛋和蛋制品，半肥瘦的禽畜肉，肝类，加工好的豆类以及切细的蔬菜类。有条件的地方，每周给孩子吃一些动物血和海产品食物。要引导和教育孩子自己进食，每日4～5餐，进食应该有规律。吃饭时应培养孩子集中精神进食，暂停其他活动。应让孩子每日有一定的户外活动。3～5岁的孩子有的进入幼儿园，他们活动能力也要大一些，除了上面照料幼儿的原则

外，食物的分量要增加，而且逐步让孩子进食一些粗粮类食物，培养孩子良好而又卫生的饮食习惯。一部分餐次可以零食的方式提供，例如在午睡后，可以食用小量有营养的食物或汤。

●应该定时测量孩子的身高和体重，并做记录，以了解孩子发育的进度，并注意孩子的血色素是否正常。应该避免在幼年出现过胖，如果有这种倾向，可能是因为偏食含脂肪过多的食物，或是运动过少，应在医生指导下做适当的调整，着重改变不合适的饮食行为。成人食物和儿童食物是有区别的，例如酒类绝不是孩子的食物，成人认为可以用的"补品"，也不宜列入孩子的食谱。平衡膳食就是对孩子有益的滋补食物。在有条件的地方，可以让孩子和小朋友共同进食，以相互促进食欲。

家有儿女，好营养才有好孩子

1. ❀ 学龄儿童膳食指南 ❀

● 保证吃好早餐。

● 少吃零食，饮用清淡饮料，控制食糖摄入。

● 重视户外活动。学龄儿童指的是6～12岁进入小学阶段的孩子。他们独立活动的能力逐步加强，而且可以接受成人的大部分饮食。这一部分孩子，在饮食上，往往被家长误看做大人。其实他们仍应得到多方面的关心和呵护。一般情况下，孩子应合理食用各类食物，取得平衡膳食，男孩子的食量不低于父亲，女孩子不低于母亲，应该让孩子吃饱和吃好每天的三顿饭，尤应把早餐吃好，食量宜相当

于全日量的三分之一。孩子每年的体重约增加2～2.5千克，身高每年可增高4～7.5厘米。身高在这一阶段的后期增长快些，故家长往往直觉地认为他们的身体是瘦长型的。少数孩子饮食量大而运动量少，故应调节饮食和重视户外活动以避免发胖。

● 《中国居民膳食指南》中，除了不应该饮用酒精、饮料外，其余原则也适用于这些孩子。要引导孩子吃粗细搭配的多种食物，但富含蛋白质的食物如鱼、禽、蛋、肉应该丰富些，奶类及豆类应该充足些，并应避免偏食、挑食等不良习惯。应该引导孩子饮用清淡而充足的饮料，控制含糖饮料和糖果的摄入，养成少吃零食的习惯。吃过多的糖果和甜食易引起

龋齿，应注意防止并重视口腔卫生和牙齿的保健。

2. ❈ 青少年膳食指南 ❈

● 多吃谷类，供给充足的能量。

● 保证鱼、肉、蛋、奶、豆类和蔬菜的摄入。

● 参加体力活动，避免盲目节食。

12岁正值青春期开始，随之出现第二个生长高峰，身高每年可增加5～7厘米，个别的可达10～12厘米；体重每年增长4～5千克，个别可达8～10千克。此时不但生长快，而且第二性征逐步出现，加之活动量大，学习负担重，其对能量和营养素的需求都超过成年人。谷类是我国膳食中主要的能量和蛋白质来源，少年能量需要量大，每日约需400～500克，可因活动量的大小有所不同。

青少年每日摄入的蛋白质应有一半以上为优质蛋白质，为此膳食中应含有充足的动物性和大豆类食物。

钙是建造骨骼的重要成分，青少年正值生长旺盛时期，骨骼发育迅速，需要摄入充足的钙。1992年全国营养调查资料表明，我国中小学生钙的摄入量普遍不足，还不到推荐供给量的一半，为此青少年应每日摄入一定量奶类和豆类食品，以补充钙的不足。

中小学生中缺铁性贫血也较普遍，有些青少年的膳食应增加维生素C的摄入以促进铁的吸收。

青春发育期的女孩应时常吃些海产品以增加碘的摄入。

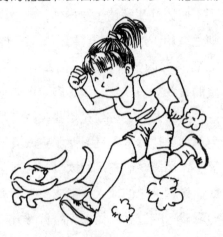

近年来，我国城市小学生肥胖发生率逐年增长，已达5%～10%。其主要原因是摄入的能量超过消耗，多

余的能量在体内转变为脂肪而导至肥胖。青少年尤其是孩子往往为了减肥盲目节食，引起体内新陈代谢紊乱，抵抗力下降，严重者可出现低血钾、低血糖、易患传染病，甚至由于厌食导致死亡。正确的减肥办法是合理控制饮食，少吃高能量的食物如肥肉、糖果和油炸食品等，同时应增加体力活动，使能量的摄入和消耗达到平衡，以保持适宜的体重。

3. ❀ 饮料不能多喝，果汁就可以多喝吗? ❀

酸甜爽口的果汁几乎受到了所有孩子的喜爱。从某种程度上来说，纯果汁是一种不错的食品，它不同于人工配制的饮料，它没有人工色素、香精，也没有人工甜味剂，它富含维生素C，不含脂肪，是婴幼儿补充维生素C的来源之一。但是，有些孩子用果汁来代替水，这是不正确的。因为从另一角度来讲，婴幼儿大量饮用果汁对身体有害无益。

果汁中含有较高的糖分，喝得太多会影响孩子的正常食欲。而果汁本身所含的营养素种类较少，是不能够代替食物的，所以久而久之，会造成孩子营养不良。

果汁中含糖越多，渗透压就越高，就越不容易被人体细胞所吸收，反而还会带走细胞中的水分，加重孩子身体缺水的情况。因此，天越热，越大量补充果汁饮料，不但不会使孩子解渴，相反还会使孩子缺水。

果汁中的糖和我们日常吃的白糖不完全一样，其中含有很多的果糖，婴幼儿特别是婴儿对果糖的吸收能力很差，大量摄入果糖会引起宝宝腹泻。所以幼儿营养学家的观点是：半岁以下的宝宝不应喝任何果汁，1岁以上、2岁以下的宝宝可以食用果汁，但每日不要超过100毫升。大一些的孩子

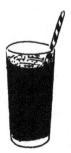

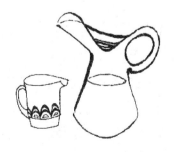

可以适当多喝一些果汁，但最好将摄入量控制在每日300毫升以内，以免影响孩子的正常生长发育。

最后还要多说一句，如果孩子渴了，需要补充水分，最好的饮品就是白开水。

4. ❀ 孩子该不该吃零食 ❀

零食是指正餐之外的食物，绝大多数的孩子都喜欢吃些零食。这些食品主要包括各类膨化类食品、焙烤类食品、坚果、糖果、糕点、水果、饮料等。由于这类食品香甜可口，颜色诱人，所以对于儿童来讲，零食的吸引力往往大于一日三餐对他们的吸引力。但对于父母来说，却有不同的态度，有人把吃零食归于不良习惯，一点儿也不给孩子吃，有的家长却一味迁就孩子的口味，孩子要吃什么就给什么，这些都不是正确的态度，都不利于孩子的健康成长。

其实，科学的给孩子吃零食是有益的。人体内的消化器官尤其是胃肠的工作是有规律性的。一日三餐定时定量对胃肠道是合理的负担。如果不间断地无限制无定量地食用各种零食，胃就要不停地工作，胃液总是处于分泌状态，从而增加了胃的负担，导致到了吃正餐的时候，胃液分泌不足，食物不能充分被消化，从而造成孩子食欲下降，营养不良。从另外一个角度来说，零食能更好地满足身体对多种维生素和矿物质的需要。调查发现，在三餐之间加吃零食的儿童，比只吃三餐的同龄儿童更易获得营养平衡。孩子从零食中获得的热量达到总热量的20%；获得的维生素占总摄食量的15%；获得矿物质占总摄食量的20%；铁占15%。这表明，零食已成为孩子获得生长发育所需养分的重要途径之一。

当然，零食毕竟只是孩子获得营养的一条次要渠道，不能取代主食。合理的吃零食的方法是应在次数上和量上加以限制，在品种上进行选择。这样就可以把零食变成加餐。大家可以参照以下方法：

●零食可以选在两餐之间吃，如上午10点前后，下午3～4点及晚上睡前。千万不要在正餐前吃，以免影响孩子吃饭。

●每次不要让孩子吃得太多，一定要掌握好摄食量。如2～3块维夫巧克力，1块蛋糕，2～3块饼干，1杯酸奶，1个水果，几块肉干，一些坚果类如花生、核桃、瓜子等。选择零食时最好选择正餐所缺乏的营养素，以补充正餐的不足。

●家长为孩子选零食时一定要考虑到食品的安全性及卫生状况，要在可靠的超市购买，千万不要食用一些假冒伪劣食品而影响孩子的健康。

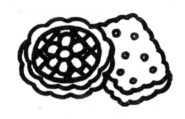

5. 考试的孩子吃点什么好

要想知道孩子们考试时吃些什么好，首先应该了解一下当孩子在学习紧张的时候对营养素需要的特点。复习和考试期间，由于生活和学习节奏较快，孩子的大脑活动处于高度紧张状态，此刻，大脑对某些营养素如蛋白质、磷脂、碳水化合物、维生素A、维生素C、维生素B族以及铁的需求比平时增多。蛋白质是维持人体健康和从事复杂智力活动所需要的基

本营养素，是构成神经细胞的物质基础；磷脂在大脑的信息传导中起重要作用；糖是脑细胞的惟一能量来源；而维生素及铁则在各种营养素的代谢、视力的维护及氧的运输中发挥重要作用。这些营养素供应不足时神经细胞会发生"营养不良"，使大脑细胞的活动受到影响，表现为思维迟钝、学习能力下降、记忆力下降。因此，要注意多补充这些营养素。

考生还应注意饮食的酸碱平衡。酸性食物与碱性食物并不是我们在日常生活中简单领会的酸和碱，比如，醋和某些水果味道是酸的，但它们却是碱性食物。酸性食物和碱性食物是要看食物在体内代谢后的产物是酸性还是碱性。过多酸性膳食使人的血液呈酸性，使人产生疲劳，大脑迟钝。而碱性食物可中和过多的酸，使人精力充沛，大脑清醒活跃。

●常见的碱性食物包括蔬菜、水果、大豆类、食用菌、海带、茶、牛奶等。

●常见的酸性食物有猪肉、牛肉、鸡肉、蛋类、鲤鱼等。

在具体的食物选择上，应选用优质蛋白、富含磷脂、矿物质及维生素的食物。如适量的粗粮、肉、蛋、

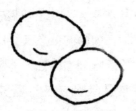

奶类、大豆制品、鸡蛋黄、鱼子酱、鱼头、动物肝及脑、绿叶菜、各类水果等。此外，核桃、黑芝麻、杏仁、栗子、小米、红枣也是补脑、健脑佳品。膳食中铁的吸收率较低，对于成长中的青少年特别是女孩子来说比较容易引起铁缺乏。铁缺乏会导致缺铁性贫血，使氧的运输减少。使学生的体力、智力及学习能力下降。最好的办法是合理的膳食补充。含铁高的食物有瘦肉、肝、黄豆、红枣、黑木耳等。

还要注意多喝水，水具有调整体内代谢的作用，可以促进营养物质的吸收及帮助代谢毒物排出体外，同时也是血液的主要成分。温开水是最佳饮用水。

也可以选一些具有热量较低的饮料如绿豆汤、酸梅汁、橘子汁以及用莲子、桂圆、百合等煎成的汤。绿豆汤可清热解毒，果汁等酸性饮料可和胃健脾，莲子、桂圆、百合汤有益智宁心的作用。

如赶上热天出汗多时也要注意补充盐分。此时可适当饮用一些运动型饮料，以补充因此而丢失的电解质。

● 保证优质蛋白的摄入：每日100克左右。主要为动物性蛋白及豆制品。

● 充足的蔬菜及水果：每日500～750克。用来补充维生素、矿物质及膳食纤维。

● 适当的主食：每日300～500克，因人而异。要做到品种多样化、粗细粮搭配。

● 充足的饮水。

● 饮食不要太油腻，烹调油要用植物油。

● 不要忽视早餐。

考生的三日食谱举例

第一日

● 早餐：豆浆1杯，煮蛋1个，双面果料发糕1块，沙拉酱拌生菜1份

● 午餐：米饭，红烧黄花鱼，素什锦，拍拌黄瓜，西红柿鸡蛋汤

● 加餐：酸奶1杯，香蕉1个

● 晚餐：麻酱花卷，红烧鱼头，

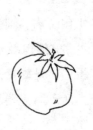
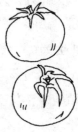

熏干肉丝炒芹菜，绿豆汤

●加餐：水果羹

第二日

●早餐：牛奶1杯，芝麻烧饼1个，瘦酱肉拌黄瓜

●午餐：馒头，熘肝尖，清炒茼蒿，糖拌西红柿，豆腐莴笋叶汤

●加餐：煮鸡蛋1个，苹果1个

●晚餐：二米饭，清炖乌鸡，油焖香菇，甜酸苦瓜

●加餐：水果

第三日

●早餐：煮鸡蛋，千层糕，皮蛋瘦肉粥，焓柿椒

●午餐：金银卷，酱爆桃仁鸡丁，清炒西兰花，拌黄瓜胡萝卜丝，海米冬瓜汤

●加餐：酸奶，西红柿

●晚餐：肉菜包子，清炒虾仁黄瓜，拌菠菜金针菇，绿豆小米粥

●加餐：牛奶

最后，我们给大家推荐一组既好做、好吃又有健脑及增强记忆力作用的食疗配方：

●核桃芝麻莲子粥

核桃仁30克、黑芝麻30克、莲子15克、大米100克，加适量水煮成粥。

●小枣大麦粥

小麦100克、大枣10枚，加水适量，煮成粥。

●羊肉炖栗枸

羊肉90克、枸杞子15克、栗子15克，调料适量，将羊肉洗净切块，与枸杞子、栗子及调料一起炖熟食用。

●鹌鹑蛋炖核桃杞子

鹌鹑蛋5个、核桃肉15克、枸杞子10克，将鹌鹑蛋用文火煮熟去壳，再与核桃、枸杞子一起炖熟。

●猪脑炖淮山杞

猪脑子1个、淮山药15克、枸杞子10克，与调料一起炖熟即可。

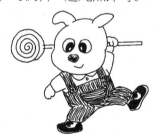

●黑芝麻粳米粥

黑芝麻30克炒熟、碾碎；粳米100克，加水煮粥。

●百合冰糖粥

百合30克，冰糖30克，大米、糯米各50克，加水煮粥。

6. ❀ 用食物能保护孩子的视力吗 ❀

现在，"有学问"的孩子是越来越多了，而且"有学问"的年龄越来越小。很多孩子在幼儿园就开始戴上了小眼镜，还有更多的孩子视力处于正常与不正常的边缘状态。据调查显示，中国学生近视发病率在全世界的排名，已从1998年的第4位上升为第2位，仅次于日本。而且近视发生的年龄越来越小。俗话说："眼睛是心灵的窗户"，古人也说过："目为五官之首"。眼睛的重要，由此可见一斑。而保护孩子们的视力，是我们作家长的所面临的非常重要的责任。

引起儿童近视的因素有很多，如看书时眼睛与书本的距离、光线强度等。对于用眼卫生想必大家也都有所了解，但是饮食与视力的关系就可能被忽视了。其实，近视与饮食有着非常密切的关系，因为造成近视的直接原因，是视觉疲劳，这显然与学生们学习紧张，负担过重有关，但每个个体对视觉疲劳的承受能力不同，这里有遗传和用眼卫生的问题，而饮食也是其中的一个重要方面。有关资料调查显示，多数近视患者血钙偏低，维生素A缺乏，血清蛋白和血色素也偏低，同时近视还与体内钙、锌、铬等微量元素的营养状况有关。

●蛋白质

蛋白质是组成肌肉的基本物质，眼睛的睫状肌也是如此。缺乏蛋白质视力极易疲劳。儿童要摄入足够的蛋白质，尤其是动物性蛋白如瘦肉（包括畜肉、禽肉、鱼、虾等）、蛋类、奶类、豆类、动物内脏等。

●甜食

过量摄入甜食可使眼内一些组织的弹性降低，眼轴容易延长。

糖类是一种酸性食物，大量食用会消耗体内的碱性物质及维生素B_1，也可以造成视力发育不良或导致视力下降。过量的摄入糖，还会使体内的钙、铬和维生素B_1减少，这都不利于视力的维护。

●维生素A

维生素A是我们了解最多的对视力有好处的维生素。

尤其是对于经常看电视和用电脑的孩子来说，更应该吃些含维生素A多的食物。维生素A含量高的食物有：动物的肝脏、蛋黄、牛奶、胡萝卜、苋菜、菠菜、韭菜、青椒、红心白薯及有些水果如橘子、杏子、柿子、枇杷等。

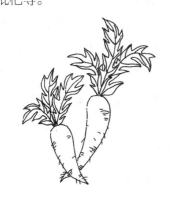

●维生素C

维生素C是组成眼球晶状体的成分之一。

如果饮食中能保证维生素C的含量，就可以增加眼睛内维生素C的含量。含维生素C多的食物主要是各种新鲜的蔬菜和水果，其中尤以青椒、黄瓜、菜花、小白菜、鲜枣、生梨、橘子等含量最高。

●维生素B_1

维生素B_1是视觉神经的营养来源之一，维生素B_1不足，眼睛容易疲劳。富含维生素B_1的食物有：瘦肉、动物肝肾、新鲜蔬菜、糙米、豆类等。

●维生素B_2

维生素B_2就是我们常说的核黄素，它能保证角膜、视网膜的正常代谢。一旦缺乏就容易引起角膜炎，会出现畏光、流泪、视力减弱、眼睑痉挛等症。富含维生素B_2的食物有：蛋类、瘦肉、牛奶、干酪、酵母、扁豆等。

●维生素E

具有抗老化作用，可抑制晶状体内的过脂质反应，对治疗某些眼病有一定辅助作用。但儿童不宜服用维生素E制剂，还是要通过膳食来补充。各种植物油中维生素E的含量均较高，是饮食中维生素E的主要来源。

●硒

硒是一种具有抗氧化作用的微量元素，硒缺乏也是引起视力减退的重要原因，动物的肾、肝和眼睛含有极丰富的硒。

●钙

据调查统计，近视患者普遍缺钙。

含钙丰富的食物有牛奶及奶制品、豆类及豆制品、虾皮、芝麻酱、海带、油菜、菠菜等。

●铬

铬也是一种人体所必需的微量元素。

富含铬的食物有小米、玉米、麦片、糙米及鱼虾等。

●饮食结构

不合理的饮食结构也会导致视力下降。主要表现在两方面：饮食结构的单一和许多少年儿童有偏食、嗜糖的不良习惯。偏食导致营养素的摄入不均衡，因为不同食物中所含营养素有所不同，偏食会使很多有益的营养素摄入不够。较多的摄食糖类也会使其他营养素摄入不足或消耗身体内对眼睛有益的元素，并使体液变为酸性。这些不良习惯都会阻碍饮食保护视力的作用。

良好的饮食结构应该是多样化的食物、均衡的营养素，而不是偏重于某几种食物。所以孩子应从小养成不挑食、不偏食的饮食习惯。

●烹调方法

不科学、不合理的烹调会破坏营养素在食物中的存在和含量，降低眼睛对营养成分的吸收。有时也可能会产生一些对视力有害的物质。从而不利于眼睛的保健。如富含维生素A、维生素C的菜肴一定要现烹现吃，时间一长就会使维生素的含量大大减少。维生素C和B族维生素在酸性环境中比较稳定，在碱性环境中却容易被破坏，所以，做菜煮粥最好不要放含碱的物质。富含钙的食物原料不要与竹笋、茭白等一起烹制，因为这类菜肴中含有大量的草酸，二者一起烹制会形成不溶于水的草酸钙，影响机体对钙的吸收。

前不久，美国一眼科权威的研究结果显示，摄入烧煮、熏烤太过的蛋白质类食物，如烤羊肉串、炸鱼串等，将严重地影响青少年的视力，促成眼睛近视。

除上述提到的食物外，缓解和消除视疲劳的食物还有：

●碱性食物：如苹果、柑橘、海带、蔬菜等。多食碱性食物可以中和体内的酸性环境，保持体内的弱碱性，缓解偏酸性带来的视疲劳。

●含咖啡因的食物，能增加呼吸的频率和深度，促进肾上腺的分泌，兴奋神经系统，使人抵抗疲劳。含咖啡因的食物有茶叶、咖啡和巧克力等。

●含维生素B和维生素C的食物可以把人体疲劳时产生的有害代谢物质

清理掉，对眼睛也有保护作用。这类食物有粗糖、动物肝、马铃薯及新鲜的蔬菜和水果。

7. 什么食物不提倡儿童过多食用

随着人们生活水平的普遍提高，大多数家庭又都是独生子女，父母对子女更加疼爱，往往对孩子的要求也是"有求必应"，但孩子年龄小，对事物的分辨能力差，家长一定要给孩子把好"入口"关。首先需要家长对食物有一定的辨别能力，不要让孩子"为嘴伤身"。以下食物是孩子们爱吃又常吃的食物，同时又是不宜多吃的食物。

●糕点

糕点是一种以食糖、油脂、面粉为主要原料，配以鸡蛋、牛奶、果仁、豆沙、枣泥等辅料，经烘烤、油炸或蒸制等方法，制成的美味食品。由于花色繁多，且具有香、甜、酥、脆等特点，深受孩子们的喜爱。但是，在糕点中糖和油所占的比例远远高于一般的食品，而维生素、矿物质和膳食纤维的含量很低。经常食用各种糕点是不符合营养学要求的，特别是对正处于生长发育期的儿童更是如此。

●果冻

果冻类食品，虽冠以果字头，却并非来源于水果，而是人工制造物，其主要成分是海藻酸钠。虽然来源于海藻与其他植物，但在提取过程中，经过酸、碱、漂白等处理，许多维生素、矿物质等成分几乎完全丧失，而海藻酸钠、琼脂等都属于膳食纤维，不易被消化吸收，如果吃得过多，会影响人体对蛋白质、脂肪的摄入，也会降低对铁、锌等无机盐的吸收率。此外，果冻中还要加入人工合成色素、食用香精、甜味剂、酸味剂等，对孩子的生长发育与健康也没有益处。

●彩色食品

彩色食品颜色鲜艳、美丽，容易吸引儿童注意力并得到儿童的喜爱，但绝大多数的彩色食品都不是它们本身所具有的色彩，而是在食品加工中人为添加进去的食用色素。食用色素有天然和人工合成两大类。天然色素对人体无毒无害，但数量较少，它对光、热、酸、碱等敏感，在加工贮存过程中很容易变色和退色。所以彩色食品所用的色素大部分是人工合成的。它们是从石油或煤焦油中提炼出来并经化学方法合成的，因而或多或少地还有毒性，儿童摄入少量允许使用的食用染料，虽然不会立即引起临床可见的反应，但会对机体产生一定的影响。首先，这种食用染料能消耗体内的解毒物质，干扰体内正常的代谢反应。主要表现为体内亚细胞结构受到损害，干扰多种活性酶的正常功能，从而使糖、脂肪、蛋白质、维生素和激素等的代谢过程受到影响。症状为腹胀、腹痛、消化不良等。其次，合成色素还能积蓄在体内，导致慢性中毒。当合成色素附着胃肠壁时，可引起病变；附着泌尿器官时，容易诱发结石。再次，儿童体内各器官组织比较脆弱，对化学物质较为敏感，如过多食用合成色素，会影响神经系统，容易引起好动或多动症。

● 爆米花

有人要问，米中含铅量并不高，为什么一"爆"含铅量就高了呢？其原因在于爆米花的工具上。因为在爆米花机的铁罐内和封口处有一层铅或铅锡合金，当铁罐加热时，一部分铅以铅烟或铅蒸气的形式出现，当迅速减压爆米时，铅便容易被疏松的米花所吸附而使米花受到污染。铅对人体是极为有害的，它被人体吸收后，主要危及神经、造血系统和消化系统，儿童对铅的代谢能力弱，滞留在体内的铅会使儿童生长发育迟缓、抗病力下降。临床表现为烦躁不安、食欲减退，有的伴有腹泻或便秘。铅中毒还会使儿童的智商降低。因此，儿童切勿贪食爆米花。

● 橘子

橘子含有多种维生素、矿物质、糖分、粗纤维，是受人们喜爱的水果。橘子中含有丰富的胡萝卜素，当大量摄入时，如每天500克左右连续吃一段时间，可出现高胡萝卜素血症，其表现为手、足掌皮肤黄染，渐染全身，可伴有恶心、呕吐、食欲不振、全身乏力等症状，有时易与肝炎混淆。胡萝卜素在肝脏中转变成维生素A，而大量的胡萝卜素在小儿肝脏不能及时转化，就随血液遍及周身各处沉积，对身体产生不良反应。有些

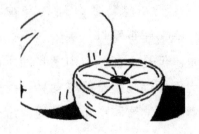

孩子吃橘子过多还会出现中医所说的"上火"表现，如舌炎、牙周炎、咽喉炎等。因此，我们认为儿童吃橘子，一天不应多于中等大小的4个。若吃多时，应停食1～2周再吃。

●巧克力

巧克力味道香甜，很受儿童喜爱。有的家长以为巧克力营养丰富，就让孩子多吃。实际上，儿童并不宜多吃巧克力，尤其是食之不当，反而会影响儿童健康。因为巧克力的热量虽高，但它所含营养成分的比例，不符合儿童生长发育的需要，如儿童所需的蛋白质、无机盐和维生素等含量均较低，而含脂肪较多，在胃中停留的时间较长，不易被儿童消化吸收。如果儿童饭前吃了巧克力，到该吃饭的时候，就会没有食欲，即使再好的饭菜也吃不下。可是过了吃饭时间后他又会感到饿，这样就打乱了正常的生活规律和良好的进餐习惯。食物中的纤维素能刺激胃肠的正常蠕动，而巧克力不含纤维素。儿童食用巧克力过多，会使中枢神经处于兴奋状态，容易产生焦虑不安，心跳加快、食欲下降等不良反应。

●菠菜

菠菜是一种营养丰富的绿叶蔬菜，但同时在菠菜中含有大量草酸，草酸在体内遇上钙和锌便会生成不溶于水的草酸钙和草酸锌，它们不会被吸收，只能随粪便排出体外。因此，摄入太多的菠菜有可能会引起儿童钙和锌的缺乏，不利于儿童的正常成长。

●鸡蛋

鸡蛋一直被认为是多食有益的食品，按我们的传统习惯来说，孕妇、产妇和儿童吃鸡蛋是多多益善，这是一种错误的认识。因为蛋黄内含有较多的胆固醇，儿童时期摄入过多的胆固醇有可能会沉积在动脉壁上，导致成年发生心血管系统疾病。所以儿童每天吃鸡蛋最好为1～2个，最多不宜超过3个。

●咸鱼、咸肉

其中含有大量的二甲基亚硝酸盐，摄入体内后一部分会转变为具有致癌性的二甲基亚硝胺。有关研究显示，10岁前开始吃咸鱼，成年后患癌症的危险性比一般人高30倍。

●泡泡糖

泡泡糖中的增塑剂含有微毒性，

其代谢物苯酚也对人体有害，此外，儿童吃泡泡糖的方法往往很不卫生，容易造成胃肠道疾病。

●罐头

罐头食品在制作中都加入了一定量的添加剂，对成年人影响不大，但对儿童却有一定的影响。而且，由于保存期的需要，罐头食品都经过了高温杀菌，食品中的营养素特别是维生素会有很大的损失。所以儿童不要以罐头食品作为日常食品。

●方便面

由于制作工艺的原因，方便面绝大多数是经过油炸的，为了防止脂肪氧化，延长保质期，炸方便面的油都是反式脂肪酸，其作用与饱和脂肪相似，过多摄入对身体健康是不利的。另外，方便面中都加入了一定量的抗氧化剂。而且方便面中没有新鲜蔬菜。所以说，方便面是一种高饱和脂肪、高热量的营养素单一的食品。我们不提倡儿童过于频繁的食用。

●熏烤食品

羊肉等熏烤食品，在熏烤过程中食物中的蛋白质会发生变化，产生致癌物质。儿童常吃这类焦化食品，可

在体内积蓄，使成年后患癌症的几率增加。

●冷食

盛夏时节，天气炎热，让孩子多吃点冷食是可以的，但要注意不要食用过量。因为儿童的胃肠道正处于发育阶段，胃黏膜比较娇嫩，过多的冷食进入胃内，会使胃黏膜血管收缩，胃液分泌减少，从而降低胃的消化能力，同时，也降低了杀菌能力。此外，还能使胃肠发生痉挛，引起腹痛、腹泻，食欲减退，造成营养不良。所以，儿童食用冰棍、雪糕等冷食不宜过多，喝冷饮也应适度。

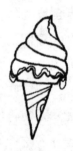

●碘强化食品

正常成人一日碘摄入量应为75～100微克，日碘摄入小于40微克有可能患甲状腺肿等疾病。1岁以内婴儿的日摄碘量为40～50微克；1～6岁70微克。碘是人体内必需的元素，但却是微量元素，它具有双向性。缺

乏和过多都会引起中毒。而且两者的中毒的症状近似。近期，我们已发现因补碘过量导致的高碘性甲状腺肿和智力、生长发育障碍的病人，这是因为服用过多含碘药物所致。为此，提醒家长，在食用普通含碘盐后，可鼓励小儿适量食用含碘丰富的食品，如海带、紫菜等海产品。如确实仍有缺乏，需在医生指导下进行补充，千万不要再盲目地补充碘强化食品和含碘药物。

●质量不高的小食品

社会上总是有一些小贩叫卖小食品，这些小食品的特点是价格不高、外观好看、味道香甜，所以很受孩子们的喜爱，很多孩子愿意用自己的零花钱来购买小食品吃。但是，一般来说，这些小食品没有任何品质保障。目前，有不少小食品加工厂和"黑加工点"都在生产儿童小食品，这些小食品中含有各种各样的添加剂，这些添加剂中含有易引起人体过敏性反应的氮类等20多种化学物质。他们为了减低成本、牟取暴利，常常用人工合成添加剂代替天然添加剂，或超量添加，以使小食品达到香、酥、脆等特殊效果。而超量使用人工合成添加剂可导致过敏、畸形、癌变或细胞突变。特别是对于儿童尤其是婴幼儿来说，他们的免疫系统发育尚不成熟，肝脏的解毒能力较弱，极容易对小食品中的添加剂产生过敏反应，从而引起过敏性紫癜。紫癜症是一种免疫系统疾病，患此病者儿童较多。它能引起人体消化道出血、关节疼痛，严重的将会侵袭大脑、肾脏，造成终生不愈。据调查，很多紫癜患儿都有爱吃小食品的"爱好"，有的孩子竟以各种小食品代替一日三餐。临床观察发现：在"停吃"小食品后，结合药物治疗，患儿痊愈或症状减轻的达90%以上。所以，家长一定要教育孩子不要食用没有质量和卫生保证的小摊上的小食品。

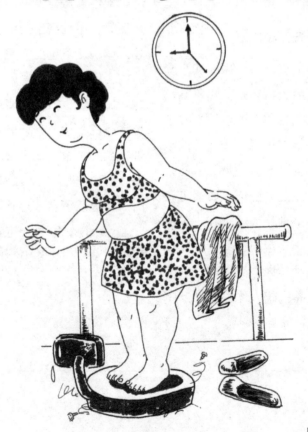

FIVE 节食减肥，别忽悠
自己身体的健康

掀起营养减肥的盖头来

1. ❀ 算算自己的理想体重 ❀

每个人都有自己的理想体重。

目前衡量一个人的胖瘦，通常是根据其身高计算出他或她应有的理想体重，看其实际体重与其应有的理想体重的关系来确定的。

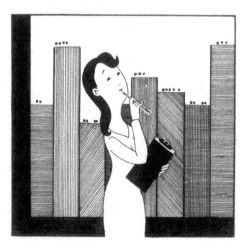

计算的理想体重的公式很简单：

公式一：理想体重（千克）=身高（厘米）-105

公式二：理想体重（千克）=［身高（厘米）-100］×0.9

公式二的计算结果与公式一大致相同。

● 对成年人，二者选一即可。

● 对老年人，宜选用公式二。

2. ❀ 儿童标准体重公式 ❀

儿童的标准体重可根据下述公式计算：

● 1～6个月婴儿：标准体重（克）=出生时体重（克）+月龄×

700（克）

●7～12个月婴儿：标准体重（克）=6000克+月龄×250（克）

●1～12岁儿童：标准体重（千克）=实足年龄×2+8

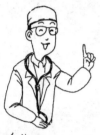

::贴心提示

如何准确测定体重？

为了更准确地判断一个人的肥胖程度，测定体重应按下述内容做到标准化：

(1)应使用同一体重计。不同的体重计可产生很大的误差，所以体重计应该固定，而且所用的体重计要比较敏感，读数要求精确到100克，婴儿体重要求精确到10克。测定前须先将对体重计进行校正。

(2)测定时间应该固定。每次测量体重的时间应该一致，对住院病人应选择晨起空腹，排空大小便后进行。

(3)受测者的衣着应该固定。衣着对体重测量的影响是不言而喻的，特别是鞋子。有的人夏天量体重懒得脱鞋，一双大皮靴就好几斤，测量肯定不准确。只要条件允许，最好着内衣裤测定体重。

(4)测量时姿势应该正确。一般而言，受测者应稳立于体重计中央，待体重计指针停止摆动后再读数。

3. ❀ 理想体重与"合理范围" ❀

理想体重是一个固定的数值。可以想象，实际上很少有人正好是按"标准"长体重的，即使是胖瘦比较满意的人，其体重也很难恰好是理想体重，而不过是在理想体重上下波动而已。

一般认为理想体重±10%的范围就是"合理范围"。比如说，一个人身高165厘米，根据上面介绍的公式，其标准体重应该是165-105=60（千克），上下浮动10%，即加减6千克，也就是54～66千克，就是他/她的理想体重范围。

4. ❀ 肥胖的判断标准 ❀

严重的肥胖一眼就看得出来，但多数人需要进行身高、体重的测定和体质指数的计算。

知道标准体重和理想体重范围的确定方法后，衡量一个人是否肥胖就没有困难了。具体方法如下：

（1）根据实际体重占理想体重的百分比来衡量：

实际体重/理想体重比值（％）＝实际体重（公斤）÷理想体重（公斤）×100％。

结果判定：

●若在90％～110％，表明体重正常；

●若在110％～120％，属于超重；

●若大于120％，则可诊断为肥胖。

●若在120％～130％，为Ⅰ度肥胖（轻度肥胖）；

●若在130％～150％，为Ⅱ度肥胖（中度肥胖）；

●若在150％～200％，为Ⅲ度肥胖（重度肥胖）；

●若大于200％，则属于病态肥胖。

反之，

●若在80％～90％，属于体重偏轻；

●若小于80％，则属于消瘦。

（2）根据体重指数来衡量

体重指数被认为是反映肥胖症的可靠指标。下表为体重指数评定的西方标准。

表　体重指数的评定标准（西方标准）

等级	BMI值
肥胖Ⅲ级	＞40
肥胖Ⅱ级	30～40
肥胖Ⅰ级	25～29.9
正常值	18≤BMI＜25
蛋白质—能量营养不良Ⅰ级	17.0～18.4
蛋白质—能量营养不良Ⅱ级	16.0～16.9
蛋白质—能量营养不良Ⅲ级	＜16

目前，我国学术界制定的体重指数参考标准为：

体重指数正常值：19～24

超重值：体重指数＞24

肥胖值：体重指数＞28

上述两种公式计算简单、实用，因而得以在临床广泛应用。然而，有时仅靠体重一项指标来判定是否肥胖并不准确，例如一些运动员，因肌肉发达，其体重可能已达到上述肥胖标准，但一般并不将他们列入肥胖行列。

:: 贴心提示

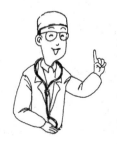

测定体重时的注意事项——

（1）当出现水肿、腹水等，可引起细胞外液相对增加，造成体重身高的假象。同时，可掩盖体内化学物质及细胞内物质的丢失；

(2)当出现巨大肿瘤或器官肥大等，也造成体重身高的假象。并可掩盖脂肪和肌肉组织的丢失；

(3)利尿剂的使用会造成体重丢失的假象；

(4)在短时间内出现能量摄入及钠量的显著改变，可导致体内糖原及体液的明显改变，从而影响体重；

(5)如果每日体重改变大于0.5千克，往往提示是体内水分改变的结果，而不是真正的体重变化。

5. ❀ 平衡膳食宝塔 ❀

我国居民的平衡膳食宝塔是根据中国居民膳食指南的基本原则，结合中国居民的膳食结构特点设计而成的。它把平衡膳食的基本原则，转换成各种食物的具体数量，并形象而直观地用宝塔的形式表现出来，使人一目了然，有利于人们在日常生活中加以运用。

我国的平衡膳食宝塔共分为五层，各层的位置、面积及所代表食物的数量和其在整个膳食中的比重

而不同。

谷类食物位居宝塔的基底层，所占面积最大，地位最重要，每人每日应吃300～500克的谷类。

● 蔬菜和水果位居第二层，每人每日应分别吃400～500克蔬菜和100～200克水果。

● 鱼、禽、肉和蛋等动物性食物占据第三层，每人每日应吃125～200克，其中，鱼虾类50克，畜禽肉50～100克，蛋类25～50克。

● 奶类和豆类食物合占第四层，每人每日应食用奶类及奶制品100克和豆类及豆制品50克。

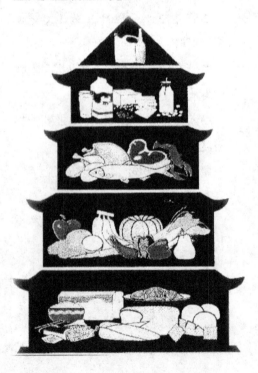

●第五层为宝塔的塔尖，意味着面积最小，在膳食中所占比重最轻的一类食物——油脂，每人每日不应超过25克。

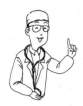

平衡膳食宝塔反映出中国居民膳食指南的基本原则，但我们每个人还应结合自身的特点，在现实生活中灵活运用。

6. ✿ 膳食纤维——减肥主力军 ✿

人体虽不能直接利用膳食纤维，但它们仍可在维持人体健康方面发挥一定的生理功用。例如膳食纤维能增加口腔的咀嚼，刺激唾液的分泌。可促进肠道蠕动，增加粪便的体积和重量，软化粪便，改善便秘。缩短食物通过肠道的时间，从而减少粪便内致癌物与肠道接触的时间。影响肠道内细菌代谢。膳食纤维还能调节脂质代谢，增加脂肪排出，降低血浆胆固醇，增加胆汁酸分泌。延缓碳水化合物吸收，降低餐后血糖水平。增加饮

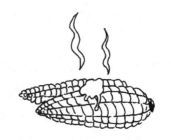

食中膳食纤维的含量，可使人容易产生饱感，从而减少能量摄入，利于肥胖的预防和治疗等。

> 膳食纤维对多种疾病都有防治作用，其中包括减肥。

多纤维饮食可延缓胃排空时间，增加饱腹感，使摄入食物量和能量有所减少，并可增加脂肪的排出，有利于减轻体重和控制肥胖。但应注意的是，进食大量膳食纤维可引起胀气，增加粪便中甲烷和脂肪的排出量，降低钙、镁、锌、磷的吸收率，也可影响血清铁和叶酸的含量。所以食物中膳食纤维的含量也不是越多越好，而是适量为宜。

7. ✿ 减肥者的必备物品 ✿

节食减肥是进行科学饮食的长期过程，既要提供每日活动所需要的营养量，又要将过多的体重减下来。因

此应在减肥前先准备一些减肥必要的用品。

●体重计：在减肥开始前称一次，然后每周固定时间清晨空腹排便后，穿内衣称量。这样做可以排除其他因素对体重的影响。您不需要天天称量，那样可能产生一种似乎总不见效的感觉而影响减肥的持久，只需要每月衡量一下减重的效果就可以了。

●厨房专用秤：与体重计同样重要。特别是在减肥开始时，简单的称量可以对食物的数量有估计深入的了解，可以帮助您更好地执行减肥食谱。一旦熟练后就可以不再用秤，只用眼睛和感觉来估计就行。

●个人专用的一套餐具：减肥期间使用个人专用餐具，以便称量后能够标记食物的数量，帮助您在熟练掌握食物量后，更方便地进食。

●常用食物营养成分表：可以精确地了解食物所含各种营养素的量，使您很方便地调换减肥食谱中的食物，而不易导致减肥中的饮食枯燥。

●记录减肥日记：每天用半小时回顾一天的饮食量和运动量，衡量自己是否做到摄入量略小于消耗量，如果没有遵守，应尽力在第二天改正失误之处。定时记录的身体测量也会及时增强减肥者的信心。

●一本科学性实用性强的减肥手册：认真学习科学的减肥知识是减肥成功的理论保证。真正掌握了减肥的知识才能随时随地根据科学进行减肥。

●如果有可能，可准备一个计步器或者能量监测器：能更准确地对自己的运动量进行定量监测。

最佳减肥方法，既能纤体又健康

1. ❀ 冬瓜减肥有奇效 ❀

冬瓜，又称白瓜、枕瓜，是人们夏、秋季节理想的大众化蔬菜之一。祖国医学认为，冬瓜不仅能当菜用，还有很好的医疗作用。

冬瓜味甘，性微寒。《本草备要》中记载：冬瓜"寒泻热，甘益脾，利二便，消水肿，散热解毒痛肿"。《食疗本草》中说：冬瓜"热者食之佳，冷者食之瘦人"。可见吃冬瓜大有好处，对身体肥胖者更有益处。

> 冬瓜具有利尿、清热、除痰、降脾胃之火的功效。

中医认为，肥胖往往是由于脾胃火旺造成的。冬瓜能够降胃火，使饭量减少，从而有助于减肥。现代医学研究也表明，多数肥胖者体内存储较多的水分，而冬瓜有独特的利尿功能，可排出体内多余的水分，因而有助于减肥。冬瓜中富含多种维生素和微量元素，尤其是B族维生素。其中，维生素B能改善脂肪代谢，减少脂肪的合成，具有减肥功效。冬瓜有很多种吃法，减肥者最佳的吃法是用多量的冬瓜烧汤喝，但要少放盐，既能饱腹又可减肥。还有人将冬瓜肉冬瓜皮30克煎水当茶饮，1个月3次，也有很好的效果。因此，将冬瓜当作减肥良药，既经济又显效，您不妨常用。

2. ❀ 科学消除饥饿感 ❀

肥胖者减肥是一件非常"痛苦"的事情,以往喜欢吃的食物不能多吃,能吃的东西也不能放开吃,每天忍饥挨饿,非常难挨。

该怎样才能控制自己的食欲呢?

减肥者首先要端正自己的减肥态度,充分认识到肥胖不但影响美观,而且对身体会产生危害,必须下定决心减肥。而减肥首先就要从限制饮食摄入做起。

其次,应认识到科学的减肥饮食,不会导致营养不良,从而能够解除隐藏在思想深处的对减肥的恐惧心理。

同时还需要认识到人体的胃是一个容量器官,以往摄入太多的食物产生很大的容积,刚采用节食疗法时,进食量突然减少,容易产生"食不果腹"的感觉。但只要适应几天,"胃饿小了",这种饥饿感就会减轻,从而坚定减肥的信念。

以下几点可能对于消除饥饿感有所帮助:

●细嚼慢咽,延长进餐时间,可以减少饥饿感。

●以低能量、高容积的食物代替高能量食物,多吃蔬菜粗粮等,产生很大的容积,饥饿感也就消除了。

●精力分散法,避免各种产生食欲的因素刺激,如多做运动、散步、看电影等事情分散对食物的注意。

●多饮水,尤其是饭前,也会利于少吃。

●少量多餐,每日将能量分开,进食4～5餐,有利于维持胃的容量,不至于感到饥饿。

●还有些人的饥饿只是心理性的,而不是生理性的,经过一段时间的适应,养成新的饮食习惯,这种现象会自然消失。

3. ❀ 进餐次数与减肥 ❀

减肥者非常关心每日吃几餐最有利于减肥。

> 减肥者应该定时定量进餐,根据自身具体情况决定餐次。

如果每日按时工作,生活规律,可以每日三餐进食。三餐能量应做到营养均衡,晚餐能量应略低于早、午餐,同时在餐后应坚持体育锻炼。有些人生活不太规律，或者减肥过程中饥饿感较强，难以忍受。对这些人我们推荐采用少量多餐方法，会取得较好效果。

特别提示

少量多餐的具体做法：

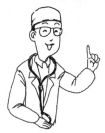

具体做法是每日将总能量分为6~8次摄入，早餐不吃太多，节省下来的能量在上午9~10点钟再略加餐。中午的能量也减出1/3，在下午的3~4点之间加用1个水果。晚餐少吃，达到6成饱，在睡前半小时或运动锻炼后半小时再吃些牛奶、饼干等少量食品。这样做可以使胃内始终有一些食物而不至于感到太饥饿，同时将所吃食物充分消化吸收，保证节食期间的营养供应，不会发生营养不良。

特别提示

必须做到少量多餐而不是多量多餐。

每次都要摄入少量的食品。如果每次摄食都不算少，进餐次数又很多，那总能量必定超标。同时要注意不能选用太多的肉类、硬果类、油脂类等高能量的食品，因为少量多餐有利于消化功能的改善，良好的消化功能将会使更多的脂肪贮存起来。

减肥的餐次应当在控制每日总能量不变的基础上，定时进餐，每日4~6餐最为理想。

4. 细嚼慢咽与减肥

有这样一个减肥的故事：一位"虔诚"的减肥者千方百计地寻找最佳的减肥方法，终于在一篇报纸上找到有一个"绝对有效"的减肥秘方。通过邮购她得到了梦寐以求的秘方——一本包装精美的厚书，她迫不及待地查看这本经典，却发现都是说这本书怎么怎么好的文字，一直翻到最后一页才发现大大的四个字——细嚼慢咽。

虽然这只是一个笑话，但是其中的方法确实对减肥有效。

减慢进食速度可以减肥：日本学者用同样的食物同样的量进行调查研究，发现肥胖的男子用8~10分钟就吃完了，而消瘦者却用了13~16分钟。

根据这种观察，他们用减慢进食速度的方法来进行减肥试验，并取得了良好的效果。

分析细嚼慢咽有利于减肥的原因，可能在于食物进入人体后，体内的血糖会逐渐升高，当血糖升高到一定水平时，大脑食欲中枢就会发出停止进食的信号。饮食过快时，血糖还来不及升高，大脑还来不及做出反应，饭就已经吃完不少了。当大脑终于发出停止进食的信号时，人们往往就已经吃了过多的食物，因摄入过多的食物而最终导致肥胖。而将食物细嚼慢咽，则可帮助身体更好地消化吸收，以至还没吃太多食物之时，血糖已经开始升高，刺激大脑并有效地降低食欲，避免进食过多，而达到减肥的目的。

建议减肥者克服"狼吞虎咽"的毛病，坚持细嚼慢咽的进食习惯。

5. ❀ 最佳减肥速度 ❀

绝大多数减肥者都希望体重下降越快越好，越多越佳，最好"一天减成个瘦子"。但是这样做往往收效甚微，"欲速则不达"，甚至危害身体，

危及生命。

> 需要强调的是减肥需要循序渐进

造成肥胖是多年脂肪积累的结果，要想恢复良好的体形也需要很长的时间，不能急于求成。

> 减肥的最佳速度和效果是因人而异的

减肥的过程一般可表现为三种类型：

● 体重平稳下降，每周或每月约减少0.5～1千克；

● 减肥的头1～2个月体重无明显变化，之后才开始下降，而且速度较快；

● 体重最初下降很快，甚至每周达1～2千克，然后停止下降数周甚至数月，接着体重又逐步下降。

显然，第一种类型比较平稳而且顺利，不会发生太多的危险。

❀ 特别提示 ❀

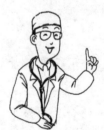

一般来说，节食减肥时，开始体重下降较快，这主要是组织蛋白和水分丢失较多的结果。随着减肥的继续进行，逐渐维持氮平衡，脂肪组织消耗缓慢，体

重下降也不明显。再坚持下去开始消耗脂肪组织，体重又开始下降。

6. "四群点数"减肥法

"四群点数法"是目前日本流行的一种节食减肥方法，其口号是：

> 只要按照每天规定的饮食的质与量，就能吃得轻松、长得健美。

他们按照食物的营养特征将之分为四大群：

● 第一群指牛奶、乳制品、蛋类；

● 第二群为鱼贝、肉类和豆类；

● 第三群是蔬菜根茎类、水果类；

● 第四群包括谷物类、砂糖、油脂及硬果类零食。

食物的重量以80千卡定义为1点，作为计算单位。譬如说脱脂奶粉1点等于23克，即表示23克的脱脂奶粉含80千卡的能量。然后将每天所吃的全部食物用各种能量点数来表示。

例如，每天20点（1600千卡）为每天的膳食能量，20点可以分配如下：

● 第一群3点（牛奶、奶制品2点、1个鸡蛋1点）；

● 第二群3点（鱼、肉类2点、豆类1点）；

● 第三群3点（蔬菜1点、芋类1点、水果1点）；

● 第四群11点（谷薯类8点、糖类1点、油脂2点）。

食物的搭配只要在能量点数范围之内，可以根据个人的喜好，自由排列组合。这样选择食物，首先保证可以规范进餐，每天只吃点数规定范围内的食物，容易控制能量。另一方面，可以进食更自由，没有太多的限制。

进食哪种食物并不重要，重要的是食物的总重量与总能量，因此从一定程度上也"解放"了那些自认为"减肥就是不能吃不能喝"的肥胖者。

7. 全饥饿减肥法

"全饥饿"减肥法是减肥的一个古老的方法，但必须谨慎选择对象。只有那些没有合并疾病，愿意积极合作而且急于取得疗效的重度肥胖者，才适合于此种减肥方法。其执行方法是每日饮用无能量饮料，如茶、黑咖啡、矿泉水、蔬菜水等，口服维生素制剂，坚持10天为1疗程，每日静躺于床上。这种减肥法效果可较明显，一般男性每周可减重2～3千克，女性略少此数值。节食10天后用2～3周时间逐渐增加进食至符合营养需要。

节食开始的头几天可能有较强的饥饿感，过3～4天后可能出现轻度的酮血症，饥饿感逐渐消失。

※特别提示※

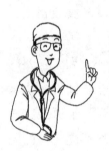

全饥饿减肥法具有很大的危险性，有可能出现酮血症、电解质紊乱、低血压等不良反应，还可能使组织蛋白质损耗较多，容易导致营养不良。患者可能食欲逐渐消失，这对于健康也是非常不利的，还可能诱发厌食症。

掌握此种减肥法的适应证十分重要。治疗必须在医院特殊的代谢病房的密切监护下才能进行，切不可自行试用。

> 减肥过程必须在医护人员的监护之下，一旦出现问题及时纠正。

这种方法每年最多只进行一次，次数过多有损健康。

对于正在发育的年轻人、60岁以上的老人及孕妇、乳母是必须禁忌的。

> 我们并不提倡全饥饿法进行减肥。

8. ※ 循环周期减肥法 ※

目前国外流行一种"循环周期"减肥法，据说对于减少臀围和腰围有利。

这种减肥法要求减肥者在第1周前3天摄入600～800千卡能量；后4天每天摄入1000～1200千卡。第2周每天摄入1200～1400千卡能量，第3周再重复第1周能量。

● 在600千卡阶段，每天选用100～150克主食、80克肉类、1～2个水果、多量的蔬菜。

● 在每天1000千卡阶段可以再加50克肉蛋或1匙油脂，50克主食。

● 在1200千卡阶段还可以再加上1袋奶。

在节食的过程中还要注意配合运动锻炼，每日饭后体力活动不应低于半小时，综合治疗才能收到效果。

此方法要求每日摄入能量略低于

维持正常营养所需的能量，因此需要适当补充维生素，同时在限量范围内增加动物类蛋白质食物的摄入，并注意多选用绿叶类：根茎类蔬菜和水果，以得到更好的饱腹感，有利于减肥的执行。

这样一个疗程下来体重可以下降3～4千克。停止节食3周后再开始上述循环。循环周期减肥法对于发胖而又健康者是非常有效的。

> 循环周期减肥法不适用于糖尿病患者、孕产妇。儿童、青少年等。

9. 进餐时差

据现代科学研究，人体内进行的各种生理活动在一天内的各个时间是不尽相同的。通常情况下，早晨活动要比下午强，下午又比晚上和夜间强。人体每日新陈代谢的高峰时间在早8点至12点，如果在新陈代谢低下的时候进餐，可能引起脂肪的沉积，因此把吃饭时间避开上述时间，就能达到减肥的效果。就像打排球的"时间差"扣球，减肥也通过时间差减肥法达到。因此，国外有人把这种减肥方法叫做"进餐时差"减肥法，又叫"控食法"。有的专家甚至说："吃饭时间的选择，对于体重的增减来说，可能比人体摄入的能量更重要。

在一日三餐中，下午半天进食对体重的影响要比上午半天大，晚上进食要比上午进食更容易增长体重。

因此，我们建议——

晚餐不能超过1天食量的30%，早餐则至少应到35%。

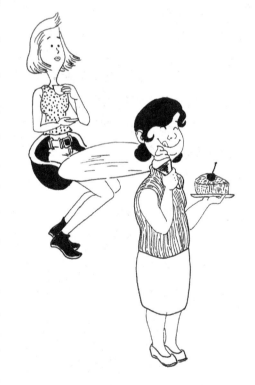

减肥明星的秘诀——别让肥胖"抬头"

1. 购物时应如何抵制食物的诱惑

减肥者在节食过程中难免要逛逛商店，面对琳琅满目的食品实在是一个巨大的诱惑。是吃还是逃避，对自己的心理是一个痛苦的折磨。这需要您做一个理智的减肥者。

> "饿了吃糠甜如蜜"
>
> "饱了吃蜜也不甜"

当我们感觉饥饿时，每一样食品看起来都非常诱人，本来是单纯地到商店购买一些必需品，却常常因此而买下很多食品。这就要求您在吃饭后，肚子感觉饱的时候再去购物。饱腹的感觉有助于您提高自己的自制力，帮助您抵抗食品的诱惑。从这个角度来看，超级市场中的食品和您的关系有点儿像是水和沙漠中旅行者的关系一样，喝足了水的人即使行走于沙漠，也不那么想水喝。还有，在离家之前，先准备一张购物清单，并且约束自己只买清单上的物品。这样，在还没有受到食物的诱惑之前就已经决定要买什么物品了。

如果需要购买食物，也尽量购买需要烹调的食物。在这个微波炉与速食食品充斥的时代，购买的食物很容易吃下。例如，您想买一只炸鸡，可以在炸鸡店买到，也可以买一个含有1000千卡能量的汉堡套餐。但是这些高能量的快餐使您食从口入成为易事，但不利于减肥。如果自己动手烹调，要达到这样的能量，不但费功夫，而且结果可能大不一样。

> 饮食的冲动可能因为烹调时间的延长而逐渐减弱或消失。

因此，在逛超市时，采取种种方法来缓解自己对食物的渴望，可以帮助您最终达到减肥的目的。

2. 节食减肥应如何避免厌食的发生

减肥者多采用节食方法进行减肥，但是不当的节食减肥往往带来较多的副作用，也应当引起注意。

近年来，关于减肥导致的神经性厌食的报道日渐增多，已经成为一个社会问题。这种情况往往发生在家庭条件比较优越，自我要求比较高的孩子，女性占90%左右。其发生的主要原因是由于青春期少女受到家庭或同伴的影响，形成一种心理压力，在社会因素、心理因素和生理因素的综合作用下发病。这样的女孩年龄多在15～22岁，苛求体形美，严格限制进食；或采用不正确的减肥方法，不吃正常饭只吃零食、水果，最终使大脑的饥饱中枢发生紊乱，以致食欲极度缺乏而出现明显的消瘦。

内分泌专家常把神经性厌食的临床表现归纳为"两个25，两个有，两个无"。

● "两个25"——是指年龄多低于25岁，体重比实际体重低25%以上；

● "两个有"——是指对进食有偏见和进食习惯的改变，常有明显的消瘦和闭经；

● "两个无"——是指既无器质性疾病，又无精神性疾病。

大部分患者对食物感到厌恶，或者大量进食后立即恶心呕吐，个别人还有神经性贪食或者贪食和厌食交替出现的情况。长期如此发生了严重的营养不良。

> 多数属于精神性反应，而非消化道或体内其他系统的器质性疾病所致。

病人往往不承认有病，但由于营养极度缺乏，显得苍老，皮肤干燥、脱屑并缺乏弹性，体表毛发浓重。由于代谢低下，出现心动缓慢、血压降低、低体温、甚至出现水肿。女性患者由于卵巢功能萎缩而出现闭经。出现这种副作用，主要由于节食的不当。如果长此下去，"痴心不改"，最后会导致全身功能衰减，甚至造成死亡。

因此提醒那些一味追求线条美而盲目减肥的人，特别是处于发育期的青少年，切不可盲目限制饮食，也不能操之过急，提倡科学控制饮食，以不影响学习、工作为度，配合适当的体育锻炼，循序渐进，只有健康的美才是真正的美。

3. ❀ 最佳的预防时机 ❀

严格地说，肥胖的预防应该在人生的任何时期，甚至从婴幼儿时期就应予以预防。

✦特别提示✦

婴幼儿期是人体内脂肪细胞增生的活跃时期，也就是说这个时期脂肪细胞个数增长最快，而且这个时期结束时有多少脂肪细胞，这辈子基本就有多少脂肪细胞，想减少则很困难。

婴幼儿时期摄入过量的饮食，使体内能量过高，脂肪细胞的数目会过多的增加，这就意味着在酝酿着未来的肥胖。

> 预防肥胖必须从婴幼儿做起

最理想的肥胖预防方案应该从妊娠末期开始，或者从出生时就开始注意，尤其出生时为巨大儿（出生体重大于4千克者）更应当注意。

相反，有些早产婴儿出生体重低于正常婴儿，年轻的父母更要强调高营养，短期内使孩子的体重赶上甚至超过正常儿童，此时仍应注意使孩子的体重不要过高，以免矫枉过正。

除了婴幼儿期因过度喂养容易引起肥胖外，在人的漫长一生中还有几个容易发胖的时期亦应当引起人们的重视——青春期、男子结婚后、妇女妊娠前后、中年期、更年期。

由于激素作用、生活习惯的改变都会导致身体发胖，进入上述这些时期的人们都应当引起警惕，莫让肥胖过早地来到您的身旁。

如果能够把握住这些容易发胖的时机，并根据每一时期的特点，采取适当的措施，注意饮食，合理运动，预防肥胖的发生是完全可能的。

4. ❀ 预防儿童肥胖 ❀

目前我国儿童的标准体重可以采用简单的公式计算：

儿童的标准体重=年龄×2+8

超过标准的10%为超重，超过20%以上者可以视为肥胖。

肥胖儿童在现代家庭中多见的原因常常是由于家长片面地追求高营养，结果造成营养过剩。殊不知，胖娃娃不等于壮娃娃。有的孩子胖起来了，但随之身体却越来越糟，感冒、哮喘、胃肠炎始终与之为伍。

为了减少和预防儿童发胖，应注意几点：

●早行动，早预防。家长应认识到发胖对孩子们的危害，帮助孩子们建立良好的饮食习惯，进行预防。

●加强体育锻炼。许多肥胖儿童，并不比正常儿童吃得多，而主要是活动比其他孩子少。所以要减轻体重，增加运动消耗是重要的。应鼓励他们多参加集体活动，多散步，尤其是游泳、打球等，对于减轻和预防肥胖是非常有益的，应充分利用孩子好奇心强和争强好胜的特点，选择适合儿童特点的运动项目，激发孩子的热情。家长应和孩子一同锻炼，并进行指导，使孩子持之以恒，养成习惯，是督促孩子锻炼身体的好方法。

●培养良好的进食习惯。肥胖有一定的遗传性，但是更多的是"遗传"父母不良的饮食习惯，这一点应引起家长的充分重视。适当限制高脂肪、高糖类的食品，多吃蔬菜、水果，少吃零食，餐前不喝甜饮料等，都应注意指导孩子做到。

●有节制地看电视、用电脑。餐后看电视、玩电子游戏、吃零食等不良习惯都是肥胖的原因，看电视太多、沉迷于电子游戏都会对健康不利，容易导致儿童肥胖。

●哺乳期的婴儿应尽量母乳喂养，可能会预防肥胖的发生。

5. ❀ 青春期——别让肥胖"抬头" ❀

青春发育期间，人体新陈代谢旺盛，生长所需要的营养量也增多，以满足身体发育的需要。

处于青春期的青少年食欲往往旺盛，但是如果进食过多，尤其是高能量的饮食摄入过多，活动又少，就可能造成入大于出，过剩的能量就会转化为脂肪，造成肥胖。尤其是少女，进入青春期后，由于内分泌激素的作用，女孩子从儿童时的活泼好动一下子变得文静、害羞，各种较剧烈的活

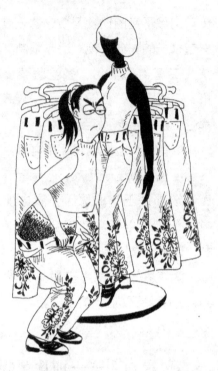

6. ❈ 预防妊娠期肥胖 ❈

女性在妊娠期间是很容易发胖的，原因仍是营养过度和活动减少。

　　正常妊娠期间；胎儿的重量、血容量及细胞外液的增加；子宫和乳房的增大等导致了体重的增加，平均总计可以增加12千克左右。在各种内分泌激素的作用下，代谢旺盛，造成多吃、多喝、多睡，最后导致脂肪增加，体形改变。然而许多女性坚持"一切为了孩子，吃不下也勉强、自己吃"，认为"吃得越多，身体越胖越好"，因而经常吃含糖类或含脂肪很高的食物，最终发现自己体重增长很多，而最终孩子只有很轻的体重。更为严重的是，过重的体重给体内脏器带来更多的负担，糖尿病、高血压的发生率大大高于正常体重者，甚至影响胎儿的健康。因此应当积极预防肥胖的发生。首先需要适当限制脂肪的摄入，尤其在妊娠的最后3个月。其次，应当控制含糖食品的摄入。还有应当做好体重的监测。

　　一般来说，孕妇体重在妊娠前3个月增长1～1.5千克，以后每周以300～400克递增。如果发现自己的体

　　动很少参加，再加上不少女孩子偏好含能量很高的零食，就势必造成营养过剩，促使身体发胖。因此，预防青春期发胖的最重要之处在于加强体育锻炼，促进身体的迅速生长、发育。在饮食上注意营养素的平衡搭配，多吃含优质蛋白质、维生素、矿物质丰富的食物，如鱼、禽、蛋类，蔬菜、水果类，少吃含脂肪多的食物。还应当积极学习生理卫生知识，了解身体发生的变化及应当注意的问题，积极主动地预防肥胖的发生。

重已大大超过某一时期的标准，就要按照饮食原则积极调整饮食，并适当增加活动量，做一些力所能及的家务劳动，最好坚持每天饭后散步1小时左右。坚持体育锻炼对顺利分娩也有好处。

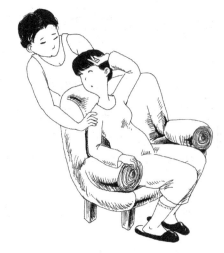

7. ❀ 预防产后肥胖 ❀

有些身材苗条的妇女，当了妈妈之后，身体逐渐发胖，失去了往日的风韵。究其原因是：

●一方面是因为妊娠过程引起下丘脑-性腺功能暂时紊乱，特别是脂肪代谢失去平衡；

●另一方面还是因为我国有传统的"坐月子"的理论，在产后的头二个月内，为了哺乳让妈妈吃下大量的高脂肪高蛋白质食品，使摄入的营养量大大超过需要量，而极少的体力活动又使能量消耗大为降低，最终使机体脂肪细胞充盈。

这两方面都成为生育肥胖的基础。

那么产后应如何注意呢？

●合理膳食。产后应增加营养，但不要偏食鸡鸭鱼肉蛋，而应荤素食搭配，牛奶、蔬菜、水果、主食都要吃，少吃动物油、肥肉、动物内脏及甜食。

●早期活动。身体健康、无会阴撕裂的产妇，产后24小时后即应下床活动，一周后可做点轻微的家务活。每日饭后坚持散步，可以促进新陈代谢的调节，促进脂肪分解，消耗体内多余的能量，使自己不致发胖。

●坚持母乳喂养。哺乳可以加速乳汁分泌，对婴幼儿大有好处，还能促使母体新陈代谢和营养循环，将身体组织中多余的营养成分运送出来，减少脂肪在体内的堆积，有利于产妇减肥。

●做产后保健操。目的仍是增加运动量。产后一周，可以开始在床上锻炼腹肌和腰肌，对减少腹部、臀部的脂肪有明显效果。

8. ❀ 预防中年后肥胖 ❀

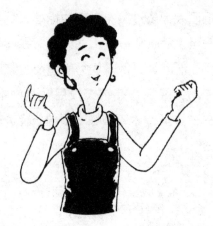

人到中年后，社会生活相对稳定，很多人希望能够好好享受一下生活，但随之而来的往往是活动过少，饮食不当，使肥胖的发生率越来越高。

预防此期肥胖应注意以下四方面问题：

●适当运动。对多数变胖的中年人来说，活动少的问题比吃的多的问题更加突出。所以，中年人应经常参加必要的体力活动和体育锻炼，养成良好的生活习惯。饭后活动散步，工作时间坚持做操，以增加活动量。特别是脑力劳动者，更应当参加锻炼，打球、骑自行车、游泳等，只要能够使身体发热出汗、活动全身肌肉，稍感疲劳都是可以的。

●合理少食。应科学地安排饮食起居，多吃含丰富维生素、矿物质及膳食纤维的蔬菜、粗粮；少吃肉类特别是肥肉，可多食用豆制品、鱼类、禽类；适量喝茶，减少吃盐；少吃糖类，减少零食；合理安排每日三餐，定时定量进餐。

> 早餐吃饱，午餐吃好，晚餐吃少

●心理调整。不惑之年的人们既是事业上黄金阶段，又是身体开始走下坡路的时期，在这一时期做好心理调剂，保持心情舒畅愉快，有利于健康，使人长寿，减少肥胖发生的机会。

●改变原有的不良习惯。好食、贪食、零食、吸烟、酗酒等都是减肥的大忌，及时的纠正能够起到事半功倍的作用。

做自己的营养医生，
防治家庭富贵病

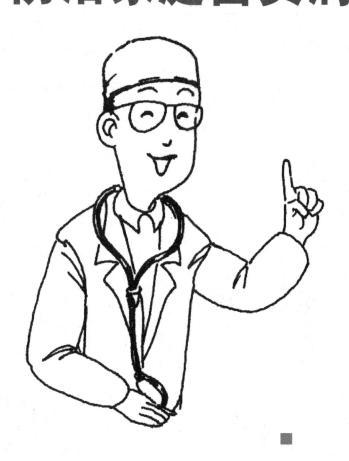

饮食调控糖尿病

1. ❋ "四个点儿"——使您远离糖尿病 ❋

●多学点儿　就是接受糖尿病教育。可以多看看有关糖尿病的书籍、

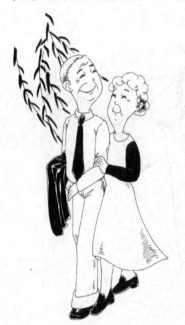

报刊、电视，多听听有关糖尿病的讲座和广播，增加自己对糖尿病的基本知识和糖尿病防治方法的了解。

> 只有正确认识糖尿病，才能正确防治糖尿病

●少吃点儿　就是糖尿病营养治疗。对肥胖或超重者，"少吃点儿"就意味着改掉大吃大喝的不良习惯，减少每天的能量摄入，不吸烟，不喝酒，长期坚持，使体重达到或接近理想状态。当然，"少吃"并不意味着营养不良，对部分消瘦的糖尿病患者，不仅不能少吃，还应增加食物摄入。总之，糖尿病患者要达到一个理想或合理的体重。

●勤动点儿　就是糖尿病运动治疗。对所有糖尿病增加自己的体力活动时间和运动量，特别是要注意饮食

量和运动量的相互平衡，避免肥胖和消瘦的发生。

●放松点儿 就是糖尿病的心理治疗。每个糖尿病患者都应树立战胜疾病的信心，做到乐观、开朗、豁达，注意放松，避免长期精神紧张。

2. ❀ "三驾马车"——"五驾马车" ❀

美国一位著名糖尿病专家曾将糖尿病的综合治疗比做"三驾马车"，这三匹马分别是

●营养治疗；

●运动治疗；

●胰岛素治疗。

中国的大夫根据自己的临床实践经验，结合我国的实际情况，提出糖尿病营养治疗"五驾马车"的原则，这五匹马是

●糖尿病教育；

●糖尿病营养治疗；

●糖尿病运动治疗；

●糖尿病药物治疗；

●糖尿病病情监测。

其实，无论是"三驾马车"还是"五驾马车"，讲的都是一个道理：驾

驭好这几匹马，就能较好地控制糖尿病，避免急性或慢性并发症的发生和发展。

糖尿病的治疗是综合治疗；糖尿病的治疗以营养治疗和运动治疗为基础；糖尿病的治疗要个体化；糖尿病的治疗要维持终身。

3. ❀ 食品交换份法的核心 ❀

●控制总热量，使体重达到并维持在理想或适宜的水平；

●同时控制主食与副食，来控制总热量；

●在控制总热量的同时，掌握好三大产热营养素的比例：即糖类占总热量的60%，脂肪占25%～30%，蛋白质占10%～15%；

●在控制总热量的前提下，均衡分配各类食物的摄入，构成"平衡膳食"。

●在控制总热量的前提下，营养素含量相似的食物间可以等量互换。

以上5条可概括为16个字：

总量控制，局部交换，掌握比例，
食谱广泛

185

同时切记：

少量多餐，定时、定量、定餐

糖尿病≠不能吃不能喝

吃者，人生一快事也。但许多糖尿病患者被戴上"糖尿病"或"糖耐量低减"的帽子后，首先被告知的就是需进行饮食控制。但因为很多社会上的误传，给人造成一种错觉，似乎糖尿病就意味着要过一种近似"苦行僧"的生活，"不能吃肉、不能多吃粮食、不能吃水果……"；不能这，不能那，糖尿病简直就成为"不能吃不能喝"的代名词。很多患者在饭桌前愁眉苦脸，认为人生中的最大乐趣被无情剥夺了，结果有些人宁可挨饿，也不敢"多"吃一口，结果血糖控制并不满意，还造成体重下降、血浆蛋白降低、乏力，出现蛋白质热量营养不良，造成免疫力降低，感染性疾病的

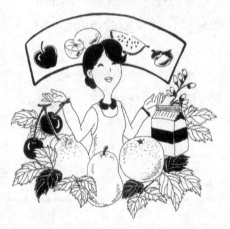

发生率增加，生活质量也因此大打折扣；也有些患者，特别是年轻的糖尿病人，反其道而行之，干脆将疾病放在一旁，开始大吃大喝，不闻不顾，采取一种"爱怎样就怎样"的对自己不负责的态度，结果导致疾病迅速发展，等出现严重的并发症，悔之已晚。

糖尿病营养治疗=享受饮食乐趣+控制好体重+控制好糖尿病

因此，每一位糖尿病朋友都应该明确这样一个概念：科学的饮食就是要使患者充分享受饮食的乐趣，同时将糖尿病控制好。这两者是相辅相成的统一体，不应将其对立起来。事实证明，只要方法得当，要做到两者的和谐统一，绝非难事。

4. ❖ 认识"食品交换份" ❖

"食品交换份"是目前国际上通用的糖尿病饮食控制方法。北京协和医院营养科在国内率先引进该方法，并结合中国糖尿病患者的实际情况在汉化的同时进行了改进，应用15年来取得了良好的临床效果。

"食品交换份"是将食物按照来源、性质分成几大类。同类食物在一定重量内，所含的蛋白质、脂肪、碳水化合物和能量相似。不同类食物间所提供的能量也大致相等。

"食品交换份"的应用将大大丰富您的日常生活，并使食谱的设计趋于简单化。您可以根据自己的饮食习惯、经济条件、季节、市场供应情况等选择食物，调剂一日三餐。在不超出或保证控制全天总热量，保证充足营养的前提下，糖尿病患者可以和正常人一样选食，使膳食丰富多彩。

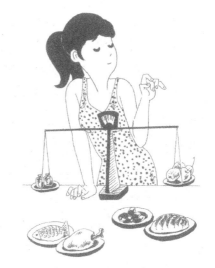

● 水果类每份重量200克（约1个中等大小苹果量），能量90千卡。

● 大豆类每份重量25克，能量90千卡。

● 奶制品每份重量160克，能量90千卡。

● 肉类每份重量50克，能量90千卡。

● 蛋类每份重量60克（1个中等大小鸡蛋量），能量90千卡。

● 坚果类每份重量15克，能量90千卡。

● 油脂类每份重量10克（约1汤匙），能量90千卡。

5. "食品交换份"的饮食分配

北京协和医院营养科采用的食品交换份将食物分成四大类（细分可分成八小类），每份食物所含热量大致相仿，约90千卡，同类食物可以任意互换。具体食物的"分量"如下（重量均指生重）：

● 谷薯组每份重量25克（半两），能量90千卡。

● 蔬菜类每份重量500克，能量90千卡。

饮食制备第一步：确定主食量

在确定每日总能量后，就进入到饮食制备的阶段。饮食制备的第一步是确定主食量。

主食如大米、玉米、小米、面粉等，主要含碳水化合物，其含量约为80%，是全天食物中热量的主要来源，因而谓之为主食。糖尿病人必须控制主食的摄入量，那么是不是主食吃得越少越好呢？不是的。因为一个人每天所需要的热量不单单来自主食，由所谓副食（如肉、蛋、奶、烹调油等）所来的热量同样可以使血糖升高，主食中所含的碳水化合物还有刺激胰岛素分泌的作用，所以许多糖尿病专家建议要适当提高碳水化合物的比例，主张每日碳水化合物产热比不低于50%。具体到个人需折合成主食量来指导进食，如：

●1200千卡的主食量，约为每日3两；

●1300千卡的主食量，约为每日3.5两；

●1400千卡的主食量，约为每日4两；

●1500千卡的主食量，约为每日4.5两；

●1600千卡的主食量，约为每日5两；

●1700千卡的主食量，约为每日5.5两；

●1800千卡的主食量，约为每日6两；

●1900千卡的主食量，约为每日6.5两；

●2000千卡的主食量，约为每日7两；

●2100千卡的主食量，约为每日7.5两；

●2200千卡的主食量，约为每日8两。

您可以根据自己所需的热量值查出相应的主食量。

应指出的是，上面没有列出低于1200千卡的主食量，原因在于一般情况下，成人的每日能量不应低于1200千卡，主食也就不应低于每日3两。摄入过低可能造成能量负平衡，会造成体重减低，并可出现低血糖反应。

饮食制备第二步：确定副食量

一般情况下，糖尿病人每日副食及其用量大致如下：

●牛奶或奶制品：每日250毫升；

●中等大小鸡蛋：每日1个（或鸡蛋清2个）；

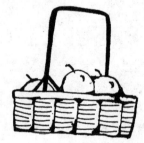

●瘦肉：每日2～3两；

●豆类及其制品：每日1～2两；

●蔬菜：每日500克；

●水果（在病情允许下按规定食用）：每日200克；

●油脂：每日2汤匙。

6. ❀ 不同能量糖尿病饮食内容 ❀

根据以上介绍，不同能量糖尿病饮食内容总结如表。

表　不同能量糖尿病饮食内容

热量（千卡）	交换份数	谷薯类		苹果类		肉蛋豆类		浆乳类		油脂类	
		重量	单位	重量	单位	重量	单位	牛奶	单位	重量	单位
1 200	14	150克	6	500克	1	150克	3	250毫升	1.5	2汤匙	2
1 400	16	200克	8	500克	1	150克	3	250毫升	1.5	2汤匙	2
1 600	18	250克	10	500克	1	150克	3	250毫升	1.5	2汤匙	2
1 800	20	300克	12	500克	1	150克	3	250毫升	1.5	2汤匙	2
2 000	22	350克	14	500克	1	150克	3	250毫升	1.5	2汤匙	2
2 200	24	400克	16	500克	1	150克	3	250毫升	1.5	2汤匙	2

7. ❀ "食品交换份"的优点 ❀

●易于达到平衡。只要每日膳食包括四大类八小类食品，即可构成平衡膳食。

●便于控制总能量。因为主食和副食同时控制，因此，对总能量可以做到"心中有数"。

●便于计算总能量。四大类和八小类食品中每份所含热能均约为90千卡，这样便于快速估算每日摄取多少能量。

●做到食品多样化。同类食品可以任意选择，避免选食单调，使患者感到进餐是一种享受，而非一种负担。

●利于灵活掌握。患者掌握了糖尿病营养治疗的知识，即可根据病情，在原则范围内灵活运用。

8. ❀ 等值食品交换表 ❀

等值谷薯类交换表

食　品	重量（克）
大米、小米、糯米、薏米	25
高粱米、玉米渣	25
面粉、米粉、玉米面	25
混合面	25
燕麦片、莜麦面	25
荞麦面、苦荞面	25
各种挂面	25
龙须面	25
通心粉	25
绿豆、红豆、芸豆、干豌豆	25
干粉条、干莲子	25
油条、油饼、苏打饼干	25
烧饼、烙饼、馒头	35
咸面包、窝头	35
生面条、魔芋生面条	35
马铃薯	100
湿粉皮	150
鲜玉米（1中个带棒心）	200

等值蔬菜类交换表

食　品	重量（克）
大白菜、圆白菜、菠菜、油菜	500
韭菜、茴香、圆蒿	500
芹菜、茎蓝、莴笋、油菜苔	500
西葫芦、西红柿、冬瓜、苦瓜	500
黄瓜、茄子、丝瓜	500
芥蓝菜、瓢儿菜	500
雍菜、苋菜、龙须菜	500
绿豆芽、鲜蘑、水浸海带	500
白萝卜、青椒、茭白、冬笋	500
倭瓜、南瓜、菜花	350
鲜豇豆、扁豆、洋葱、蒜苗	250

食　品	重量（克）
胡萝卜	200
山药、荸荠、藕、凉薯	150
慈姑、百合、芋头	100
毛豆	70
鲜豌豆	70

等值肉蛋类食品交换表

食　品	重量（克）
熟火腿、香肠	20
肥瘦猪肉	25
熟叉烧肉（无糖）、午餐肉	35
熟酱牛肉、熟酱鸭、大肉肠	35
瘦猪、牛、羊肉	50
排骨	50
鸭肉	50
鹅肉	50
兔肉	100
蟹肉、水浸鱿鱼	100
鸡蛋粉	15
鸡蛋（1大个带壳）	60
鸭蛋、松花蛋（1大个带壳）	60
鹌鹑蛋（6个带壳）	60
鸡蛋清	150
带鱼	80
草鱼、鲤鱼、甲鱼、比目鱼	80
大黄鱼、鳝鱼、黑鲢、鲫鱼	80
对虾、青虾、鲜贝	80
水浸海参	350

等值大豆食品交换表

食　品	重量（克）
腐竹	20
大豆（黄豆）	25
大豆粉	25
豆腐丝　豆腐干	50
北豆腐	100
南豆腐（嫩豆腐）	150
豆浆（黄豆重量1份加水重量8份磨浆）	400

等值奶类食品交换表

食　品	重量（克）
奶粉	20
脱脂奶粉	25
奶酪	25
牛奶	160
羊奶	160
无糖酸奶	130

等值水果类交换表

食　品	重量（克）
柿、香蕉、鲜荔枝（带皮）	150
梨、桃、苹果（带皮）	200
橘子、橙子、柚子（带皮）	200
猕猴桃（带皮）	200
李子、杏（带皮）	200
葡萄（带皮）	200
草莓	300
西瓜	500

等值油脂类食品交换表

食　品	重量（克）
花生油、香油（1汤匙）	10
玉米油、菜籽油（1汤匙）	10
豆油	10
红花油（1汤匙）	10
核桃、杏仁	25
花生米	25
猪油	10
牛油	10
羊油	10
黄油	10
葵花子（带壳）	25
西瓜子（带壳）	40

生熟互换

食物煮熟后其重量会发生很大变化。本书所介绍的食物量如无特殊说明均指生重。但在实际生活中，

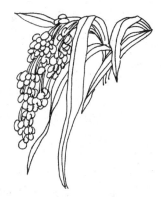

很多时候，人们称量的是熟重。因此，糖尿病患者在制备饮食时应了解膳食的生熟重量互换的关系，做到"心中有数"。

以下列出3种食物生熟重互换关系，供参考。

●1两大米：生重50克，熟重（米饭）130克；

●1两面粉：生重50克，熟重（馒头）75克；

●1两肉食：生重50克，熟重35克。

9. ❀ 学会互换 ❀

"食品交换份"最大的一个优点是同类食物或营养素含量近似的食物间可以相互交换，这为患者选择食物提供了巨大的空间。

这里设计两个要点：

同类食物之间的互换，如各种不同的主食之间、各种蔬菜之间、各种水果之间、各种肉类之间、各种豆类制品之间、油脂和各类硬果类食物之间可以互换。前面已经详细说明了上述食物间互换的量，如50克大米可以和50克面粉互换；35克饼干可以和25克燕麦片互换等，读者朋友掌握起来应不困难。

不同类但营养素含量相似的食物间的互换。这种情况稍稍复杂。常见情况如下：

●半两（25克）主食和200克苹果可等值互换；

●1两（50克）瘦肉和100克豆腐等值互换；

●半两（25克）燕麦片和200克橘子等值互换；

●20粒花生米与10克油或50克瘦肉可以等值互换；

●500克蔬菜与200克苹果可以等值互换。

10. ❀ "食品交换份"应用举例 ❀

糖尿病饮食是一种需要计算和称重量的饮食。看起来比较繁琐，但是当您按照我们介绍的方法掌握了设计食谱的方法，将发现操作如此简单易用、生活如此丰富多彩。下面用具体的实例来演示如何计划食谱。

实例：

患者，男性，56岁，身高170厘米，体重85公斤，职业：会计。患糖尿病4年，采用单纯饮食治疗，未出现明显并发症。

制定食谱步骤

●第一步计算标准体重：170－105＝65（公斤）实际体重85公斤，比标准体重超30%，属肥胖，会计属轻体力劳动。

●第二步计算每日所需总热量：按照成人糖尿病热量供给标准表（书后附表），每日应摄入热能标准为20～25千卡（公斤（体重）·日）。则全天所需总热量：65×（20～25）＝1300～1625千卡

●第三步计算食品交换份份数：（1300～1625）÷90＝15～18份

●第四步参考下表分配食物，根据自己的习惯和嗜好选择并交换食物。

食谱设计及使用食品交换份在同类食物间交换

食谱→→→→→	使用食品交换份可改为下列食谱
早餐	早餐
牛奶1袋（250克）	鲜豆浆1碗（200克）
鸡蛋1个（带皮60克）	茶鸡蛋1个（60克）
咸面包2片（70克）	花卷1两（50克）
拌芹菜丝1碟	咸菜少许
9点加餐	9点加餐
苹果1个（150～200克）	梨1个（150～200克）
午餐	午餐
米饭2两	烙饼2两（70克）
炒三丝（瘦肉25克，豆腐丝50克，圆白菜丝100克）	炒鸡丁柿椒（鸡肉50克，柿椒100克）
拍拌黄瓜（150克）	素鸡烩白菜（素鸡50克，白菜200克）
烹调油10～15克	烹调油10～15克
食盐<3克	食盐<3克
晚餐	晚餐
玉米面发糕1两（玉米面50克）	米饭（大米75克）
白米粥（米25克）	香菇油菜（油菜150克）
清蒸鱼（草鱼100克）	沙锅豆腐（海参100克，豆腐100克，白菜50克）
炒莴笋（250克）	
烹调油10克	烹调油10克
食盐<3克	食盐<3克
睡前1小时加餐	睡前1小时加餐
苏打饼干半两（25克）	燕麦片粥（25克）

从以上两组食谱中可以看出：

●同类食品可以互换。50克大米可以和50克面粉互换；25克饼干可以和25克燕麦片互换；50克瘦肉也可以和100克豆腐互换。

●不同类食品当营养素结构相似时，也可以互换。25克燕麦片可以和200克橘子互换，它们所含热量、碳水

化合物基本相近；25克馒头与500克西瓜（带皮）也是等值的。

●在不增加全天总热量的条件下，吃500克西瓜和25克馒头是一样的。当血糖控制稳定时，糖尿病病人每天吃一个水果减少25克主食也是可以的。

●只要熟悉应用食品交换份，糖

尿病患者的饮食安排就比较自由了。在不增加总热量、总脂肪量的前提下，糖尿病患者可以选择多种食品，包括过去不敢选择的水果、土豆、粉丝、胡萝卜。

●关于加餐的目的是使病情由不稳定过渡到稳定，同时减少胰腺负担。尤其晚睡前加餐可有效预防夜间低血糖的发生。夜间低血糖会刺激体内升高血糖的激素的强烈作用，易发生清晨及早饭后显著高血糖。这时胰岛素的消耗量大，使原本功能不佳的胰腺负担更重，血糖也就更不易控制。因此主张糖尿病患者定时夜间加餐，而不要等到感到饥饿时再加餐。

11. ❀ "少吃主食多吃肉"行吗 ❀

有些糖尿病朋友认为，既然可以"互换"，就可以"少吃饭，多吃肉"；"少吃主食，多喝酒"；"少吃菜，多吃油"。这样，"既保证能量恒定，又能满足口福"。

其实，这是对食品交换份"互换"原则的曲解。

按照这些朋友的互换方法，总能

量可能不变，但是构成总能量的三大营养素的产热比例将发生改变。例如"少吃半两饭，多吃1两肉"，总能量仍然恒定，但能量的来源将由多糖类转变为脂肪。这样，无形之中，油脂的摄入将超过标准，使发生高脂血症的危险性增加。因此，这种"互换"是不可取的。

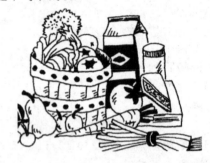

12. ❀ 糖尿病人能否吃水果 ❀

很多糖尿病人不敢吃水果，因为很多水果吃起来很甜，其主要成分是糖，如葡萄糖、果糖和蔗糖等。一些水果中还含有少量的淀粉，如苹果、芒果和香蕉等。若食用不当，可升高血糖，使病情出现反复。故长期以来水果被排除在糖尿病食品之外，有些人甚至到了"谈水果色变"的程度，多数病人都有"家人吃瓜我吃皮"的经历。

很多糖尿病人又渴望能吃点水果，因为水果有"三宝"：维生素；无机盐；膳食纤维。

水果对维持人体健康起着特殊的作用，加之水果色泽鲜艳、风味迷人，是人们非常喜爱的一种食物，完全舍弃未免可惜。

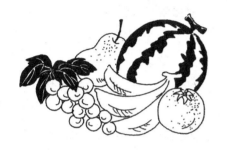

这对矛盾如何解决？办法很简单，只要掌握好下面谈到的糖尿病人食用水果的几个要素，那么对大多数糖尿病人而言，完全可以做到——既控制好血糖又享受到食用水果的好处与乐趣。

食用水果"四要素"

●要素一：吃水果的"时机"

当血糖控制比较理想，即空腹血糖能控制在140毫克/分升以下，餐后2小时血糖控制在180毫克/分升以下，糖化血红蛋白控制在7.5%以下，没有经常出现高血糖或低血糖，就满足享受水果的先决条件了。如果血糖控制不理想，可以将西红柿、黄瓜等蔬菜当水果吃，等病情平稳后再选择水果。

●要素二：吃水果的"时间"

水果一般作为加餐食用，也就是在两次正餐中间（如上午10点或下午3点）或睡前1小时吃，这可以避免一次性摄入过多的碳水化合物而使胰腺负担过重。一般不提倡在餐前或餐后立即吃水果。

●要素三：吃水果的"种类"

各种水果的碳水化合物含量为6%～20%。应选择含糖量相对较低及升高血糖速度较慢的水果。后者对不同的糖尿病人可能有一定的差异，可根据自身的实践经验做出选择。一般而言，西瓜、苹果、梨、橘子、猕猴桃等含糖量较低，对糖尿病人较为合适，而香蕉、红枣、荔枝、红果、菠萝、甜橘、葡萄等含糖量较高，糖尿病人不宜食用。

●要素四：吃水果的"数量"

根据水果对血糖的影响，每天可食用200克左右的水果（可提供约90千卡的热量），同时应减少半两（25克）的主食，这就是食物等值交换的办法，以使每日摄入的总热量保持不变。

如果能在吃水果前和吃后2小时

测一下血糖及尿糖，对了解自己能不能吃这种水果，吃的是否过量会很有帮助。

低过于旺盛的食欲。

吃饭速度放慢，真正做到细嚼慢咽。

13. ❀ 如何克服饥饿感 ❀

控制饮食后，很多糖尿病患者常常感到饥饿难忍，甚至因为无法忍受而放弃饮食治疗。对此，您首先应明确：

饥饿感本是糖尿病的一种症状，经过治疗，病情改善后，饥饿感也会随之减轻。刚开始饮食治疗，食量比原来明显减少了，胃肠道可能会不适应，但是适应几天后饥饿感就会慢慢减轻。

如果仍感饥饿，不妨采取以下措施，或许会有帮助：

多吃低热量、高容积的食品，如各种蔬菜：西红柿、黄瓜、大白菜等。

少量多餐，将正餐的主食匀出一小部分作为加餐用，加餐时可选用低热能食物，如蔬菜、鸡蛋清、脱脂牛奶等。

选用粗杂粮代替精细粮，可以产生更强的饱腹感。

少吃盐，将口味变清淡，可能降

14. ❀ 外出旅游如何进餐 ❀

外出旅游进餐7要点：

外出旅游时，应保证按时用药和进餐；

外出旅游聚餐时，避免摄入过于油腻的食物；

外出旅游期间，不宜饮酒；

外出旅游期间，尽量饮用矿泉水，少用或不用甜饮料；

随身携带饼干、点心、新鲜水果和水，以便在误了进餐时食用；

注意防止因增加运动量发生低血糖反应，准备好糖果、巧克力等；

特别注意旅游期间的饮食卫生。

在饭店进餐的10个要点

现代社会，社交聚餐不可避免。糖尿病患者对此如何应对，是很多朋友关心的问题。以下的要点可作为您的参考，不妨一试。

提前大致掌握食物的数量，做到心中有数；

应尽可能保持原有的饮食习惯和

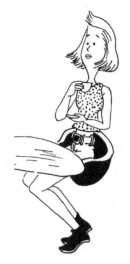

进餐时间，不要放松；

避免摄食高能量、高脂肪、高糖的食品；

多吃蔬菜，特别是绿叶蔬菜；

注意饮食卫生；

不饮酒，或饮用少量红酒，但绝不可空腹饮酒；

向主人说明情况，会得到理解和帮助；

按时服用降糖药物或注射胰岛素；

不要选用淀粉多的稠汤；

不宜食用过多的主食。

15. 低血糖反应该怎么办

立即吃"糖"增高血糖水平：

● 普通饮料（雪碧、可乐、果汁等）

● 糖果（水果糖、奶糖、巧克力糖）

● 糖水（温开水冲白糖或葡萄糖25～50克）

● 口服葡萄糖片

● 1勺蜂蜜或果酱

对不同的患者可采取不同的措施

● 对神志清楚、反应轻者，可立即口服上述食品；如果低血糖反应重者，还需要增加口服碳水化合物的量，如馒头或面包25克或水果1个。

● 对注射长效胰岛素者，为防止低血糖反复出现，还可加食牛奶或鸡蛋等吸收较慢的蛋白质食品。

● 对神志不十分清楚、尚有吞咽能力者，可将白糖或葡萄糖放入其口颊和牙齿之间，使之溶化后咽下。

● 对出现昏迷的患者，应避免喂食，以防止由于喂食不当而引起的吸入性肺炎或肺不张。

若服糖后5分钟仍无法改善症状或变得更糟，应立即吃更多的糖。

如果10分钟内仍然无改善，不要犹豫，应立即送医院抢救。

如果已经纠正了低血糖，还要在下一餐前吃一点儿含复合碳水化合物的点心或水果、牛奶等，可以预防您的血糖再度掉至最低点。

16. ❀ 预防低血糖反应的良策 ❀

●确保您每餐摄入足量的碳水化合物，按时进餐，如果延迟了必须吃一点儿点心帮您渡过险关。

●认真请医生帮助您检查胰岛素或降糖药的剂量，防止用量过大。

●如果活动量比平时大，在活动前要摄入额外的碳水化合物，随身携带糖果、饼干等食物，便于随时纠正低血糖反应。

●确保饮酒前先吃一点儿含复合碳水化合物的食品。

●随身携带"糖尿病救助卡"，上面写清姓名、住址及用药等情况，便于及时得到抢救。

●如果您经常出现低血糖，应做好记录并询问您的医生可能出现的原因和解决方法。

对使用胰岛素或口服磺脲类降糖药的患者，尤应注意。

冠心病的营养防治

1. ❀ 鸡蛋与冠心病 ❀

鸡蛋是营养丰富的食物，每个鸡蛋约含蛋白质5～6克，且绝大部分是白蛋白，同时还含有5～6克脂肪、30毫克钙、1.5毫克铁，720国际单位的维生素A及维生素B等。因此，鸡蛋历来是餐桌上的佳品。但鸡蛋黄胆固醇含量较多，每个鸡蛋黄约含300毫克，相当于成年人一天胆固醇的需要量。因此，人们担心冠心病病人吃鸡蛋会加重冠心病。

其实这种担心是不必要的，因为

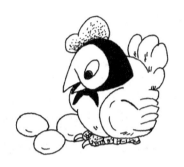

蛋黄中除含胆固醇外，还含有十分丰富的卵磷脂，而卵磷脂可以使胆固醇酯化，使之变得稳定而不容易沉积在血管壁上。美国的营养学家给动脉硬化患者服卵磷脂治疗，三个月内病人的胆固醇从1000毫克下降到186毫克。美国学者曾对116名32～63岁血脂正常的男子进行试验，半年中他们每天吃2个鸡蛋，六个月后血脂仍在正常范围内。英国科研人员的研究也证明，每天1个鸡蛋，对血中胆固醇水平无明显影响。此外，鸡蛋里含有较多的蛋氨酸和钙，也具有防治动脉粥样硬化和高血压的作用。

因此，一般认为冠心病病人可以吃鸡蛋，但量不宜多，以每日1个为宜。对已有高胆固醇血症者，尤其是重度患者，由于其胆固醇代谢障碍，对外源性胆固醇的耐受力较差，所以应尽量少吃或不吃，亦可采取吃蛋白不吃蛋黄的方式。

2. ❀ 牛奶与冠心病 ❀

牛奶是营养佳品，除含有高质量的蛋白质外，还含有钙、铁、维生素B等。普遍认为，牛奶有预防高血压和冠心病的作用。为什么牛奶能预防高血压和冠心病？

牛奶中含有人体不能合成的八种必需氨基酸，其中蛋氨酸有抑制交感神经的作用，有助于维持人体的心理平衡，蛋氨酸还有促进钙的吸收和预防感染的作用。

对大白鼠的实验证实，牛奶中所含的蛋白质，有清除血中过量的钠的作用，所以能防止动脉硬化、高血压的发生；其中的蛋白还有助于保持血管的弹性，延缓动脉硬化。牛奶中所含乳清酸，能影响脂肪的代谢。还含一种耐热的低分子化合物，可以抑制胆固醇的合成，牛奶中所含的钙质和胆碱，具有促进胆固醇从肠道排泄、减少其吸收的作用。所以，牛奶是一种可以降低胆固醇的食物。其次牛奶中含钙、钾等元素较多，对防治冠心病、高血压也有好处。

3. ❀ 植物油与橄榄油 ❀

心脏病患者为了防止动脉硬化逐渐加重和并发症的发生，平时应注意多吃植物油，少吃动物油。这是因为动物油含有较高的饱和脂肪酸和胆固醇，会使人体器官加速衰老和促使血管硬化，进而引起冠心病、脑卒中等。而植物油如豆油、菜籽油、花生油、玉米油等，因含有大量的不饱和脂肪酸，目前多认为是高血压、动脉硬化和冠心病病人的"康复油"。原因是不饱和脂肪酸进入人体后，变成22碳脂肪酸，是体内一种激素——前列腺素合成的主要原料，所以，22碳脂肪酸即为前列腺素前体，而前列腺素除能扩张血管、降低血压外，还能防止血凝固，预防动脉粥样硬化的发生和发展。此外，不饱和脂肪酸有抑制血栓形成的作用，可调整胆固醇代谢，促进胆固醇氧化，生成胆酸，并可与胆固醇结合成不饱合脂肪酸胆固醇酯，便于胆固醇转送。

植物油对人体虽然是有益的，但是过多吃并没有什么好处。因为食入过多，自然产生热量也多，每1克脂肪可产生8千卡热量。热量多了，体内脂肪分解就少了，体重便会逐渐增加。此外，多吃植物油并不能使血中原有

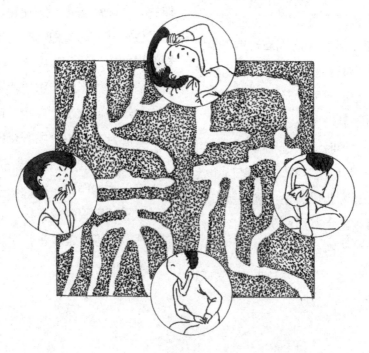

胆固醇降低，却可使胆结石的患病率比吃普通饮食者高2倍，因此，多吃也是无益的。

此外，值得注意的是，作为植物油的一种的橄榄油越来越受到关注。橄榄油原产于地中海一带的希腊、意大利、西班牙等国家。油橄榄树是一种高大的常绿乔木，它所结的淡绿色果实含油脂35%，一般采摘下来后便立即进行加工榨磨成油，保持了天然的果香和新鲜的口感。橄榄油含的单不饱和脂肪酸达80%以上，主要是油酸，容易被人体吸收，还含有对心血管健康有益的角鲨烯、谷固醇和维生素A原、维生素E等成分。据调查，在食用油中橄榄油达到90%比例的地中海一些国家，心血管疾病的发病率远远低于欧洲其他国家。橄榄油有很强的抗氧化能力，反复煎炸也不变质。最新的研究表明，常食用橄榄油还可防止骨质疏松、预防钙质流失；预防消化系统疾病、胆结石、心脏病、高血压、减少癌症发病率以及降低胃酸、降低血糖等作用。因此推荐高血压、冠心病患者适量食用橄榄油以替代一般的植物油，但总量不宜超过每日植物油规定量的上限。

4. 吃海鱼预防冠心病

冠心病的流行病学调查发现，海边渔民的患病率普遍较低。这可能与其食用海产食物较多有关。

海产食物中含有大量的20碳五烯酸（EPA）和22碳六烯酸（DHA）。EPA和DHA有明显的降血脂作用，能防止冠脉痉挛和动脉粥样硬化。EPA的主要来源是食物，少量由体内合成。水生动物如牡蛎、鲭鱼、大马哈鱼、金枪鱼等海鱼及鱼肝油中EPA的含量尤为丰富，可达总量的0.1%～90%。EPA可使冠脉扩张、血小板解聚和改善血管通透性。EPA还有降低血脂的作用。据报告，爱斯基摩人和北极地带的其他居民很少进食陆生动物的肉和奶，也很少进食植物性食品，主要的食物是鱼肉、鱼肠、鲸油及鱼的其他成分。据调查，爱斯基摩人和北极圈其他居民中，血胆固

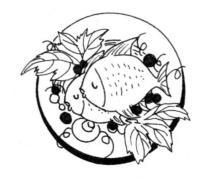

醇、甘油三酯、低和极低密度脂蛋白含量普遍较低，而高密度脂蛋白的含量则较高。从这些资料来看，EPA的摄入和体内的含量较高，可能是北极地带居民中动脉粥样硬化和冠心病发病率很低的重要原因。国外许多研究也都证实EPA在防治冠心病中的作用。

因此，在动脉粥样硬化和冠心病的一级和二级预防中，鱼肉、鱼油和EPA可能有极重要的意义，这也是近几十年来冠心病病因学研究的巨大进展。应用EPA和DHA，或进食一定量鱼肉、鱼油，可能是预防和治疗动脉硬化和冠心病的又一条新途径。所以，劝君常吃海鱼。

5. ❀ 海藻食物预防冠心病 ❀

许多海藻类的提取物，如藻酸双酯钠（简称PSS）、褐藻淀粉硫酸酯（简称LS）等，在冠心病的防治方面可发挥一定的作用。

实验和临床研究证明，海藻提取物具有多方面的生理功能，它能有效地降低血脂和血液凝固性，抗血小板凝集，改善血液流变学指标，提高血

中高密度脂蛋白水平，从多方面起着预防冠心病及心肌梗死的作用。专家们研究发现，褐藻淀粉硫酸酯能显著降低血脂，并且有提高高密度脂蛋白的作用。藻酸双酯钠则有抗凝、抗血小板的作用，可防止微血栓形成。临床上广泛应用于冠心病心肌梗死的防治，收到良好的效果。

6. ❀ 饮酒与冠心病 ❀

一般认为，少量至中等量的饮酒可抑制血小板的聚集，阻止血栓的形成，从而起到预防心肌梗死的作用。少量的饮酒还可提高血中的高密度脂蛋白，降低低密度脂蛋白。虽然如此，但WHO并不推荐用这种方法作为预防冠心病的措施。因为饮酒本身除增加高血压、肝硬变、胃癌、心肌损伤和意外事故等而增加总死亡外，还会造成一些经济的、精神的以及社会的问题。如果一定要饮酒，或有饮酒习惯者，每日饮酒量不应超过2～4份（每份相当于15毫升酒精或300毫升啤酒、100毫升葡萄酒或25毫升白酒）。

7. 冠心病的食物选择

冠心病病人在日常饮食中还应注意选择以下具有降低血脂、血压和胆固醇作用的食物。

●燕麦：含蛋白质15%、脂肪9%，且富含亚油酸、燕麦胶和可溶性纤维，常食可降低胆固醇，可使过高血糖下降。

●玉米：玉米具有抗血管硬化的作用，脂肪中亚油酸含量高达60%以上，还有卵磷脂和维生素E等，具有降低血清胆固醇，防治高血压、动脉硬化、防止脑细胞衰退的作用，有助于血管舒张，维持心脏的正常功能。

●荞麦：荞麦中含有芦丁、叶绿素、苦味素、荞麦碱以及黄酮物质。芦丁具有降血脂降血压的作用，黄酮类物质可以加强和调节心肌功能，增加冠脉的血流量，防止心律失常等作用。

●大豆和花生：大豆及豆制品含有皂草碱的纤维素，具有减少体内胆固醇的作用。花生含有多种氨基酸和不饱和脂肪酸，经常食用，可防止冠脉硬化。

●洋葱：洋葱含有刺激溶纤维蛋白活性成分，能够扩张血管，降低外周血管和心脏冠状动脉的阻力，能够对抗体内儿茶酚胺等升压物质以及促进钠盐排泄等作用。实验证明，冠心病患者每日可食用100克洋葱，其降低血脂作用较好。

●生姜：生姜中主要含有姜油，姜油中的有效成分是油树脂和胆酸螯合物，能够阻止胆固醇的吸收，并增加胆固醇的排泄。生姜中的姜醇、姜烯、姜油萜、姜酚等，可促进血液循环。

●大蒜：大蒜中含有大蒜精油，精油中含有硫化合物的混合物，对血脂过高有明显的降脂作用，大蒜还具解毒功能，每日食用大有好处，除消炎解毒外，还有预防癌症的功能。

●甘薯：甘薯含有丰富的糖类，维生素C和胡萝卜素，可提供大量的黏多糖和胶原物质，这类物质能够有效地维持人体动脉血管的弹性，保持关节腔的润滑，防止肾脏结缔组织萎缩。常吃甘薯能够防止脂肪沉着，动脉硬化等。

●茄子：茄子含有丰富的维生素，紫色茄子还含有维生素PP。常吃茄子可以防止胆固醇升高，茄子纤维中含有皂草碱，可增加微血管的弹性。

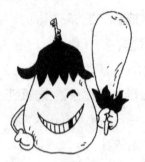

●胡萝卜：胡萝卜含有丰富的胡萝卜素和多种营养素，实验证明可增加冠状动脉血流量，降低血脂，促进肾上腺素合成，因此具有降血压、强心等效能。

●芹菜：芹菜主要含有挥发油、甘露醇等，具有降压、镇静、健胃、利尿等作用。

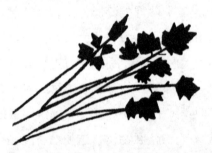

●韭菜：韭菜含有丰富的纤维素，挥发性精油和含硫化合物，能够促进肠蠕动，减少胆固醇的吸收，具有降血脂的作用。

●菇类和食用菌：蘑菇等食用菌富含蛋白，低脂肪，不含胆固醇，具有明显的降脂降压作用。黑木耳能够防止血栓形成，防止动脉硬化

和冠心病。

●藻类：海带、紫菜、海蜇、石花菜等，均含有丰富的矿物质和多种维生素，尤其是褐藻酸盐类具有降压作用；淀粉类的硫酸酯具有降脂功能。

●山楂：山楂含有三萜类黄酮类、金丝桃碱等成分，具有降低血清胆固醇、降压作用，又有扩张血管，促进气管纤毛运动、排痰平喘功能。

●茶叶：经常饮茶能够加强毛细血管韧性，促进甲状腺功能，降低血清胆固醇浓度，调整胆固醇与磷脂比值等，能够防治动脉硬化，增强心脏收缩，加快心率，改善心肌功能。

8. ❀ 冠心病患者睡前睡后要补水 ❀

不少冠心病患者在夜间或清晨会突然出现心绞痛甚至发生心肌梗死和脑血栓，严重者将失去抢救的机会。如果夜间和清晨注意喝3次（杯）"安全水"——温开水，能及时补足体内水分，降低血液黏稠度，加快血液流速，溶解血栓，可以防止或延缓冠心病发作。

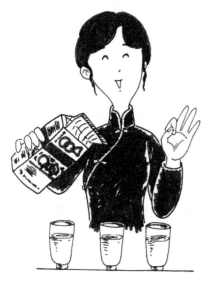

第一次水在临睡前半小时喝；第二次在深夜醒来时喝；第三次是在清晨起床后喝。凡冠心病患者对这3杯"安全水"的作用不可低估。

9. ✿ 饱餐与心绞痛 ✿

饱餐易引起心绞痛主要原因有以下几点：

●人类每餐以后都存在所谓食物特殊动力效应（SDF），即每餐进食以后人体产生能量。这意味着饱餐后人体代谢需氧量也会大大增加，心脏必须加倍工作方能满足机体代谢的需要，从而，使心脏的负荷水平也大大增加。

●饱餐后，机体为了充分消化和吸收各种营养物质，一方面血液大量地向胃肠道分流，使其他组织血供相对减少；另一方面消化液分泌明显增加，从而影响了冠状动脉的供血。

●饱餐后血脂水平增高，血液黏度增大，从而引起血流速度缓慢，外周血管阻力增大，心脏负荷增加，同时血小板易聚集致血栓形成，堵塞冠脉。

●饱餐使外周血压明显下降，原有高血压者血压下降更加明显，并且将持续1小时左右才恢复到餐前水平；若伴大量饮酒，血压下降更明显。当血压下降突然而显著时，会影响冠脉灌注压。

●交感神经兴奋，心率增快，使心肌耗氧量增加。

10. ✿ 防治高脂血症 ✿

●合理饮食：合理的饮食是治疗高脂血症的基础，任何高脂血症患者在进行药物治疗之前，都应先行饮食治疗，只有在饮食治疗无效或病人不能耐受（常需半年至一年）时方才使用药物治疗，因为饮食治疗是最合乎生理的和有效的措施。不论何种降脂药物，或多或少都有一定的副作用，而且，即使在用药物治疗时，也不应放松合理的饮食措施。

●适量的体育运动：运动锻炼可增加消耗、改善脂质代谢，防止体脂和血脂增多。运动可使高甘油三酯血症患者的血脂含量完全降至正常水平。不仅如此，运动还能提高人体血液中一种对抗动脉粥样硬化的脂蛋白——高密度脂蛋白（HDL）的含量，改善心脏功能，增加心脏的侧支循环，从而也起到防治冠心病的良好作用。健康情况良好，又无冠心病的高脂血症患者，应该进行经常性运动，如长跑、骑自行车、游泳、打球、爬山等。

●药物治疗：对顽固而严重的高脂血症，可适当给予药物治疗，目前还没有很合乎生理要求的降脂药物。多数降脂药仅有短时疗效，而长期用则出现明显副作用。所以，药物治疗应被看作是治疗冠心病高危者脂代谢紊乱的万不得已的措施，且需与非药物疗法联合进行。

11. ❀ 高胆固醇血症的饮食控制 ❀

所谓"高胆固醇血症"，是仅有血胆固醇含量增高，而甘油三酯含量正常的患者。

饮食治疗的要点是：

●限制食物胆固醇，每天总摄入量少于200毫克。病人应忌吃或少吃含胆固醇高的食物，如动物内脏、蛋黄（每只鸡蛋蛋黄含300毫克胆固醇）、贝壳类（如蚌、螺蛳等）和软体类（如鱿鱼、墨鱼、鱼子等）。

●限制动物性脂肪，适当增加植物油，计算表明，如烹调不用动物油，则每个患者每日可吃植物油（豆油、玉米油、菜油等）20～25克。超过此量也会带来不利的作用。

●多吃新鲜的蔬菜水果，以增加纤维的摄入。

●多吃些有降胆固醇作用的食物，如大豆及其制品、洋葱、大蒜、香菇、木耳等。这些食物中，有的还同时具有抗凝血作用，对预防血栓形成和冠心病也有好处。

12. 高甘油三酯血症的饮食控制

所谓"高甘油三酯血症"是指仅有血甘油三酯含量增高，而胆固醇含量正常的患者。

饮食治疗的要点：

●控制体重，达到并维持在标准范围的体重。

●其次是限制甜食，此类患者对糖类特别敏感，吃糖可使其甘油三酯含量更加增高。因此，白糖、红糖、水果糖、蜜糖以及含糖的食品和药物等应尽量少吃或不吃。

●适当控制主食，但不可不吃。

●禁酒。酒可使这类患者的甘油三酯含量增高。

●适当增加蛋白质，尤其是大豆蛋白。

●适当限制胆固醇，每天低于300毫克。

●适当限制脂肪，尤其是动物脂肪。

13. 心血管疾病患者的优选食物

●豆类。豆类食品，是我国人民喜爱的食物，而且价格较便宜，蛋白质含量丰富。同时，大豆含有豆固醇，豆固醇与谷固醇一样，都是植物固醇。摄入植物固醇以后，人体不仅不能吸收它，而且还能抑制胆固醇的吸收，可以作为竞争性抑制剂，抑制肠腔中的胆固醇水解，从而减少了胆固醇的浓度。因此，有人主张应用植物固醇来降低血浆胆固醇的浓度。用大豆蛋白代替动物蛋白，可显著降低高胆固醇血症病人的血浆胆固醇，其总有效率在90%以上。对于血脂不高的人，同样可以常吃些豆类食品。这样，可以起到预防高脂血症的作用，对预防动脉粥样硬化和冠心病，是大有好处的。

●麦芽。它是小麦种子发芽后形成的。麦芽含有丰富的蛋白质，其来源丰富，价格便宜。对于心脏病患者的康复来说，麦芽的蛋白质优于其他任何动物蛋白。麦芽内含有的甲种生育酚，是维生素E的组成成分，它能降低血液的黏稠度，进而阻抑动脉粥样硬化的形成。食用麦芽安全，效果好，没有副作用。有条件的冠心病患者，每天早晨食用一碗鲜麦芽粥，将大有益处。麦乳精里也含有一定量的麦芽，但很多市售麦乳精的糖分比较高，所以要适当饮用。

●玉米。玉米食品近年来又重新受到人们的青睐，这是因为它富含维生素E、维生素A。玉米胚榨出的玉米油，含有大量不饱和脂肪酸，它能清除人体内多余的胆固醇，并具有预防动脉硬化的作用。所以，食用一些玉米油是很有益处的。此外，每到青玉米上市时，每天吃一只青嫩的清水煮玉米，对中老年患者都有益处，最好选黄色的玉米，它较白玉米更富含营养。

●蔬菜和水果。有一些品种对冠心病很有益处，如大蒜和洋葱。有人发现，大蒜及其有效成分，对高脂血症有预防作用，吃洋葱和大蒜都可以使血清胆固醇减少，全血凝集时间明显延长。而且洋葱和大蒜可以防止α-脂蛋白下降。α-脂蛋白是一种运载胆固醇的蛋白质，它把动脉内壁的胆固醇带走，送到肝脏里加工处理，α-脂蛋白就像清洁工一样，把血管内壁的"垃圾"——胆固醇及时清扫掉。而且研究还发现，大蒜和洋葱，

可以提高纤维蛋白溶解活性，纤维蛋白溶解活性降低的人，发生动脉粥样硬化和冠心病的可能性就大。

14. ❀ 冠心病病人进补原则 ❀

对于一些体质虚弱或久病卧床的冠心病病人来说，常把恢复健康寄希望于"灵丹妙药"或求助于滋补药上。其实"药补不如食补"。因为到目前为止，还没有任何一种滋补药能代替正常饮食和体育锻炼而使人能健康长寿的。有些人虽然患有冠心病或其他严重疾病，但身体康复和精神状态较好，这并不一定是补药的功劳，而是由于他们日常生活中，坚持不懈的活动和锻炼，合理的饮食，豁达乐观的情绪，起居有常，嗜欲有节。通过这些所获得的健康远非滋补药所能达到的。当然，这并不是说服用滋补品完全没有必要。对于有些病魔缠身、大病初愈的冠心病或老年人，适当服用些滋补品是有好处的。但进补时应注意以下几点：

●冬令进服补品时应注意温补调治。祖国医学有"冬主藏"之理论。认为冬季是"万物生机潜伏闭

藏，需阳气藏而不泄"的季节。故冬季行补，对人体的防病抗病能力有重要意义。

●为防止心血管病的发生，对老年阳虚之人，可以适当进行温补调治。因为冬季的寒冷气候可使血液循环变慢，血液黏度增加，血管收缩，管腔狭窄，再加上寒冷刺激会使机体儿茶酚胺分泌增加，易致血小板聚集，血栓形成，从而发生心肌梗死。所以，对冠心病、心肌梗死病人宜选用以党参、黄芪、附子、桂枝等为主的温补药物。

●对高龄老年进补，一般认为因其机体脏腑功能减退，抗病力下降，所以宜选用西洋参、人参、何首乌、枸杞子、天麻、冬虫夏草等药物，或羊肉、银耳、核桃、鹌鹑蛋、山药等食物进补。

●对有些患过心肌梗死的老人，在冬季其体温比正常人低1～2度，有怕冷、四肢不温、精神萎靡等症状，可选用红参、附子、肉桂、当归、干姜、桂圆、核桃肉等温补品，可逐渐使体温恢复正常。

总之，对服用滋补药，要坚持"可补可不补者一般不补，能食补者不要药补"的原则。切不可大量或乱用滋补品，以免引起不良反应。

15. 冠心病食疗配方

●韭白粥：韭白30克，粳米100克。韭白洗净，粳米淘净。韭白、粳米放入锅内，加清水适量，用武火烧沸后，转用文火煮至米烂成粥。每日2次，早、晚餐食用。

●玉米粉粥：玉米粉50克，粳米100克。粳米洗净，玉米粉放入大碗内，加冷水调稀。粳米放入锅内，加清水适量，用武火烧沸后，转用文火煮至米九成熟，将玉米粉糊倒入，边倒边搅，继续用文火煮至玉米烂成粥。每日2次，早、晚餐食用。

●木耳烧豆腐：黑木耳15克，豆腐60克，葱、蒜各15克，花椒1克，辣椒3克，菜油适量。将锅烧热，下菜油，烧至六成热时，下豆腐，煮十几分钟，再下木耳，最后下辣椒、花椒、葱、蒜等调料，炒匀即成。

●芹菜红枣汤：芹菜根5个，红枣10个，水煎服，食枣饮汤。每日2次。

●山楂玉面粥：红山楂5个，去核切碎，用蜂蜜1匙调匀，加在玉米面粥中服食。每日服1～2次。

●海带粥：水发海带25克，与粳米同煮粥，加盐、味精、麻油适量，调味服食。每日早晨服食。

●菊花山楂饮：菊花、生山楂各15～20克，水煎或开水冲浸，每日1剂，代茶饮用。

●柠檬玉面粥：柠檬1个，切成片，用蜂蜜3匙渍透，每次5片，加入

玉米面粥内服食。每日服2次。

●海藻黄豆汤：昆布、海藻各30克，黄豆150～200克，煮汤后加适量调味品服食，适用于冠心病并高脂血症、高血压者食用。

●大蒜粥：紫皮蒜30克，置沸水中煮1分钟后捞出蒜瓣，再将粳米100克煮粥，待粥煮好后，将蒜再放入粥中略煮。可早晚食用。

改善饮食习惯，让高血压低头

1. ❀ 高血压病与清晨饮水 ❀

高血压病患者应注意清晨饮水。

水是人体重要的营养素之一。祖国医学认为，水有助阳气、通经络的作用。现代医学认为，水是构成人体组织的重要成分，成人体重的60%都是水，体内新陈代谢需要水参加才能完成。因此可以说，水

是生命的"甘露"。

水对老年人更为重要。因为人随着年龄的增长，体内固有水分和细胞中的水分逐渐减少，出现了慢性、生理性失水现象。这也是老年人皮肤干燥、皱纹增多的主要原因。此外，老年人体内水分减少，还使肠内正常的黏液分泌减少，粪便在肠内停留过久，粪便中细菌产生的有害物质在肠内堆积过多、过久，被人体吸收

后会产生头痛、头晕、精神不振等症。粪便中的毒素又是诱发肠癌的有害物质。

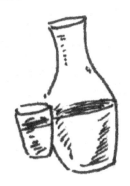

科学研究和实践证明，老年人及心血管病患者每天早晨喝1杯温开水，并且做到持之以恒，对健康有如下好处：

●利尿作用：清晨饮水15～30分钟后就有利尿作用，这种作用迅速而明显。

●帮助排便：清晨饮水可预防习惯性便秘。由于胃肠得到及时的清刷，粪便不会淤积干结，因而不易发生便秘。

●排毒作用：我国大多数人有晚餐吃得丰富的习惯，因此晚餐动物蛋白质及盐分进入体内也相对较多。动物蛋白质在体内分解代谢，都会产生一定的毒性物质，应尽快排出体外。而绝大部分人不愿晚上多喝水，怕影响睡眠，以致使尿液浓缩，有害物质

重吸收，所以早晨起床应及时饮水，以便促进排尿。

●预防高血压、动脉硬化：目前认为，动脉硬化的发生与食盐中的钠离子在血管壁上沉积有关。若在早晨起床后马上喝杯温开水，可把头天晚餐吃进体内的氯化钠很快排出体外。平时饮水多，爱喝茶的人高血压、动脉硬化发病率就低；反之，早晨吃干食，又无喝水习惯的人，到老年高血压、动脉硬化的发病率就会相对增高。

2. ❀ 高血压患者可用食物 ❀

●富含钾的食物：蔬菜、水果、土豆、蘑菇等；

●富含钙、维生素和微量元素的食物：新鲜蔬菜、水果、瘦肉等。

●富含优质蛋白、低脂肪、低胆固醇食物：无脂奶粉、鱼类、豆制品等。

高血压患者禁用或少用食物

●高钠食物：咸菜、榨菜、咸鱼、咸肉、腌制食品、火腿、加碱或发酵粉、小苏打制备的面食和糕点；

●高脂肪、高胆固醇食物：动物

内脏、肥肉、鸡蛋黄、松花蛋等；

●辛辣有刺激性的调味品：浓的咖啡、茶和肉汤等。

3. ❀ 吃苹果预防高血压 ❀

苹果含钾，可以改善引进高血压的钠离子摄取量，能预防高血压的发生。在美国的佛蒙特州，曾经以患心脏病和风湿病居多闻名。但是，自从这里推广了以苹果醋加蜂蜜，再以热开水冲释后饮用，便大大改善人们患心脏病的几率。建议高血压患者，一天吃三个苹果，以帮助排出因为吃东西而摄取过量的钠离子，从而改善高血压病。

4. ❀ 洋葱与高血压 ❀

美国德克萨斯州立大学教授从洋葱中发现了前列腺素A，它具有扩张外周动脉、降低外周血管阻力的效力，从而起到降血压作用。另外，它

不仅能增加尿量，促使钠排泄，还能降低冠状动脉的阻力，增加血流量，预防冠心病。

洋葱含有二烯丙基二硫化物和含硫氨基酸。这些物质是一种配糖体，可增强纤维蛋白溶解酶的活性，具有杀灭多种病菌及抗血管硬化和降低血脂的功能。美国科学家还从洋葱里提炼出了一种"葱素"，是治疗心血管硬化的特效药。

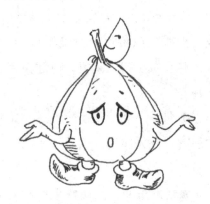

5. ❀ 高钙预防高血压 ❀

许多科研结果表明，高钙饮食是防治高血压的有效措施之一，钙具有强大的"除钠"作用，从而使血压维持稳定。所以，解决高血压的关键不是限钠、限镁或其他矿物质，而是补钙。研究人员曾就补钙对高血压的影响作对比观察，结果显示，高血压

病人每日摄钙达1000毫克，连用8周后，血压降低10～20mmHg，另一研究表明，每天摄入400克牛奶，增加钙1500毫克时，可使50%的高血压患者收到明显的效果；法国的一项研究则表明，平时钙摄入量达1000毫克时，有明显的预防效果，使健康人群发病率降低30%～35%。因此，健康人群或高血压患者，都应多吃些含钙丰富的食物，如牛奶、豆类、鱼虾、芝麻等，可有效地防治高血压病。

血管壁细胞和血小板中所含的脂肪酸为原料制成的。多吃鱼的人体内，起收缩血管作用的血栓素A_2明显减少，血液的凝固性也随之降低。

有关资料也表明，生活在渔村地区的居民高血压和中风的发病率比山区居民明显降低。研究人员认为，渔民们大量摄入鱼类蛋白质，会使血管变得结实而富有弹性，因而不易破裂。同时，鱼类含钙、钾丰富，这对防治高血压无疑也是大有裨益的。

6. ❀ 高血压患者多食鱼 ❀

日本科学家研究指出："高血压患者应在少吃盐的同时多吃鱼，这会降低因高血压而致中风的可能性。"原因是由血管壁释放的一种被称作前列环素的物质，是一种强烈的血管扩张因子，能松弛血管四周肌肉，使血管扩张，血压下降，并能防止血体形成；而血液中与血小板相关的另一种前列腺素，称血栓素A_2则是一种强烈的血管收缩因子，并能促进血小板聚集和诱发血栓形成。从生理上而言，两者的平衡破坏，血压就随之升高，并促使动脉硬化。而这两种物质是以

7. ❀ 终止高血压膳食 ❀

1997年底美国的高血压全国委员会的报告中提出终止高血压的膳食疗法（DASH），相对于传统降压膳食的限钠、减轻体重的原则，DASH膳食强调富含水果、蔬菜并用低脂富含单不饱和脂肪酸的食物代替饱和脂肪酸多的食物（水果和蔬菜每日8～10份，2～7份脱脂奶）。由于膳食中富含钾、钙、镁和单不饱和脂肪酸，虽然钠的含量与正常人没有明显差异，但是可以大幅度降低血压，并且发现此种饮食还具有降低心血管疾病、恶性肿瘤的发生率。

8. ❀ 高血压食谱举例 ❀

高血压食谱举例（一）

早餐：大米粥（大米50克）

发糕（面粉50克+白糖5克）

黄豆拌菠菜（黄豆20克+菠菜30克）

加餐：水果250克

午餐：米饭（大米100克）

瘦肉片芹菜豆腐干（瘦肉50克+芹菜100克+豆腐干50克）

肉丝海带汤（瘦肉丝25克）

加餐：脱脂牛奶250毫升+苏打饼干4片

晚餐：二米粥（大米25克+小米25克）

花卷（面粉25克）

清蒸平鱼（鱼肉100克）

素炒小白菜（小白菜150克）

全日用植物油：20克

以上食谱热能1 800千卡。

9. ❀ 高血压病人怎样控制体重 ❀

肥胖与高血压关系十分密切，可成为高血压的发病原因之一。而肥胖者减轻体重可使血压下降，头痛、水肿、蛋白尿和呼吸困难等症状都得到缓解，因此，要充分认识超重、肥胖的危害性，自觉地与医生配合，有效地控制体重。

减肥的方法主要是控制饮食和增加体力活动。有人研究指出，每日减少418.63千焦的热量饮食或通过体力运动额外消耗418.63千焦热量，就可以控制肥胖的发展，并能达到逐渐减肥的目的。

如何控制饮食呢？一般来说，轻度肥胖者一日三餐的进食量，可以不必过分严重控制，但要避免额外食物摄入，如点心、糖果及含糖饮料等，同时注意适当增加劳动和体育运动强度，每月减轻0.5～1千克体重，直到恢复到正常标准。中度以上超重肥胖者，应严格限制饮食，除尽量采用低热量食物外，还要大大减少食量，可以从每日减少主食100～150克开始，食量大者，可以从每日减少150～250克开始，并应限制高脂肪、高糖类饮食，以后再根据体重和其他反应加以调整。其次要节制薯类、肥肉以及油脂多的干果和油料等，多吃蔬菜和水果等低热量食物，既可减轻饥饿感，又能供给充足的无机盐和维生素。

在控制饮食的过程中，要循序渐进，切忌急于求成，否则会发生营养不良，头昏眼花，四肢无力，致使体力活动减少，不但达不到减肥的目的，反而会增加体重。因此，在减少主食时应适当增加优质蛋白质的摄入量，以增加热量消耗，提高减肥效果。

控制体重要长期坚持，如果减肥后停止控制饮食，体重会很快恢复到原来水平，甚至更胖。同时，还应长期坚持体育运动和体力劳动，这样才能收到较好的减肥效果。

10. ❀ 高血压病人的冬季保健 ❀

高血压病是中老年的多发病、常见病，尤其冬季易使病情发展，这是因为：

●低温可使体表血管弹性降低，外周阻力增加，使血压升高，进而导致脑血管破裂出血。

●寒冷的刺激还可使交感神经兴奋，肾上腺皮质激素分泌增多，从而使小动脉痉挛收缩，增加外周阻力，

使血压升高。

●寒冷还可使血液中的纤维蛋白原的含量增加，血液黏稠度增高，促使血液中栓子的形成。因此，高血压病人在冬季要注意做好自我保健，预防中风发生。

那么，高血压病人冬季应注意些什么问题呢？

●注意防寒保暖，避免严寒刺激，特别是寒潮袭来、气温骤降时，要注意及时添加衣服。在饮食上应当多吃一些产热量高和营养丰富的食物，如瘦肉、鸡、鱼、乳类及豆制品，少吃油腻食物，禁忌烟酒，并应保持大便通畅。

●坚持体育锻炼，提高耐寒能力。可参加一些力所能及的文体活动，如户外散步，打太极拳，做气功等。

●适当控制情绪，谨防过度疲劳。极度愤怒或紧张都可诱发脑卒中，因此，高血压病患者要保持乐观愉快的心情，切忌狂喜暴怒、忧郁、悲伤、恐惧和受惊。

●坚持经常服药，保持血压稳定。高血压病人服降压药时不可随意停服，特别是服氯压定、心得安、甲基多巴等降压药时更应注意。据报

道，如果突然停药，约有5%左右的病人可在40小时左右，出现血压大幅度反跳。因此，高血压病人应在医生的指导下，坚持服用相当长时间的维持量，使血压保持在较理想的水平。

●经常体格检查，预防和治疗并发症。在冬季易患流感、鼻炎、咽喉炎、扁桃体炎、气管炎等，应注意预防和积极治疗，并应经常测量血压，有条件者，还应定期进行血脂、血糖、心电图、脑血流图等检查，发现异常，及时处理。

11. ❀ 降脂食物 ❀

血脂增高危害性很大，容易引起动脉粥样硬化、高血压及心脑血管疾病，因此，在使用降脂药物治疗的同时，不可忽视食物的降脂作用。下面介绍几种能够降低血脂的食品。

●大豆　大豆及豆制品含有丰富的不饱和脂肪酸、维生素E和卵磷脂，三者均可降低血中的总胆固醇、低密度脂蛋白及甘油三酯水平。而不影响高密度脂蛋白胆固醇水平，尤其重要的是，大豆及其制品中还含有大量的皂甙（如豆浆煮涨时液面上浮起的那层泡沫状物质），这种物质不仅能有效地降低血脂，还具有减轻和预防动脉硬化的作用。

●大蒜　国外有人研究发现，新鲜大蒜能够大大降低血液中有害胆固醇的含量。大蒜粉剂制品可降低8%的胆固醇，而新鲜的大蒜或大蒜提取物，可降低胆固醇15%。大蒜的降脂效能与大蒜内所含物质——蒜素有关。大蒜的这一有效成分有抗菌、抗肿瘤特性，能预防动脉粥样硬化，降低血糖、血脂等。还有报告指出，每天服用大蒜粉或大蒜精，或坚持吃大蒜，经过4～5周，血压会降低10%。如果每天吃一头大蒜，即可预防心脑血管疾病发生。

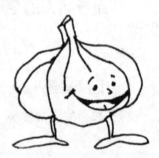

●洋葱　其降血脂效能与其所含的烯丙基二硫化合物及少量硫氨基酸有关。这些物质属于配糖体，除降血脂外，还可预防动脉粥样硬化，对动脉血管有保护作用。国外学者研究认为，中老年人多吃些洋葱，可以防止高脂血症动脉硬化、脑血栓、冠心病的发生和发展。

●海带 海带内含有大量的不饱和脂肪酸，能清除附着在人体血管壁上过多的胆固醇；海带中的食物纤维褐藻酸，能调理肠胃，促进胆固醇的排泄，控制胆固醇的吸收；海带中钙的含量极为丰富，钙可降低人体对胆固醇的吸收，降低血压。这三种物质协同作用，对预防高血压、高脂血症和动脉硬化很有益处。

●山楂 含有大量的维生素C和微量元素，具有活血化瘀、消食健胃、降压、降脂及扩张冠状动脉的作用。

●玉米 含有丰富的钙、镁、硒等矿物质以及卵磷脂、亚油酸、维生素E，具有降低血清总胆固醇的作用。中美洲印第安人中几乎没有高血压、高脂血症、冠心病，主要得益于他们以玉米为主食。

●黑木耳 近年来研究证实，黑木耳有抗血小板聚集、降低血脂和阻止胆固醇沉积的作用，同时，还发现黑木耳有抗脂质过氧化作用。脂质过氧化与衰老有密切的关系。所以，老年人经常食用黑木耳，可防治高脂血症、动脉硬化和冠心病，并可延年益寿。

●苹果 含极为丰富的果胶，能降低血液中胆固醇的浓度，还具有防止脂肪聚集的作用。苹果中的果胶还能与其他降胆固醇的物质，如维生素C、果糖、镁等结合成新的化合物，从而增强降血脂效能。有报告指出，每天吃1～2个苹果的人，其血中胆固醇的含量可降低10%。

●牛奶 含有羟基、甲基戊二醇，能抑制人体胆固醇合成酶的活性，从而抑制胆固醇的合成，降低血中胆固醇的含量。此外，牛奶中还含有较多的钙，也可降低人体对胆固醇的吸收。

●鱼 含有人体必需的多种不饱和脂肪酸，其降血脂功效是植物油的2～5倍，对中老年人的血管有良好的保健作用。据科学家研究发现，生活在北冰洋格陵兰岛的爱斯基摩人的心血管病发病率低，几乎低到零，日本和荷兰渔民也很少有心脏病患者，皆因多吃鱼类的缘故。

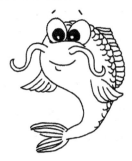

●茶、菊花、荷叶等均有一定的降血脂作用，尤其是菊花，不仅能有效地降低血脂，而且还可以预防动脉粥样硬化及降低血压，作用持久而平稳。

12. ❀ 高血压合并高脂血症的营养治疗 ❀

（1）控制热量摄入，适当增加活动量。进食热量过多，多余的热量就以脂肪的形式储存在体内，使血脂和血压升高，所以，应以限制脂肪为主，主食每天200～250克，不吃甜食，可适当吃鱼、豆制品、禽类、蔬菜等，但每餐不可过多，不可暴食，晚餐要少吃。多吃富含钙、钾的食物，如香蕉、紫菜、海带、土豆、豆制品及菇类等，以促进体内钠盐的排泄，调整细胞内钠与钙的比值，降低血管的紧张性，维护动脉血管正常的舒缩反应，保护心脏。

适度运动，能有效地增加内源性热原质，增加身体热度，加速体内脂肪、糖和蛋白质的分解，有利于冲刷血管壁上的沉积物，又可使血脂分解加速，从而防止高血压、高脂血症，延缓各脏器的衰老，所以，应坚持锻炼，但老年人应以散步、慢跑、打太极拳为主，不宜剧烈运动。

（2）吃盐应适量。一般每日食盐量掌握在5克以下，此剂量对二者都不致产生明显影响。

（3）烟酒对高血压和高脂血症均属促进因素，患者应断然戒烟，酒以不喝为好。

（4）在使用降压药时，要考虑对脂质代谢的影响。临床研究证明，有的降压药物对脂质代谢可产生不良影响，从而成为动脉硬化的促进剂，如利尿降压药、β受体阻滞剂均有这种作用。血管紧张素转换酶抑制剂、钙离子拮抗剂对脂质代谢也有影响。对高血压和高脂血症并存的患者来说，最好的药物是哌唑嗪、乌拉地尔等 α_1 受体阻滞剂，它们既可降压，又有利于脂质代谢。

（5）经降压治疗高脂血症未见好转，同时存在冠心病危险因素时，应配伍应用抗高血脂症药物。

13. ❀ 糖尿病性高血压的非药物治疗 ❀

改变生活方式可作为糖尿病轻

度高血压患者的明确治疗手段。美国糖尿病学会推荐的饮食为低热量、低脂肪、高碳水化合物和可溶性纤维及中低量蛋白。中等度限盐可降低收缩压。减轻体重是重要的，例如体重每天减轻4.5千克（10磅），预期收缩压和舒张压可分别下降10mmHg和5mmHg。适度而经常进行耗氧的运动可改善血糖和血脂并有助于体重下降。糖尿病控制并发症试验（DCCT）对1440例患者进行了为期7年的研究，其结果证明加强胰岛素治疗可使微白蛋白尿发病减少39%，白蛋白尿发病减少54%。在1型糖尿病患者接受肾移植后，早期阶段积极控制血糖能明显防止移植肾的发生。在前瞻性临床试验中，1型糖尿病伴显性肾病经中度蛋白限制，肾功能处于稳定状态。美国糖尿病学会推荐所有糖尿病患者每日摄取蛋白高限为0.8克/千克体重。

实践表明，许多高血压患者通过限制饮食中的食盐量而使血压下降。如果伴有肥胖，就应当首先减肥，体重下降了也有利于血压降低。

饮食对策：

● 保证适宜能量摄入；

● 进一步限制盐的摄入，每日食盐量小于4克，严重者采用无盐饮食。

限制所有含盐量高的食品，包括：酱油（5毫升酱油约等于1克盐的量）、浓肉汁、调味汁、方便面汤料末、所有的腌制品、熏干制品、咸菜、酱菜、罐头制品的肉和鱼、外卖油炸食品如比萨饼和薯条、香肠和火腿等熟食等。

14. ❀ 妊娠高血压综合征饮食宜忌 ❀

妊娠高血压综合征，以往称为妊娠中毒症，是一种发生在妊娠24周以后，以水肿、高血压和蛋白尿为主要临床特征的综合征。病情严重时，可发生子痫（抽搐）、昏迷等症状，严重影响着母婴身心健康，甚至还可危及母婴生命。得了该病后，除了药物

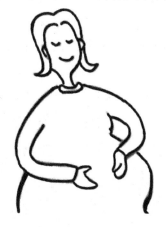

治疗外，饮食方面也十分重要，科学地进食，有利于患者病情好转，早日康复；不合理的饮食，犹如火上浇油，会加重病情。

那么，在饮食方面究竟要注意哪些呢？

钠盐在某些内分泌激素的作用下，能使血管对各种提升血压物质的敏感性加强，引起细小动脉痉挛，加重高血压的病情。所以，在饮食中要控制食盐的用量，做到菜肴要清淡，食盐每天限制在2克左右。如果患者浮肿严重，尿量过少，可采用无盐饮食，除了烹调时不加食盐外，各种含盐食物，如咸菜、酱豆腐、火腿、咸肉、腊肠、咸面包，海味食品如海带、海蜇等，也应尽量少吃或不吃；要控制水分，每天不超过1000毫升，包括茶水、汤汁的含量在内。由于大量的蛋白质每天从尿液中流失，所以，补充蛋白质十分重要。蛋白质补充需要量的计算法为每日每千克体重2～3克。最好能多选择一些优质的动物蛋白质，如乳类、瘦肉类、鱼虾类等。不少人以为鸡蛋中蛋白质含量最高，因此，每天吃不少鸡蛋，结果还是无济于事。这是因为，蛋清中所含的白蛋白分子量较小，容易透过肾小球滤过膜而丢失，所以，吃下去等于白吃。蛋黄中胆固醇含量高，每天吃1只便可。由于合并肾病，所以要限制刺激肾脏实质细胞的食物，如含有酒精的各种饮料（菜肴中也不要用酒作佐料）、辛辣的调味品，以及含挥发油、辣素、草酸多的各种蔬菜，如菠菜、韭菜、芹菜、大蒜、蒜苗、香椿芽、洋葱头、小红萝卜等。如果患者在怀孕前就有高血压病史，菜单中应避免食用高胆固醇食物，如蛋黄、鱼籽、鱿鱼、脑髓、肥肉和动物内脏等。由于草酸在体内与钙结合成草酸盐结晶，经肾排出时可增加肾脏负担，所以也应限制。含草酸最多的蔬菜就是菠菜。过浓的鸡汤、肉汤、鱼汤，经代谢后可产生过多的尿酸，加重肾脏的负担。绿叶蔬菜和水果中含有较多的维生素C，尤其是西红柿、橘子、鲜枣等，可以吃。具有利尿作用的食物也能吃，如冬瓜、西瓜、葫芦、茄子、茭白、玉米、赤小豆、绿豆和鲫鱼等。

妇女怀孕后膨大的子宫压迫肠管，加上身体不好，喜静厌动甚至整日卧床，便秘尤为多见。此时，可多吃些多渣膳食以增进肠蠕动，如青菜、水果、生拌凉菜等；也可吃些植物油润肠通便；适量多吃些产气食品如蜂蜜等，让它们在肠内发酵后产生气体，促进肠蠕动，利于排便。此外，生黄瓜、生萝卜同样具有利便之效。

总之，妊娠高血压综合征的膳食注意要点，要始终围绕着有利于消肿、降压、增加蛋白和通便这几个原则。这样，食物和药物便能相辅相成，有利于病体康复，母婴平安。

15. 高血压病人的进补原则

患了高血压能否进补，是很多高血压患者十分关心的问题。要回答这个问题，必须从高血压的发病机制谈起。

按照祖国医学的观点，高血压大致可分为"阴虚阳亢"和"阴阳两虚"两个类型，是由于阴阳失调所引起的。根据"虚则补之"、"实则泻之"的原则，进行药补和食补，以纠正阴阳盛衰，达到阴阳平衡的目的，可以控制高血压。

由于高血压病人的病情不同，因此，在进补时应根据病人的不同情况，选用适当的方法进行药补和食补。如果是用脑过度、经常熬夜的高血压病人，属心火偏盛，可用安神补心丸、补心丹等。有些高血压病人经常头晕眼花、失眠心烦、口舌干燥、腰膝酸软等，是肝肾阴虚、肝阳上亢的病证，可常用枸杞子、桑寄生、阿胶、罗布麻、百合、麦冬、生地等滋阴凉血的药物及芹菜、山药、木耳等食物进补，服中成药可选用杞菊地黄丸、左归丸、首乌片等。对经常心悸、失眠、头晕、健忘、面色苍白、精神疲倦等心脾气血两亏的高血压患者，可服归脾汤（内含黄芪、党参、白术、当归、熟地、茯苓、远志、酸枣仁、木香、龙眼肉、生姜、大枣、甘草），这对伴有贫血的妇女更适宜。如果是妇女更年期出现烦躁、头晕、面部烘热、血压升高的阴虚火旺病症时，可服用阿胶、黑芝麻、胡桃肉、沙参、麦冬、杜仲、葛根之类的中药，也可用豆浆、豆腐等豆制品及海参等食物。

总之，高血压患者一般来说，不宜用人参、鹿茸等药物进补，也不宜吃含胆固醇高的食物，对易导致动脉硬化的食盐，或含食盐较多的食品，也应尽量少食。应从调整中枢神经，降低血压，改善体内胆固醇代谢，预防动脉硬化等方面考虑。另外，据临床观察，适当补钾，可使大多数高血压患者的血压下降，防止病情进展，因此，每日吃些香蕉、苹果等含钾量较高的食物，可补充钾的不足。

16. ❀ 高血压病食疗配方 ❀

●芹菜粥：芹菜连根120克，粳米250克。将芹菜洗净，切成六分长的段，粳米淘净。芹菜、粳米放入锅内，加清水适量，用武火烧沸后转用文火炖至米烂成粥，再加少许盐和味精，搅匀即成。

●菊花粥：菊花末15克，粳米100克。菊花摘去蒂，上笼蒸后，取出晒干或阴干，然后磨成细末，备用。粳米淘净放入锅内，加清水适量，用武火烧沸后，转用文火煮至半成熟，再加菊花细末，继续用文火煮至米烂成粥。每日2次，晚餐食用。

●绿豆海带粥：绿豆、海带各100克，大米适量。将海带切碎与其他2味同煮成粥。可长期当晚餐食用。

●荷叶粥：新鲜荷叶1张，粳米100克，冰糖少许。将鲜荷叶洗净煎汤，再用荷叶汤同粳米、冰糖煮粥。早晚餐温热食。

●醋泡花生米：生花生米浸泡醋中，5日后食用，每天早上吃花生米10～15粒，有降压、止血及降低胆固醇作用。

●糖醋蒜：糖、醋浸泡1个月以上的大蒜瓣若干，每天吃6瓣蒜，并饮其糖醋汁20毫升，连服1个月，适用于顽固性高血压。

●罗布麻五味子茶：罗布麻叶6克，五味子5克，冰糖适量，开水冲泡代茶饮。常饮此茶可降压，改善高血压症状，还可防治冠心病。

●何首乌大枣粥：何首乌60克，加水煎浓汁，去渣后加粳米100克、大枣3～5枚、冰糖适量，同煮为粥，早晚食之，有补肝肾、益精血、乌发、降血压之功效。

●淡菜荠菜汤：淡菜、荠菜或芹菜各10～30克，每日煮汤喝，15日为1疗程，对降压有效。

●胡萝卜汁，每天约需1000毫升，分次饮服。医学研究证明，高血压病人饮胡萝卜汁，有明显的降压作用。

17. 营养素与药物之间的相互作用

在高血压的治疗过程中，还必须注意某些营养素与药物之间的相互作用。如使用单胺氧化酶抑制剂（优降宁）治疗时，不宜进食含酪胺高的食物（如干酪、酸奶油、扁豆、蘑菇、腌肉或腌鱼、啤酒、红葡萄酒、梨、香蕉、葡萄干等）。因酪胺能促使节后交感神经末梢释放去甲肾上腺素，引起血压急剧上升而引起高血压危象的严重后果。又如，进行一般降压治疗的患者，不宜用天然甘草或含有甘草的药物（如治疗胃炎的甘链片）。因其中所含的甘草酸可引起低钾血症的钠潴留。还有使用利尿剂容易引起电解质紊乱，故宜适当调整膳食中钠、钾的含量。

18. 高血压病患者补钾的益处

近10多年来，许多学者对钾与血压的关系进行了研究，结果发现尿钾与血压呈负相关。更有趣的是每1mmol/L钾的降压作用，为1mmol/L钠的升压作用的3倍。一些较原始地区的人群以"草木灰"（含氯化钾）代替食盐。这些人群由于食用低钠高钾膳食，所以，血压很低。而美国东南部的黑人饮食习惯低钾，其中风的发病率，比全国平均水平高18倍，这些现象均证实了钾与血压有密切关系。

最近，来自美国加里福尼亚州蒙特里的美国心脏病学讨论会上的报告也指出，高血压的典型特征是动脉壁增厚，但当给予足量的钾后，动脉壁便不再增厚，这主要是钾对血管有保护作用，可使动脉壁不受血压的机械性损伤，从而降低了高血压病人中风的发病率。

由此可见，高血压病人适当增加钾的摄入量是有益的。值得注意的是，有些高血压病人由于持续服用利尿剂、降压药，使排尿增多，钾随之排出，发生低钾倾向的可能性更大，所以，服用这类药物治疗的病人，更应注意补钾。

补钾的方式主要分药补和食补两种。药补常首选氯化钾，主要适用于服用利尿剂降压药治疗的病人，而食补则适用于所有高血压病人，包括那些轻度高血压，尚未服用降压药物治疗的患者。

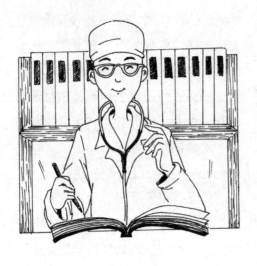

含钾丰富的食品很多，主要有瘦肉、牛肉、鱼类及其他海产品、小白菜、油菜、黄瓜、西红柿、土豆、橘子、香蕉、桃、葡萄干等。

有人担心食用瘦肉、鱼类等高蛋白的食品，可能对高血压病人不利，这是不必要的。研究结果表明，低蛋白饮食对于高血压病人比高脂肪饮食更有害，是发生中风的主要原因，因此要求高血压病人应保证适量蛋白质的供应。

防癌的营养饮食因素

1. ✿ 40%的癌症与饮食有关 ✿

目前的研究已经证实，至少有40%的癌症的发病与饮食不当有关。有统计资料表明，在当前癌症所造成的死亡人数中，其发病原因主要与经常吸烟、饮烈性酒、能量摄入过多、脂肪摄入过多、肥胖、膳食纤维过少等有关。对于食物致癌问题，已有深入的研究。

●食物中含的天然成分：包括各种植物毒素。如有的国家和地区用来作为食用蔬菜或饲料的蕨类（羊齿植物）中含有诱癌物质。

●霉菌毒素：特别是花生、玉米、大米发霉后产生的黄曲霉毒素与肝癌发病率有很强的相关性。

●N-亚硝基化合物：常见的有亚硝酸盐、胺类等，广泛存在于土壤、饮水和植物中，用作防腐剂或发色剂，制成香肠、火腿、盐腌等制品，与食管癌的发生高度相关。

●食品加工过程中形成的热解物、多环芳烃等：食物在烘烤、煎炸、烟熏的过程中，在失水条件下高温加热产生致癌作用的物质，特别是旧油烧成黑色后再加入新油反复使用，如饭店炸油条、油饼等；还有用炭火直接烤肉，肉中脂肪滴在火上生成的3，4-苯并芘容易污染食物表面。

●其他如未按规定的标准使用添加剂、营养不平衡、摄入脂肪过多、用盐量过高、缺乏新鲜蔬菜、饮酒过度、喜吃太烫的食物等都可能与癌症发生有关。

2. ❀ 厨房油烟——癌症制造者 ❀

根据动物实验发现菜籽油、豆油加热到270～280℃时产生的油雾凝聚物，可以导致细胞染色体损伤，这被认为和癌症发生有关。不加热的油没有这种损害，加热不到240℃时，损害作用较弱。所以，食油加热温度过高，尤其是加热到冒油烟时能产生大量有害的致癌物质，特别是油炸食品时，满厨房都是油烟，对身体危害很大。反复加热的食油，如多次用来油炸食品的食油，不仅本身含有致癌物质（所以我们提倡少吃油炸食品），而且它所产生的油烟中含致癌物也更多，危害性更大。

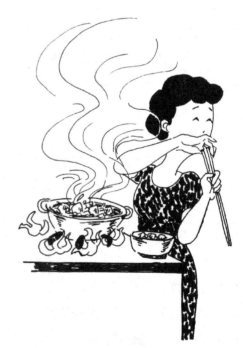

3. ❖ 防癌的营养饮食因素 ❖

现已明确，饮食营养得当，可在一定程度上预防癌症的发生和发展。

●维生素C：富含于水果和蔬菜中，大剂量维生素C可有效防止食道癌、胃癌的发生。

●胡萝卜素与维生素A：胡萝卜素富含于绿叶蔬菜中，是一种强抗氧化剂，能够保护细胞免受损害，而达到防癌的目的。维生素A多在动物类食品、动物肝脏中存在，缺乏维生素A时易发生呼吸道癌、膀胱癌。

●硒等微量元素：补充硒能够预防肝癌、胃癌、食管癌和结肠癌，其机制可能与抗氧化作用有关。铜和锌的比值也与癌症相关。

●膳食纤维：富含于蔬菜、水果、薯类、粗粮等食品中的膳食纤维在消化道内形成较大的体积，能吸附或稀释致癌物，缩短食物的肠道通过时间，从而减低结肠癌的发病率。

●其他：据报道十字花科的甘蓝、卷心菜、花椰菜，蘑菇，冬菇，金针菇，海带，紫菜，大蒜，芦笋，绿茶等有较强的防癌功能。

4. ❖ 哪些人易患癌症 ❖

●嗜烟者：开始吸烟的年龄越小，时间越长，量越大，患癌的可能性则越大。烟草中的致癌物质是3，4-苯并芘，致癌性相当强。嗜烟者容易患肺癌、喉癌、鼻咽癌、胃癌、膀胱癌和肾癌。

●肥胖：肥胖者比一般人更易患大肠癌、子宫颈癌、乳腺癌。

●不良饮食习惯：经常吃高脂肪饮食，食物过于精细，很少吃蔬菜和水果，或喜爱并常吃腌制食品、熏烤食品、过烫过热的食品、渍腌不透的蔬菜等易患肠癌、食管癌、口腔癌、肝癌。

●乙型肝炎患者：乙肝病人变成慢性，比一般人容易发生肝癌。

●胃溃疡、慢性胃炎与致癌的化学物质接触者比较容易发生胃癌。

●长期与某些能致癌的化学物质接触者如煤焦油、煤烟和石蜡、矿物油、石棉、砷、杀虫剂、铬、铬盐和镍等易患癌。

●长期与放射性物质密切接触者：主要是指与X线、放射性同位素等密切接触，而且个人防护做得不够的人，患血癌的可能性比一般人要大。

●长期精神高度紧张或长期精神压力大、情绪消沉者，患癌的可能性增大。

●具有某些癌症家族史者：一些癌具有一定的遗传倾向，如视网膜细胞癌、乳腺癌、胃肠道癌和食道癌等，和这些癌症有血缘关系的家属更应警惕癌症。

5. 女性肥胖与乳腺癌

乳腺癌是主要威胁中老年妇女机体健康的恶性肿瘤之一。据资料表明，全世界每年都有数百万妇女罹患乳腺癌，并有近百万人死于此症。

以往，人们已经发现肥胖妇女具有较高的乳腺癌发病率。近年国外科学研究认为，乳腺癌的发生确与体重增加有关联，特别是那些进入更年期后的妇女，如果体重增加过快，常成为乳腺癌的诱发因素；避免和遏制肥胖等于是降低患乳腺癌的可能性。

据美国哈佛公共卫生学院专家们所作的一份载于《美国医学会杂志》的报告说，更年期前的肥胖妇女罹患乳腺癌的可能性大，但是对更年期后的妇女，体重增加的后果更加严重，她们患乳腺癌并死于乳腺癌的危险性都大大高于更年期前的妇女。18岁以后体重增加20千克的妇女可使乳腺癌的发病率增加40%，而对于更年期后妇女而言，尽管从未使用过激素（使用激素有增加患乳腺癌的可能），但体重如果增加10千克，其患乳腺癌的危险将增加61%。在更年期后患乳腺癌的妇女中，有5%是由于使用雌激素引起的，有33%是由于体重增加或使用雌激素或是二者相互作用的结果。能够确认的是，有16%是由单纯的体重增加所致。预防这种癌症可能像控制体重增加一样困难。这一

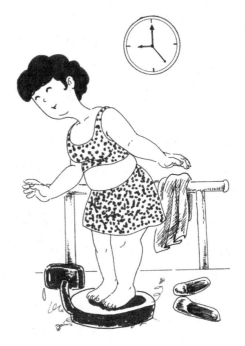

报告印证了以往关于乳腺癌发生机制的研究结论。

在早些年，英、美等国科学家已经发现，女性乳腺中催乳激素含量的升高是乳腺癌的危险因素之一，而前者则受脂肪水平的影响。体内的脂肪比重大，常成为乳腺组织癌变的诱发因素。科学研究还表明，乳腺癌与女性体内的雌激素水平也有密切关系。乳腺癌属于激素依赖型恶性肿瘤，雌激素会促进乳腺肿瘤的生长。对于更年期后妇女，血液中的雌激素主要由体内脂肪而来，随着肥胖和体重增加，雌激素水平也随之增加。如果同时伴有乳腺癌的其他诱发因素，如乳腺癌家族史、生育过早、良性乳腺疾患、精神性创伤、长期接触化学致癌物质等，则患乳腺癌的可能性更大。

因此，专家们认为，进入中年后的妇女，从保护自身健康出发，应尽可能地避免体重激增，这对预防乳腺癌具有重要意义。注意减少含脂肪量高食物的摄入，是十分必要的；注意运动锻炼，更多地消耗掉体内多余的脂肪，也是预防肥胖和乳腺癌的重要措施。

6. ❀ "防癌"与"致癌"：饮食是把"双刃剑" ❀

癌症是可以预防的。癌症的预防要从心理、环境、膳食、卫生等多方面综合入手。其中，膳食因素在癌症的预防和治疗中的作用越来越受到人们的关注。来自流行病学的研究资料表明，近40%左右的恶性肿瘤的发生和发展与膳食因素有关，其中包括食管癌、胃癌、肝癌、肠癌、乳腺癌、膀胱癌和肺癌等；而在40多种营养素中，可能影响癌症发生的包括脂肪、维生素、蛋白质、微量元素、膳食纤维等。

然而，膳食因素对癌症的影响是一把"双刃剑"：既可能起到预防或延迟癌症发生与发展的"正"性作用，也可能起到导致癌症发生或加速其恶化的"负"性作用。正负之间的转向取决于以下三个方面：即饮食习惯、营养素摄入的多少以及营养素之间是否平衡。

7. ❀ 防癌14条膳食建议 ❀

● 合理安排饮食。膳食中应有充

分的营养，并且食物要多样化，以植物性食物为主，应占据每顿饭的2/3以上。植物性食物中应有较多的各种各样的蔬菜、水果、豆类和粗加工的谷类等。

●控制体重。避免体重过轻或过重，在成年后要限制体重增幅不超过5千克。因为超重或过度肥胖，患子宫内膜癌、乳腺癌、肾癌、肠癌的危险性很高。

●坚持体育锻炼。如果工作时活动少或仅有轻微活动，每天应进行约1小时的快走或类似的运动量。每星期至少还要有1小时出外的剧烈运动。

●多吃蔬菜、水果。坚持每天吃400～800克的各种蔬菜、水果，可使患癌症的危险性降低20%，尤其是口腔癌、鼻咽癌、食管癌、肺癌、胃癌、结肠癌和直肠癌等等。每天要吃5种或5种以上的蔬菜、水果。

●多吃淀粉类食品。每天吃600～800克的各种谷类、豆类、植物类根茎，加工越少的食物越好。要限制精制糖的摄入量，食物中的淀粉有预防结肠癌和直肠癌的作用，而高纤维的饮食有可能预防结肠癌、直肠癌、乳腺癌和胰腺癌的发生。

●饮酒。建议不饮酒。即使要饮酒，要限制男性一天不超过两杯，女性不超过一杯（一杯酒相当于250毫升啤酒、100毫升果酒或25毫升白酒）。经常饮酒会增加患口腔癌、咽喉癌、食道癌、原发性肝癌、结肠癌、直肠癌、乳腺癌的危险。

●肉类食品。如果喜欢吃肉，红肉摄入量每天应少于90克，最好用鱼和家禽或野味肉替代红肉。红肉会增加结肠癌、直肠癌、胰腺癌、肾癌、前列腺癌、乳腺癌的危险性。

●脂肪。限制高脂食物，特别是动物性脂肪的摄入。选择恰当的植物油并节制用量。

●少吃盐。限制腌制食物的摄入并控制烹调盐和调料盐的使用。高盐

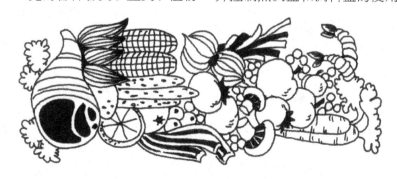

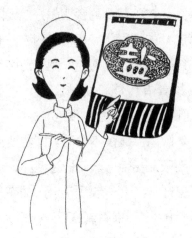

饮食会增加患胃癌的危险，世界卫生组织建议每人每日食盐摄入量应在6克以下。

●食物贮藏。不要食用在常温下储存时间过长、可能受真菌毒素污染的食物。

●易腐烂食物的保藏。用冷藏或其他适宜的方法保存。

●食品添加剂及残留物。食物中的添加剂、污染物和其他残留物应有严格的法规管理，乱用或使用不当会影响健康。

●烹调方法。不吃烧焦的食物，烤鱼、烤肉时应避免肉汁烧焦。直接在火上烧烤的鱼、肉及熏肉只能偶尔食用。最好煮、蒸、炒食物。

●营养补充剂。对于遵循本建议的人来说，一般不必食用营养补充剂。

8. ❀ 哪些食物有防癌抗癌作用 ❀

●含维生素C丰富的食物：各种新鲜蔬菜和水果，如芥菜、苤菜、香菜、青蒜、荠菜、菜花、柿椒、柑橘、鲜枣、山楂、各种萝卜、圆白菜、草莓、绿豆芽、四季豆、番茄、冬笋、莴笋、香蕉、苹果、杏、猕猴桃等。

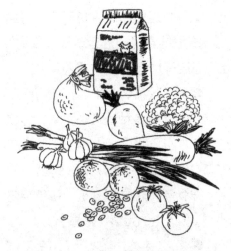

●含维生素A丰富的食物：鸡肝、牛肝、鸭肝、猪肝、带鱼、蛋、胡萝卜、红薯、豌豆苗、油菜苔、柿椒、芹菜、莴笋叶等。

●含大蒜素丰富的食物：有资料表明含大蒜素的食物有明显的抗癌作用，主要有大蒜、葱。

●含微量元素丰富的食物：这类食物能防癌、抗癌。含量丰富的有肉、海产品、谷物、大蒜、葱、芝麻。

●提高免疫力的食物：有猕猴桃、无花果、苹果、沙丁鱼、蜂蜜、牛奶、猪肝、猴头菌、海参、牡蛎、乌贼、鲨鱼、海马、甲鱼、山药、乌龟、香菇等。

12. 荠菜32.4%；

13. 苤蓝34.7%；

14. 芥菜32.4%；

15. 雪里蕻29.8%；

16. 番茄23.8%；

17. 大葱16.3%；

18. 大蒜15.9%；

19. 黄瓜14.3%；

20. 大白菜7.4%。

9. ❀ 抗癌蔬菜英雄榜 ❀

国内外科学家通过对40多种蔬菜抗癌成分与实验性抑癌结果的分析，从高到低排列出20种对癌症有显著抑制效应的蔬菜，其顺序是：

1. 熟甘薯98.7%；

2. 生甘薯94.4%；

3. 芦笋93.7%；

4. 花椰菜92.8%；

5. 卷心菜91.4%；

6. 菜花90.8%；

7. 欧芹83.7%；

8. 茄子皮74%；

9. 甜椒55.5%；

10. 胡萝卜46.5%；

11. 金花菜37.6%；

10. ❀ 醋能防癌吗 ❀

常吃醋的好处很多，特别是防癌抗癌的效果很好。醋的主要成分是醋酸，此外还有葡萄糖、琥珀酸、氨基酸、乳酸等，常吃点醋不仅能使人增加食欲，帮助消化，而且有广泛的医疗作用。

醋的防癌抗癌作用已被证实。四川西北地区被卫生部列为癌症高发区，该地区的阆中县保宁醋厂却是个无癌点，保宁醋厂自建厂以来，从未发现一个患癌症的职工。这一奇迹引起了专家们的极大兴趣。他们调查后推断出：这同酿醋的原料有关，职工们天天闻酸气和经常吃醋是他们不患癌症的重要因素。所以说经常吃点醋是大有好处的，可能对防癌抗癌起一定的作用。

11. ❀ 苦味食物能防癌吗 ❀

最近国外医学人员发现，在咖啡、茶叶、啤酒、巧克力和苦杏仁等各种苦味食物中都含有比较多的氨基酸。研究人员对30多种氨基酸的味道进行测试和分析发现，其中有苦味的氨基酸达20多种。研究表明，有些苦味食物是维生素B_{17}的重要来源，维生素B_{17}的主要成分是氰化物、苯甲醛和葡萄糖。其中氰化物的化学性质不够活泼，对正常的人体细胞不起任何破坏作用，但对癌细胞却能产生很强的杀伤力。因此，常吃苦味食物对治疗癌症有一定效果。据报道，美国医学专家用维生素B_{17}对250例癌症患者进行口服和注射治疗后，竟使248例病人病情有了明显好转。

12. ❀ 美国确认的8类抗癌食物 ❀

●西红柿：西红柿具有其他蔬菜所没有的"番茄红素"这是一种使西红柿变红的天然色素，它能消灭某些促使癌细胞生成的自由基，因此具有抗癌作用。

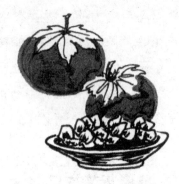

●绿色蔬菜：包括菠菜、花茎甘蓝、莴苣等。颜色越是浓绿，蔬菜的抗氧化剂含量也就越高，就越能有效地防癌、抗癌。

●葱蒜：葱属蔬菜中含有抑制肠癌、胃癌、肺癌和肝癌的化学物质。一项研究表明，有一种蒜化合物能对癌细胞产生毒性效应，能阻抑癌细胞的生长。

●柑橘类水果：此类水果中含有丰富的胡萝卜素，以及黄烷素等多种天然抗癌物质。据调查，柑橘类水果对胰腺癌有非常好的效果。

●十字花科蔬菜：包括甘蓝、花椰菜、芥菜和萝卜等。此类菜最好生食或半生半熟食用，因为烧得过熟会破坏其中的抗癌化合物。

●大豆：大豆含有5种以上的抗癌物质，它们具有延缓和抑制癌细胞生长、扩散的作用。

●麦麸：有关研究显示，麦麸类食物可使癌细胞退化、萎缩。对结肠癌有特效。

●低脂牛奶：其含的钙、维生素B、维生素A、维生素C、维生素D等都具有奇特的抗癌性。

13. ❀ 慎吃上色食品 ❀

食品摊点和餐馆酒家，有的用石硝（也叫火硝）、硝酸盐和亚硝酸盐煮肉，这样做可以使肉类食品产生诱人的红色，外观非常好看，增进了肉食的风味，还可抑制肉毒杆菌的生长。但上述制作法最致命的一条是：容易导致癌症，特别是肝癌。20世纪60年代在挪威发生了羊群吃以硝酸盐为防腐剂的鱼粉而大批死于肝癌的事故后，人们才通过实验发现，硝酸盐或亚硝酸盐在人体内与二级胺结合，能转化为强烈的致癌物质亚硝胺。所以，人们对于上色的食品尽量少吃为好。

14. ❀ 慎吃熏烤食品 ❀

熏烤食品会致癌，这是因为木柴、煤炭、谷糠、秸草、液化石油气等不完全燃烧产物中含3，4-苯并芘，该物质是强烈的致癌物。据化验结果，煤在燃烧中产生大量的煤焦油，而煤焦油中有1500多种化合物（主要是含苯化合物）。燃烧1千克煤，可产生苯并芘0.21毫克。此外，煤在燃烧时还含有天然铀和其他放射性物质，这些放射性物质不断放射出有害射线。它随着食物、饮水、呼吸等途径进入人体后，造成人体辐射损伤，可导致白血病、白内障、流产、死胎和畸胎等。木炭、谷糠、秸草、液化石油气等烟火均可产生苯并芘。20年前就有人发现，把肉类放在烟中熏烤有很强的致癌物质——苯并芘环境中。经测定，0.4536千克（1磅）烤好的牛排中所含的致癌物质，要比300支香烟中所含的多得多，可高达107毫克/千克。如将肉挂在炉子旁熏制，则高达107毫克/千克。用松柴熏的红肠可高达88.5毫克/千克。科学家所进行的动物实验证明，用烟熏的羊肉和鳟鱼喂大鼠，大鼠全部死于胃癌。

常食熏制食品能诱发癌症主要有下列2个方面原因。

● 熏制品含有强致癌物质苯并芘。熏制食品中的苯并芘有多个来源，熏灯中含有这类物质，熏制过程中能污染食物；肉类本身所含的脂肪，在熏制时如果燃烧不全，也会产生苯并芘；另外，烤焦的淀粉也能产生这种物质。

● 熏制品中可能还含有其他一些潜在的致癌物质。比如1978年日本癌症研究所在熏烤和烧焦食物中发现一种"致突变原"，动物实验证明其毒性比苯并芘大100倍，不过这种"致突变原"的具体成分尚未确定。

15. ❀ 多吃盐会致癌吗 ❀

一般认为，食盐本身并不是致癌物，但高盐的食物可使正常胃黏膜黏多糖的黏液保护层受到破坏，从而使胃黏膜上皮细胞裸露而易受致癌物质侵袭，因此，1988年在瑞典斯德哥尔摩召开的"食盐与疾病"国际研讨会上，美国的学者报告说："一系列的动物实验和人体疾病学研究表明：人体随着钠盐摄取量的增加，胃癌、食道癌、膀胱癌的发病率亦会增高。"为此，在饮食中不要进食过咸的食物，以免损害健康。我国医学界人士提出我国居民的食盐量在南方每人每日不要超过7克，北方每人每日不要超过10克，人们在一般生活和工作条件下，人体每日约需5克食盐。

16. ❀ 怎样消除食物中的致癌物 ❀

（1）香肠、咸肉等肉制品一般含少量亚硝基化合物，因含量不高，在食用时一般可忽略不计。但不要油煎烹调，因为在高温下可促进亚硝基化合物的合成，使其中的亚硝基吡咯烷和二甲基亚硫胺等致癌物含量增高。

（2）虾皮、虾米都含有二甲基亚硝胺等挥发性亚硝基化合物，因此食用前最好用水煮后再烹调，或在日光下直接曝晒3～6小时，也可达到消除致癌物的目的。

（3）咸鱼中含亚硝基化合物较多，因此食用前最好用水煮一下，或者采用日光照射方法也可除去鱼体表面的亚硝基化合物。

胃肠病人饮食巧安排

1. ❀ 胃肠疾病的14条饮食原则 ❀

●吃要干净——各种病原体和致癌物质几乎都是随着食物进入体内的。因此，保护消化道的首要措施是不吃不干净的食物和水，讲究饮食卫生。

●少吃油炸食物——因为这类食物不容易消化，会加重消化道负担，多吃会引起消化不良，还会使血脂增高，对健康不利。

●少吃腌制食物——这些食物中含有较多的盐分及某些可致癌物，不宜多吃。

●少吃生冷刺激性食物——生冷

和刺激性强的食物对消化道黏膜具有较强的刺激作用，容易引起腹泻或消化道炎症。

●常吃蔬菜和粗粮——便秘会危害健康，严重的甚至诱发肠癌。经常吃含纤维丰富的蔬菜和粗粮可增强肠蠕动，防止便秘。

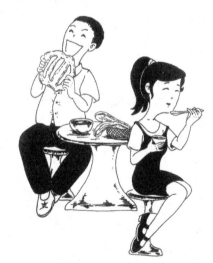

●规律饮食——研究表明，有规律地进餐，定时定量，可形成条件反射，有助于消化腺的分泌，更利于消化，有助防止消化道疾病。

●定时定量——要做到每餐食量适度，每日3餐定时，到了规定时间，不管肚子饿不饿，都应主动进食，避免过饥或过饱。

●温度适宜——饮食的温度应以"不烫不凉"为度，过热、过冷饮食，进入胃部之后可刺激胃黏膜引起胃病。

●细嚼慢咽——以减轻胃肠负担。对食物充分咀嚼次数愈多，随之分泌的唾液也愈多，对胃黏膜有保护作用。

●饮水择时——最佳的饮水时间是晨起空腹时及每次进餐前1小时，餐后立即饮水会稀释胃液，用汤泡饭也影响食物的消化。

●注意防寒——胃部受凉会使胃的功能受损，故要注意胃部保暖不要受寒。

●避免刺激——不吸烟，因为吸烟使胃部血管收缩，影响胃壁细胞的血液供应，使胃黏膜抵抗力降低而诱发胃病。应少饮酒，少吃辣椒、胡椒等辛辣食物。

●补充维生素C——维生素C对胃有保护作用，胃液中保持正常的维生素C的含量，能有效发挥胃的功能，保护胃部和增强胃的抗病能力。因此，要多吃富含维生素C的蔬菜和水果。

●保持口腔卫生——唾液经口腔中细菌及其酶的作用后，其中的硝酸盐便还原成有致癌作用的亚硝酸盐。因此，饭后应漱口，早晚要刷牙。

2. ❁ 胃病有十怕 ❁

●一怕精神紧张——人的精神紧张，通过大脑皮质扩散到边缘系统，影响自主神经系统，直接促成胃肠功能紊乱、障碍，有黏膜保护因素损坏，会造成自我消化，形成溃疡。

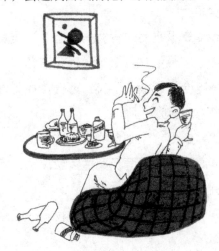

●二怕过度劳累——无论体力还是脑力劳动，如果过度疲劳，就会引起胃肠供血不足、分泌功能失调，造成胃黏膜损害。

●三怕酗酒无度——酒精本身可直接损害黏膜，酒精还能引起肝硬化和慢性胰腺炎，反过来加重胃的损伤。

●四怕嗜烟成癖——吸烟还能刺激胃酸和胃蛋白酶的分泌，从而导致对黏膜的破坏。

●五怕饥饱不均——饥饿时无食物中和，胃酸胃蛋白酶相对过多；暴饮暴食又易损害胃的自我保护机制，胃壁过度扩张，食物停留时间长等都会促成胃损伤。

●六怕细菌感染——已经查明幽门螺旋杆菌感染是胃和十二指肠溃疡

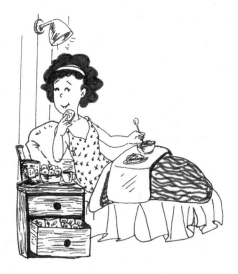

的重要原因之一，在溃疡病病人中，该菌的检出率高达70%～90%，而溃疡病治愈后，该菌亦消失。溃疡患者可能通过餐具、牙具以及接吻等密切接触传染家人，不洁的食物，也是感染原因之一。

●七怕睡前进食——睡前进食不仅造成睡眠不实，导致肥胖，还因夜间刺激胃酸分泌过高而诱发溃疡形成。

●八怕狼吞虎咽——进食时如果咀嚼不细，狼吞虎咽，食物粗糙，就会增加胃的负担，拖长停留时间，可致胃黏膜损伤。细嚼慢咽，能增加唾液分泌，从而使胃酸和胆汁分泌减少，有利于胃的保护。

●九怕咖啡、浓茶——咖啡、浓茶都是中枢神经兴奋剂，都能通过反射促成胃黏膜缺血，致胃黏膜的保护功能破坏，而促成溃疡发生。

●十怕滥用药物——目前认为损伤胃黏膜的药物主要有三类，一是乙酰水杨酸类，以阿司匹林为代表，目前已被广泛用于冠心病的防治，应用小剂量的肠溶药，可减少对胃黏膜的损害；二类是保泰松、消炎痛、布洛芬等抗炎药物；三类是皮质类固醇等激素药物。应尽量避免应用这些药物，如非用不可时，要控制剂量和疗程，并要在饭后服用，同时注意观察其不良反应，以便及时停药。

3. ❀ 胃病患者多吃稀饭好吗 ❀

许多人都认为，胃病患者在饮食方面大多以稀饭为主，一是不油腻，二是柔软，似乎很容易消化，其实不是这样，胃病患者应少吃稀饭。

众所周知，吃东西慢慢咀嚼不只是为了尝味，把食物咬碎，还具有使食物和唾液混合的作用。因为唾液中含有可分解淀粉质的消化酶，食物与其混合后，由胃来加以消化，最后由肠液协助完成整个消化过程。但是吃稀饭无法慢慢咀嚼，食物便无法与这些消化液均匀混合，这便是稀饭不易消化的一个原因。

再说，稀饭由于水分多，口腔和胃肠等分泌的消化液会被稀释，食物便不能及时消化，加上胃部会膨胀，使胃运动缓慢，这样进一步增加了胃的负担，这是稀饭不易消化的另一个原因。另外，稀饭大多是趁热食用，而热度会刺激胃部的黏膜。

综上所述，胃病患者不宜天天吃稀饭。干饭只要慢慢咀嚼，不仅对胃部无害，反而会促进消化，对健康有利。

4. ❀ 胃病患者慎喝牛奶 ❀

据世界卫生组织（WHO）报道，世界上约有24%的人，因体内乳糖酶含量低而不能饮用牛奶。这些人在幼小时原是能喝牛奶的，因为幼儿体内能产生乳糖酶，但是当他们逐渐成长，体内就只能产生微量的乳糖酶了。

美国明尼苏达大学的约瑟夫·克勒博士对10个不能喝牛奶的人进行了试验，发现他们喝牛奶就会增加胃酸分泌。传统的观念认为，牛奶能中和胃酸，对胃及十二指肠溃疡病的康复有帮助。因此，不少医生主张有胃病或消化功能差的人宜常饮牛奶；对胃及十二指肠切割手术后的患者，医生推荐的食谱单上第一次饮食往往是牛奶。然而，最近印度新德里的医学研究小组对普通饮食和牛奶饮食两组溃疡病患者的试验观察发现，饮用牛奶及其奶制品会延误溃疡病患者的康复。专家们认为，牛奶比茶叶、咖啡、可可、可口可乐等更能刺激胃酸的分泌。科学研究还证实，消化性溃疡的发病率与牛奶的摄入量成正比。因此，牛奶对消化性溃疡病患者不是值得推荐的饮食。

所以，消化性溃疡患者和饮牛奶后即出现腹泻的人，都不宜饮牛奶，更不能经常一次大量饮用牛奶，宜改饮豆浆或酸牛奶。因为豆浆是软性食物；酸牛奶是牛奶经菌种发酵后制得的，内含较多的乳糖酶，酸牛奶容易被消化吸收，对消化性溃疡患者无副作用。

5. 细嚼慢咽有益肠胃

我国有一句俗话："食不言，寝不语"，这是饮食文明之一，同时进食要精嚼细咽，这亦是良好习惯。文明进食有利于健康长寿。常听到一种说法，什么"大碗喝酒，大口吃肉"，学戏剧中的人物张飞、鲁智深的吃食作风，在人们的意识中既承认他们吃食粗鲁，又夸耀他们豪爽。但如果从文明及健康方面来讲，这种进食方法不是好习惯，不可效仿，更

不应提倡。

"吃饭"是人们生存的基本条件，很有讲究，也很有学问。先不说食物的构成及其种类、质量等，仅就进食方法来说，应该提倡就餐文明雅观，食物进到嘴里要精嚼细咽切忌狼吞虎咽。这不仅是文明的要求，同时有助于食物更好地消化，适应肠胃的接受能力。

生活实践告诉我们，凡有胃病的人，大都有暴饮暴食的坏习惯，不注意饮食精嚼细咽，不注意饮食卫生，天长日久导致消化不良，胃劳成疾。有这样一句话："吃饭细嚼慢咽，一辈子肠胃安然"，这句话是有道理的，因为进入肠胃的食物，必须先经过牙齿咀嚼，嚼得越烂，越有助于肠胃的接受和消化。

怎样养成文明进餐的生活习惯？这就需要经常性宣传教育。最重要的是从幼儿园就开始培养。小孩入幼儿园一般是吃分餐，而且有不浪费食物的要求，但是，老师往往不注意细嚼慢咽的说教，却多是要求快吃，不说话，如让孩子们比赛看谁吃得快，似乎吃得快就应该受表扬，要求吃饭不说话是对的，但不能过急地要求孩子们快吃，因为长期这样要求，会使孩

子们养成狼吞虎咽的习惯。习惯成自然后，狼吞虎咽的就餐方式，改也比较难了。

生活上的任何习惯似乎都是从不习惯开始的，吃东西也是一样，习惯便成自然，目前在我国，患胃病的人很多，尤其是青少年患者越来越多，患病原因多种多样，但相当一部分人是因为暴饮暴食。如果在进食方法上，注意养成细嚼慢咽的好习惯，患胃病者会逐渐地减少。因此，在家庭卫生知识普及方面，在社会生活知识教育方面，在医生对胃病患者治疗的过程中，都要加强这方面的宣传教育。

6. 急性胃炎的食物选择

● 可用食物：米汤、藕粉、果汁、清汤和蛋汤等。

● 禁用食物：粗粮，杂豆，粗纤

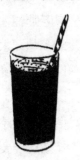

维食物，蔗糖（伴肠炎腹泻者，不宜采用），牛奶（伴肠炎腹泻者，不宜采用），豆奶及相关产品（伴肠炎腹泻者，不宜采用），刺激性调味品如辣椒、芥末、强烈的香料等，浓茶，浓咖啡等。

7. 消化道溃疡时要多喝牛奶吗

这种说法有可取的一面，也有不可取的一面。

可取之处在于：牛奶的营养价值较高，在消化性溃疡膳食中也是常用食物，由于牛奶蛋白质对胃酸起一定缓冲作用而中和胃酸，被作为消化性溃疡膳食的基本食物，每日用量很大。

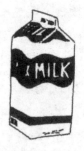

不可取之处在于：近年来的研究表明，食用多量牛奶，虽对胃酸有中和作用，但其消化产物可刺激胃酸分

泌，甚至这种刺激作用大于其中和作用。另外牛奶中含钙量较大，过多的钙也可刺激胃酸分泌。加之还存在有的人不能耐受牛奶的问题等。

所以，目前主张在溃疡的急性活动期，根据情况可适当用些牛奶；而在缓和期，则没有必要仍大量饮用牛奶。

8. 急性腹泻的食谱举例

急性腹泻属起病急、排便频繁、病程较短者，一般在两个月内可治愈。如急性肠疾病（急性肠道感染、细菌性食物中毒、急性肠寄生虫病）；急性全身性感染（伤寒或副伤寒、败血症、麻疹、流感等）；急性中毒（桐油、毒蕈、鱼胆、砷、有机磷等）以及其他疾病（变态反应疾病、内分泌疾病、药物副作用等）所引起的腹泻。

其营养治疗原则如下：

●急性期暂禁食。急性水泻期，排便频繁，呕吐严重者可暂禁食，使肠道完全休息，可自静脉输液以补充水和电解质。

●清淡流质。呕吐停止，不需要

禁食者，可食清淡止泻流质，如浓米汤、焦米汤、稀藕粉、淡红茶水、蛋白水、胡萝卜汤（含钾盐、维生素、果胶，有使大便成形和吸附细菌与毒素作用）、苹果泥汤（纤维细，含果胶、鞣酸，能吸附毒素，有收敛作用）、烤准山米粉稀糊（淀粉变为糊精易于消化，烤焦部分形成活性炭，有较强的吸水收敛作用），后三种临床上应用较多，效果较好。禁用牛奶、蔗糖等产气流质食物，小儿更应禁用果汁。

●少渣、低脂半流或软饭。排便次数减少，症状缓解后可改为此种饮食，如白粥、藕粉、烂面条、去油肉汤等。禁食坚硬含纤维多的蔬菜及生冷水果、脂肪多的点心。

急性腹泻的食谱举例

●早餐：咸米汤（米50克，盐1克）；

●加餐：煮苹果泥汤（苹果1个）；

●午餐：烤准山米粉稀糊（烤准

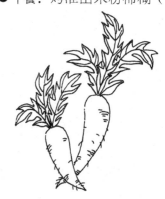

山米粉15克，盐1克）；

●晚餐：与午餐相同；

●加餐：红萝卜汤（红萝卜200克）。

9. ❀ 慢性腹泻的食谱举例 ❀

慢性腹泻病程较长，腹泻持续反复发作两个月以上。如肠源性疾病（肠寄生虫病、慢性肠道细菌感染、炎症性肠病、吸收不良综合征、肠恶性肿瘤及其他原因肠炎等）；胃源性疾病（胃大部切除术后、慢性萎缩性胃炎）；肝胆源性疾病（阻塞性黄疸、胆硬化）；胰性疾病（慢性胰腺炎、胰腺切除术后）；胃肠道激素瘤（胃泌素瘤、血溶活性肠肽病、类癌综合征）以及全身性疾病（药物副作用、内分泌代谢障碍性疾病、食物过敏、免疫缺陷、神经官能性腹泻、结肠激惹综合征等）所引起的腹泻。

其营养治疗原则如下：

●应食易消化、质软少渣、无刺激性的食物，少量多餐，以减少胃肠负担。应禁食易产气、刺激性强及富含膳食纤维的食物。

●热量及蛋白质充分，并富含维生素、无机盐及微量元素（尤其是维生素C、维生素B族和微量元素铁等），以补偿所失。用循序渐进方式逐步提高营养素摄入（少渣流质、少渣半流、少渣软饭）。采用易消化的兔肉、蛋、鸡肉、瘦肉等，可利用加餐增加全日热能。必要时也可用药物片剂补充维生素及微量元素。

●适当控制脂肪。许多肠道疾病均影响脂肪的吸收，尤其是小肠吸收不良，故膳食中不用多油食品及油炸食品，烹调方法应少油，可用蒸煮、焖及水滑等方法。对伴有脂肪泻者，可采用中链脂肪酸代替日常烹调用油；对乳糜泻者，应予无麸质饮食，严格禁食一切含有麦类（小麦、大麦、燕麦、麦芽）及制品（面筋、烤麸、面制糕点、面酱及麦制饮料、酒类等）。

慢性腹泻的食谱举例

●早餐：白粥、蒸水蛋；

●加餐：番茄汁、蒸蛋糕；

●午餐：红萝卜泥、鱼茸粥、蒸肠粉；

●加餐：苹果泥汤、咸面包；

●晚餐：去油鸡丝汤面；

●加餐：酸奶、小馒头。

10. 便秘的治疗及饮食调控

对引起便秘的原发病应予以积极有效的治疗。如对机械性便秘，须先解除肠道梗阻；对糖尿病患者，应先控制好血糖，延缓或减轻自主神经的病变等等。

对不存在肠道狭窄等器质性病变的便秘患者，可采取下面的办法：

1. 增加膳食纤维的摄入。膳食纤维多含于粗粮和一些菜果中，它本身不被吸收，却能使粪便膨胀，刺激结肠动力。所以，应鼓励便秘患者每日食用1～2顿粗粮，可选用玉米面、糙米、燕麦等；同时，多吃纤维含量高的蔬菜水果，如芹菜、韭菜、白菜、油菜、菠菜、笋类、苹果等。海藻类食品中膳食纤维含量亦较高，不妨一试。近年来，在日本等国，掀起了一股魔芋食品的热潮。魔芋，又称"鬼子姜"，盛产于我国四川等地，主要成分为葡甘聚糖，是一种可溶性膳食纤维，热量很低，吸水性强，有良好的通便作用。一般便秘患者每日食用5～10克即可奏效。

需要指出的是，应根据自己胃肠的耐受情况决定膳食纤维摄入量，从少量起逐渐增加，以免引起或加重腹

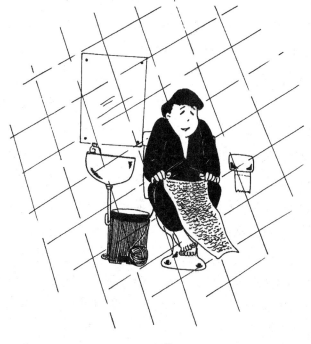

痛、腹胀。

2. 鼓励有便秘的朋友多饮水。晨起饮1杯淡盐水、或牛（酸）奶、或蜂蜜，对很多便秘患者不失为一种行之有效的办法。

3. 可根据身体状况，适量增加运动，以增强腹肌的力量，同时改善自主神经对肠道的调节功能。这对老年便秘患者显得更有意义。

4. 不食用刺激性食物和调味品，如辣椒、咖喱等。

5. 适量增加烹调用油量，如豆油、花生油、芝麻油或葵花籽油等，作为肠道润滑剂，以利通便。但对于患有肥胖症、高脂血症、冠心病的朋友，应慎用此法。

6. 可采用通便措施，包括使用通便剂，如通便灵等，但应注意不宜用量过大引起腹泻。开塞露等外用药亦可一试。

7. 养成定时排便的良好习惯，这对于有粪便嵌塞的老年患者，尤为重要。一般早晨睡醒后肠道运动增强，因此可鼓励患者晨起排便，如不行，还可在晚餐后再次解便。不论能否解便，均定时入厕，以利于形成规律排便的习惯。

8. 便秘的治疗需特别强调个体化。应注意调查患者的个性，解除其心理压力，这对很多患有便秘的朋友往往是重要而有效的。

11. ❀ 动物脂肪：导致大肠癌的"元凶" ❀

无论国际上的研究还是我国的数据均发现高动物脂肪饮食是导致大肠癌的高度危险因素。其原因可能包括：①诸多致癌物质为脂溶性，即可溶解于脂肪中。因此，从饮食中摄入的动物脂肪越多，溶解和吸收致癌物质的危险性就越大；②高脂肪饮食可增加肠道内胆汁酸的分泌，后者对肠道黏膜有潜在的刺激和损害。如果长期处在这种刺激和损害中，可能诱发肿瘤细胞的产生，导致大肠癌。

饮食建议：

1. 少吃或不吃富含饱和脂肪和胆固醇的食物，其中包括：猪油、牛油、鸡油、羊油、肥肉、动物内脏、鱼子、鱿鱼、墨鱼、鸡蛋黄，以及棕榈油和椰子油等；

2. 植物油（包括花生油、豆油、芝麻油、菜籽油等）限制于每人每日20～30克（约合2～3汤匙）；

3. 不吃或少吃油炸、油煎的食品；

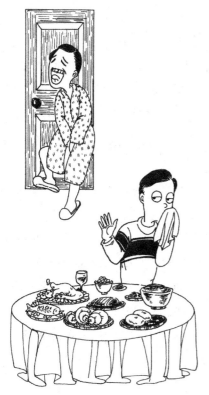

4. 适量食用含单不饱和脂肪酸的食物，如橄榄油、金枪鱼等；

5. 在烹调过程中，避免将动物性食品和植物油过度加热（包括烹调温度过高及加热时间过长）。

12. ❀ 八种食物益肝脏 ❀

●燕麦：含极丰富的亚油酸和丰富的皂甙素，可降低血清胆固醇、甘油三酯；

●玉米：含丰富的钙、硒、卵磷

脂、维生素E等，具有降低血清胆固醇的作用；

●海带：含丰富的牛黄酸，可降低血及胆汁中的胆固醇；

●大蒜：含硫化物的混合物，可减少血中胆固醇，阻止血栓形成，有助于增加高密度脂蛋白含量；

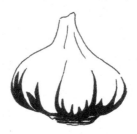

●苹果：含有丰富的钾，可排出体内多余的钾盐，维持正常的血压；

●牛奶：因含有较多的钙质，可减少人体内胆固醇的吸收；

●洋葱：不仅具有杀菌功能，还可降低人体血脂，防止动脉硬化。前列腺素A对人体也有较好的降压作用；

●甘薯：能中和体内因过多食用肉食和蛋类所产生的过多的酸，保持人体酸碱平衡，起到降脂作用。

13. ❀ 脂肪肝的食谱举例 ❀

●患脂肪肝后饮食调理的基本原则是：控制总热量，限制脂肪，减轻体重，促使自己动用体内积存的脂肪。

●能量供给不宜过高

1. 轻度体力活动者：每日30～35千卡/千克体重。

2. 肥胖或超重者：每日20～25千卡/千克体重，以控制或减轻体重。

●每日摄取的热量依据体重计算，即每千克体重保证20～25千卡。食物中的蛋白质要充足，以每日每千克体重1.2～1.5克为宜，其中动物蛋白与豆类蛋白各占50%左右。蛋白质具有增强免疫力、保护肝细胞的功能，摄入足够的蛋白能促使已损伤的肝细胞恢复和再生。

●减少糖类和甜食：谷粮中供应的碳水化合物已能满足需要，过多的糖类可转变为脂肪，导致肥胖，促进脂肪肝的形成。

●肥胖的脂肪肝患者在减轻体重过程中，常会感觉到饥饿，故应尽量选用体积大、热量低的食物，如豆腐、蔬菜等，最好粗、细粮混食。另外，宜吃煮老的鸡蛋，因煮老的鸡蛋不易消化，可延长在胃内停留时间，以增加饱腹感。含蛋白质高而脂肪低的食品，如鸡蛋、牛肉、兔肉、鱼虾及大豆制品，可经常调剂食用，以增加优质蛋白质的摄入量。

●控制脂肪和胆固醇：脂肪过高对肝病不利，脂肪在肝内沉着后，可以妨碍肝糖原的合成，并使肝功能减退，因此脂肪的摄入量应当限制，每日每千克体重0.5～0.8克即可。每日烹调用植物油不宜超过25克，限制高胆固醇食物。

●要严格限制油炸、油煎及各类甜食品，宜采用蒸、煮、烩、炖、熬等烹调方法，尽量减少脂肪的摄入量，以便控制体重及保护肝脏。

●多用新鲜蔬菜、水果和藻类。

●粗细粮搭配，少量多餐。

●酒精可直接造成肝脏损害，导致肝中脂肪存积。所以，一定不要饮酒。

●坚持体力活动，避免活动过少。

脂肪肝的食谱举例

●早餐：大米粥（大米25克），花卷（面粉50克），煮鸡蛋（鸡蛋60克）。

●加餐：水果150克。

●午餐：米饭（大米100克），清炒鱼片（鱼50克，黄瓜100克），海米冬瓜（海米5克，冬瓜100克）。

●晚餐：馒头（面粉50克），大米粥（大米25克），黄豆芽炒肉丝（瘦肉50克，黄豆芽100克）。

●全日烹调用植物油：10克。

痛风症的饮食宜忌

1. ❋ 认识"痛风" ❋

痛风是一组与遗传有关的嘌呤代谢紊乱所致的疾病。嘌呤是存在于核酸中的一种重要的生理活性物质，参与蛋白质的合成。尿酸是嘌呤的最终代谢产物。嘌呤代谢紊乱将导致尿酸在体内的沉积，并引发痛风。

痛风症的临床特点为反复发作的急性关节炎和慢性期表现如：

●痛风石；

●关节强直；

●关节畸形；

●肾实质损害；

●尿路结石；

●高尿酸血症。

痛风并非是单一疾病，而是一种综合征，有许多疾病可能引起血尿酸增高，并沉着于关节、结缔组织和肾并导致这些部位的损害。

2. ❋ 痛风的临床表现 ❋

痛风发病早期仅有高尿酸血症，无明显临床症状。因饮食过多、感染、劳累、潮湿等因素诱发的急性发作时以急性关节炎大足趾的发作为主。经常是突然起病，夜剧昼缓，疼痛局限于下肢的远端。

慢性期主要表现为痛风石、慢性关节炎、尿路结石及痛风性肾炎。

3. ❀ 痛风急性发病期病人食谱举例 ❀

●早餐：牛奶250克，面包（富强粉50克）

●午餐：鸡蛋炒黄瓜（鸡蛋35克，黄瓜200克，油10克），米饭（大米100克）

●下午：牛奶（脱脂）250克，苹果1个（150克）

●晚餐：西红柿鸡蛋面（西红柿100克，鸡蛋50克，富强粉100克），油8克

以上合计：蛋白质68克，脂肪32.6克，碳水化合物215.5克，嘌呤33.7毫克，总热量1600千卡（6790千焦）。

4. ❀ 慢性痛风病患者日常食谱举例 ❀

●早餐：牛奶250克，面包（富强粉）100克

●午餐：番茄鸡肉卷心菜（番茄100克，鸡肉50克，卷心菜100克，植物油10克），花卷（富强粉100克），

粥（大米50克）

●晚餐：鸡蛋炒芹菜（鸡蛋50克，芹菜100克，植物油10克），番茄黄瓜蛋汤（番茄100克，黄瓜100克，鸡蛋35克，香油10克），米饭（大米100克）

以上合计：蛋白质72.5克，脂肪33.5克，碳水化合物301.5克，嘌呤35.3毫克，总热量1800千卡（7540千焦）。

5. ❀ 酒对尿酸排泄的影响 ❀

酒能够造成体内乳酸的堆积，而乳酸对尿酸的排泄有竞争性抑制作用。过量饮酒时，可能使血尿酸增高，经常饮酒，可促进嘌呤的合成，而导致高尿酸血症和尿酸排泄增多。若在饮酒的同时摄入高嘌呤、高蛋白、高脂肪膳食，更容易引起急性痛风的发作。

6. ❀ 水对尿酸代谢的影响 ❀

鼓励病人进水、果汁、矿泉水等饮料，增加尿量，以保持每日尿量在

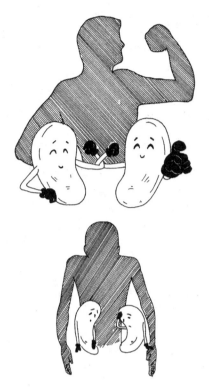

2000毫升以上，以达到稀释尿液的目的。每天热水浴也可保证尿酸的排泄。

7. ❀ 维生素对尿酸的影响 ❀

维生素要供给充足，特别是水溶性维生素B族和维生素C。水果中含有丰富的维生素，又是呈碱性食物，可以促使尿酸在碱性环境中溶解，提倡经常选用水果。

8. ❀ 痛风症营养治疗的目的 ❀

营养治疗的目的是通过限制嘌呤饮食，采用低热量、低脂和低蛋白饮食，减少外源性核蛋白，降低血清尿酸水平并增加尿酸的排出，防止痛风的急性发作。

9. ❀ 限制嘌呤、低热量、低脂肪、低蛋白质饮食 ❀

● 限制嘌呤采用低嘌呤膳食，控制嘌呤摄入量。在急性关节炎发作期，每天应严格限制在150毫克以下。在急性发病的3天内，选用基本不含嘌呤或含嘌呤很少的食物。在痛风缓解期，可采用含微量嘌呤或中等量嘌呤的食物，禁用含嘌呤高的食物。

● 低热量饮食应保持或达到理想体重，每天按照20～25千卡/千克体重给予，碳水化合物占热量50%～60%。果糖摄入应适量。

● 低蛋白质饮食每天每千克体重蛋白质摄入量在0.8～1.0克或50～70克左右。牛奶和鸡蛋中不含核蛋白，可以作为蛋白质的主要来源。

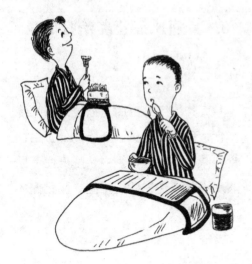

● 低脂肪饮食限制食物脂肪的摄入量，每天在50克左右，利于尿酸的排泄。

● 供给充足维生素主张多吃新鲜水果和蔬菜，以补充维生素B和维生素C，促进体内组织过多尿酸盐的溶解。

● 鼓励饮水。

● 禁止饮酒。

● 提倡热水浴。

● 对辛辣刺激性调味品应适量。

10. ❀ 痛风病人的食物选择 ❀

可选用含嘌呤低的食物

● 包括各种精白或强化的谷类食物及其制品，如大米、细加工的玉米面、面条、通心粉、蛋糕、饼干等；

● 乳制品和牛奶、奶油、冰淇淋等；

● 鸡蛋及其制品；

● 蔬菜类可选用青菜、花菜、冬瓜、包心菜等；

● 各种水果；

● 症状缓解期可适量选用肉类、禽类、干豆类、干豌豆、鱼类、贝壳类、菠菜、扁豆、芦笋、蘑菇等。

11. ❀ 痛风病人的食物禁忌 ❀

在急性期和慢性期，均应禁用含嘌呤高的食物，如瘦肉类以及动物肝脏、肾脏、胰、心、脑等；禁忌肉馅、肉汁、肉汤等；鱼类有鲭鱼、鱼子、小虾等。禽类有鹅、石鸡等；还有烤面包用的酵母等。

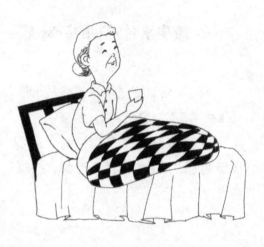

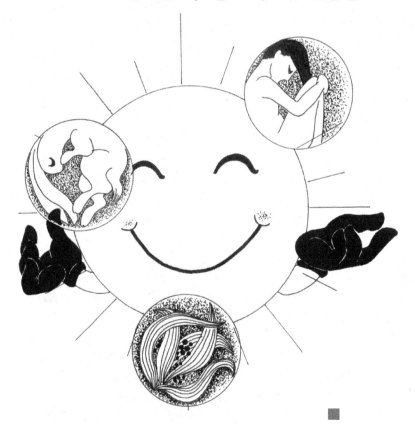

SEVEN 索引
营养表格

常见食物蛋白质含量表

食物名称	蛋白质(克/100克)	食物名称	蛋白质(克/100克)	食物名称	蛋白质(克/100克)	食物名称	蛋白质(克/100克)
香肠	18	鳕鱼	20.4	奶酪	25.7	黄米	9.7
玉米	8.8	火腿肠	14	腐乳	12	牛奶	3
银鱼	17.2	玉米面	8	煎饼	7.6	腐竹	44.6
狗肉	16.8	鱼子酱	10.9	牛乳粉	19	苦荞麦粉	9.7
白果	13.2	酱牛肉	31.4	黄豆	35.1	酸奶	3.2
蚌肉	15	核桃	14.9	烙饼	7.5	绿豆	21.6
驴肉	21.5	鲍鱼	12.6	羊乳	1.5	馒头	7.8
花生	21.9	马肉	20.1	素鸡	16.5	豆奶粉	19
蛏子	7.3	花生仁	25	面筋	26.9	赤豆	20.2
牛肉	18.1	淡菜(鲜)	11.4	鹌鹑蛋	12.8	米饭	2.5
葵花子	23.9	牛肉干	45.6	油豆腐	17	鸡蛋	12.7
海参	50.2	莲子(干)	17.2	米粥	1.1	芸豆	23.4
牛肉松	8.2	蛤蜊	15	松花蛋	14.2	米粉	8
栗子(干)	5.3	兔肉	19.7	饼干	8.5	鳊鱼	18.3
河蚌	6.8	白瓜子	36	烧饼(糖)	8	蛋糕	13
羊肉	20.5	鱿鱼	18.3	草鱼	16.6	通心粉	11.9
山核桃	7.9	猪肝	19.3	豆汁	0.9	大黄鱼	17.7
草虾	18.6	松子	14.1	小麦粉	11.2	江米条	5.7
猪肉(瘦)	20.3	基围虾	18.2	大马哈鱼	17.2	小米	9
松子仁	13.4	猪肉(肥)	2.4	凉粉	0.3	黄鳝	18
蟹	14	西瓜子	30.3	小米粥	1.4	绿豆糕	12.8
猪心	16.6	蟹肉	11.6	鲫鱼	17.1	燕麦片	15
榛子	20	腰子	15.4	驴打滚	8.2	鲢鱼	17.8
蛇	17.2	杏仁	24.7	油饼	7.9	醋	2.1
猪肘棒	21.3	芝麻	19.1	麻花	8.3	荷兰豆	2.5
豆腐	8.1	鸡腿	16.4	豆瓣酱	13.6	面包	8.5
稻米(粳)	7.3	豆腐(南)	5	黄豆芽	4.5	黄酱	12.1
鸡胸脯肉	19.4	稻米(籼)	7.9	月饼	5.1	绿豆芽	2.1
豆腐干	12.2	鸭肉	15	花生酱	6.9	冰激凌	2.4
方便面	9.5	豆腐皮	44.6	毛豆	13.1	酱油	5.6
炸鸡	20.3	高粱米	10.4	茶水	0.1	豌豆苗	3.1
豆浆粉	19.7	母乳	1.3	辣酱	4	茶叶	25.8
花卷	6.4	豆沙	5.5	豇豆	2.7	甜面酱	5.5

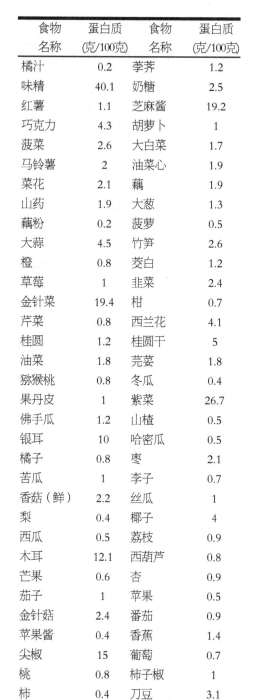

食物名称	蛋白质(克/100克)	食物名称	蛋白质(克/100克)
橘汁	0.2	荸荠	1.2
味精	40.1	奶糖	2.5
红薯	1.1	芝麻酱	19.2
巧克力	4.3	胡萝卜	1
菠菜	2.6	大白菜	1.7
马铃薯	2	油菜心	1.9
菜花	2.1	藕	1.9
山药	1.9	大葱	1.3
藕粉	0.2	菠萝	0.5
大蒜	4.5	竹笋	2.6
橙	0.8	茭白	1.2
草莓	1	韭菜	2.4
金针菜	19.4	柑	0.7
芹菜	0.8	西兰花	4.1
桂圆	1.2	桂圆干	5
油菜	1.8	芫荽	1.8
猕猴桃	0.8	冬瓜	0.4
果丹皮	1	紫菜	26.7
佛手瓜	1.2	山楂	0.5
银耳	10	哈密瓜	0.5
橘子	0.8	枣	2.1
苦瓜	1	李子	0.7
香菇（鲜）	2.2	丝瓜	1
梨	0.4	椰子	4
西瓜	0.5	荔枝	0.9
木耳	12.1	西葫芦	0.8
芒果	0.6	杏	0.9
茄子	1	苹果	0.5
金针菇	2.4	番茄	0.9
苹果酱	0.4	香蕉	1.4
尖椒	15	葡萄	0.7
桃	0.8	柿子椒	1
柿	0.4	刀豆	3.1
蘑菇	2.7	扁豆	2.7

常见食物碳水化合物含量表

食物名称	碳水化合物(克/100克)	食物名称	碳水化合物(克/100克)
稻米（粳）	75.3	素虾	16.6
白瓜子	3.8	稻米（籼）	77.5
芸豆	54.2	山核桃	26.8
方便面	60.9	红薯	23.1
松子	9	高粱米	70.4
胡萝卜	7.7	松子仁	2.2
挂面	74.5	姜	7.6
西瓜子	9.7	花卷	45.6
萝卜	4	榛子	14.7
黄米	72.5	马铃薯	16.5
杏仁	2.9	煎饼	74.7
油炸土豆片	40	面筋	39.1
苦荞麦粉	60.2	藕	15.2
艾窝窝	43.1	烙饼	51
藕粉	92.9	饼干	69.2
馒头	48.3	山药	11.6
蛋糕	61.2	面条（切面）	58
菠萝	9.5	豆汁	1.3
米饭	25	草莓	6
江米条	77.7	米粥	9.8
橙	10.5	凉粉	11.2
米粉	78.2	柑	11.5
绿豆糕	72.2	糯米（江米）	77.5
甘蔗	15.4	驴打滚	39.9
血糯米	73.7	桂圆	16.2
麻花	51.9	烧饼（糖）	62.7
桂圆干	62.8	面包	58.1
通心粉	75.4	果丹皮	77.4
月饼	52.3	小麦粉	71.5
山楂	22	冰激凌	17.3
小米	73.5	橘子	9.7
茶叶	50.3	小米粥	8.4
李子	7.8	橘汁	23.2

食物名称	碳水化合物(克/100克)	食物名称	碳水化合物(克/100克)	食物名称	碳水化合物(克/100克)	食物名称	碳水化合物(克/100克)
燕麦片	61.6	梨	7.3	大头菜	6	驴肉	0.4
奶糖	84.5	油饼	40.4	芝麻(白)	21.7	冬菜	7
荔枝	16.1	巧克力	51.9	马肉	11	大白菜	3.1
玉米	66.6	芒果	7	甘露	6.3	牛肉	0.1
芝麻南糖	49.7	玉米面	69.6	菠菜	2.8	腌黄瓜	2.2
苹果	12.3	苹果酱	68.7	牛肉干	1.9	菜花	3.4
豇豆	58.9	核桃	9.6	糖蒜	25.9	牛肉松	67.7
炼乳	55.4	豆腐	3.8	油菜心	1.8	腌雪里蕻	3.3
葡萄	9.9	母乳	7.4	兔肉	0.9	大葱	5.2
豆腐(南)	2.4	柿	17.1	榨菜	4.4	羊肉	0.2
奶酪	3.5	豆腐干	10.7	大蒜	26.5	茭白	5
桃	10.9	牛奶	3.4	猪肝	5.6	茭白	4
豆腐皮	18.6	香蕉	20.8	油菜	2.7	猪肉(瘦)	1.5
牛乳粉	51.9	豆浆粉	64.6	金针菜	27.2	西兰花	2.7
杏	7.5	酸奶	9.3	猪心	1.1	韭菜	3.2
豆沙	51	枣	28.6	白兰瓜	4.5	腰子	1.4
羊乳	5.4	腐乳	7.6	芹菜	2.5	白金瓜	5.7
猕猴桃	11.9	豆奶粉	68.7	猪肘棒(熟)	2.1	莴笋	2.2
腐竹	21.3	白果	72.6	冬瓜	1.9	鸡翅	4.6
健儿粉	82.7	黄豆	18.6	大黄鱼	0.8	佛手瓜	2.5
花生	17.3	乳儿糕	73.5	鸡胸脯肉	2.5	鲫鱼	3.8
绿豆	58.5	花生仁	16	哈密瓜	7.7	鸭肉	4
鹌鹑蛋	2.1	素鸡	3.9	鳕鱼	0.5	苦瓜	3.5
葵花子	13	鸡蛋	1.3	炸鸡	10.5	鱼子酱	14.4
豌豆	54.3	莲子(干)	64.2	丝瓜	3.6	蚌肉	0.8
松花蛋	4.5	赤豆	55.7	鲍鱼	6.6	西瓜	6.4
栗子(干)	77.2	鸭蛋	3.1	淡菜(鲜)	4.7	蛤蜊	0.8
油豆腐	4.3	荷兰豆	3.5	西葫芦	3.2	海参	0.9
鹅蛋	2.8	香肠	5.9	河蚌	0.8	番茄	3.5
黄豆芽	3	甜面酱	27.1	辣椒	3.7	草虾	5.4
火腿肠	15.6	鲜豇豆	4	茄子	3.5	甜椒	4
味精	26.5	狗肉	1.8	基围虾	3.9	醋	4.9
毛豆	6.5	芝麻酱	16.8	蘑菇	2.7	蟹	4.7
酱牛肉	3.2	豌豆苗	2.8	豆瓣酱	24.8	海带(干)	17.3

食物名称	碳水化合物（克/100克）	食物名称	碳水化合物（克/100克）
蟹肉	1.1	黄酱	17.9
金针菇	3.3	紫菜	22.5
花生酱	2.3	木耳	35.7
银耳	36.9	酱油	9.9
香菇	1.9	八宝菜	10.2

常见食物膳食纤维含量表

食物品种	食部（%）	粗纤维（克）
大米（籼标一）	100	0.4
大米（粳特级）	100	0.4
方便面	100	0.7
挂面	100	0.3
糯米	100	0.8
小米	100	1.6
燕麦片	100	5.3
高粱米	100	4.3
玉米面	100	5.6
标准粉	100	2.1
富强粉	100	0.6
米粉（干）	100	0.1
油条	100	0.9
蚕豆（带皮）	100	10.9
蚕豆（去皮）	100	2.5
豆腐（南）	100	0.2
豆腐（北）	100	0.5
豆腐（内酯）	100	0.4
香干	100	1.8
熏干	100	0.3
豆腐丝	100	1.1
素鸡	100	0.9
素什锦	100	2
豆浆	100	1.1
豆浆粉	100	2.2
酱豆腐	100	0.6
赤豆	100	7.7
黄豆	100	15.5
绿豆	100	6.4
豌豆	96	6

食物品种	食部（%）	粗纤维（克）
扁豆	91	2.1
蚕豆	31	3.1
荷兰豆	88	1.4
黄豆芽	100	1.4
苦瓜	81	1.4
西葫芦	73	0.6
西瓜	59	0.2
香瓜	78	0.4
长茄子	96	1.9
柿子椒	82	1.4
西红柿	97	0.5
茄子	93	1.3
辣椒（青）	84	2.1
瓠子	85	0.9
冬菇（干）	86	32.3
海带（水浸）	100	0.9
金针菇	100	2.7
鲜蘑	99	2.1
黑木耳（干）	100	29.9
紫菜	100	21.6
核桃	43	9.5
山核桃	30	7.8
花生仁（生）	100	5.5
葵花子（炒）	52	4.8
栗子（鲜）	80	1.7
白瓜子（炒）	68	4.1
松子仁	100	10
杏仁	100	19.2
西瓜子（炒）	43	4.5
芝麻（黑）	100	14
榛子	21	8.2
艾窝窝	100	0.29
饼干	100	1.1
奶油蛋糕	100	0.6
茯苓夹饼	100	6.5
江米条	100	0.4
驴打滚	100	1.9
面包	100	0.5
李子	91	0.9
梨	75	2

食物品种	食部(%)	粗纤维（克）	食物品种	食部(%)	粗纤维（克）
芒果	60	1.3	圆白菜	86	1
苹果	76	1.2	香菜	81	1.2
枇杷	62	0.8	冬瓜	80	0.7
桑葚	100	4.1	黄瓜	92	0.5
石榴	57	4.9	南瓜	85	0.8
无花果	100	3	丝瓜	83	0.6
桃酱	100	0.5	年糕	100	0.8
杨梅	82	1	豌豆黄	100	2.2
樱桃	80	0.3	油茶	100	0.9
枣(鲜)	87	1.9	月饼（五仁）	100	3.9
猕猴桃	83	2.6	冰淇淋	100	0
豇豆	97	2.3	可可粉	100	14.3
绿豆芽	100	0.8	黄酱	100	3.4
毛豆	53	4	豆瓣酱	100	1.5
豌豆苗	98	0	辣椒酱	100	2.6
胡萝卜（红）	96	1.1	芝麻酱	100	5.9
姜	95	2.7	酱油	100	2.3
白萝卜	95	1	醋	100	0
土豆	94	0.7	芥末	100	7.2
藕	88	0.2	陈皮	100	20.7
山药	83	0.8	茯苓	100	80.9
玉兰片	100	11.3	甘草	100	38.7
竹笋	63	1.8	枸杞子	98	16.9
大白菜	92	0.6	藿香	100	37.6
菠菜	89	1.7	菊花	100	15.9
菜花	82	1.2	砂仁	100	28.6
葱头（紫皮）	90	0.9	乌梅	34	33.9
大葱	82	1.3	沙棘	85	0.6
大蒜	85	1.1	菠萝	68	1.3
茴香	86	1.6	草莓	97	1.1
韭菜	90	1.4	草莓酱	100	0.2
芹菜（茎）	67	1.2	橙	74	0.6
青蒜	84	1.7	柑	77	0.4
生菜	94	0.7	橄榄	80	4
蒜薹	82	1.8	桂圆	50	0.4
莴笋	62	0.6	果丹皮	100	2.6
苋菜	74	2.2	海棠	86	1.8
小白菜	81	1.1	黑枣	98	2.6
雪里蕻	94	1.6	山楂	76	3.1
油菜	87	1.1	金橘	89	1.4

食物品种	食部(%)	粗纤维（克）
橘子	78	0.7
荔枝	73	0.5
柠檬	66	1.3
苹果酱	100	0.3
葡萄	86	0.4
葡萄干	100	2.9
桃	86	1.3
香蕉	59	1.2
杏	91	1.3
椰子	33	4.7
柚	69	0.4

注：食部为食物的可食部分。

常见食物脂肪含量表

食物名称	脂肪（克/100克）	食物名称	脂肪（克/100克）
香肠	40.7	鹌鹑蛋	11.1
母乳	3.4	火腿肠	10.4
鸡蛋	11.1	黄油	98.8
狗肉	4.6	鸡蛋黄	36.2
炼乳	8.7	酱牛肉	11.9
松花蛋	10.7	奶酪	23.5
驴肉	3.2	鸭蛋	13
牛奶	3.2	马肉	4.6
饼干	16	牛乳粉	21.2
牛肉	13.4	曲奇饼	31.6
酸奶	2.7	牛肉干	40
开花豆	20	羊乳	3.5
牛肉松	15.7	炒肝	8
豆奶粉	8	牛舌	13.3
蛋糕	8	鳊鱼	6.3
兔肉	2.2	豆汁	0.1
草鱼	5.2	羊肉	14.1
江米条	11.7	大黄鱼	2.5
猪脑	9.8	凉粉	0.5
大马哈鱼	8.6	猪大排	20.4
绿豆糕	1	黄鳝	1.4

食物名称	脂肪（克/100克）	食物名称	脂肪（克/100克）
猪肝	3.5	驴打滚	0.2
鲫鱼	2.7	猪肉（瘦）	6.2
麻花	31.5	鲢鱼	3.6
猪肉（肥）	90.4	面包	5.1
鳕鱼	0.5	猪心	5.3
月饼	18	银鱼	5.6
腰子	3.2	炸糕	12.3
鱼子酱	16.8	猪肘棒（熟）	24.5
冰淇淋	5.3	蚌肉	0.9
鸡	16.5	紫雪糕	13.7
鲍鱼	0.8	鸡翅	11.8
奶糖	6.6	蛏子	0.3
鸡腿	13	巧克力	40.1
淡菜（鲜）	1.7	鸡胸脯肉	5
芝麻南糖	35.6	海参	0.1
鸡肝	4.5	豆腐	3.7
蛤蜊	0.4	鸭肉	1.5
豆腐（南）	2.5	河蚌	0.6
鸭皮	50.2	豆腐干	3.6
鱿鱼（水浸）	0.8	炸鸡	17.3
豆腐皮	17.4	草虾	0.8
烧鹅	21.5	豆浆	0.7
基围虾	1.4	白果	1.3
豆浆粉	9.4	蟹	2.3
核桃	58.8	豆沙	1.9
蟹肉	1.2	花生	48
腐乳	7.9	豆瓣酱	5.9
花生仁	44.3	腐竹	21.7
黄酱	1.2	葵花子	49.9
黄豆	16	花生酱	53
栗子（干）	1.7	豇豆	0.4
辣酱	6.1	白瓜子	46.1
绿豆	0.8	甜面酱	0.6
山核桃	50.8	素鸡	13.2

食物名称	脂肪(克/100克)	食物名称	脂肪(克/100克)	食物名称	脂肪(克/100克)	食物名称	脂肪(克/100克)
味精	0.2	松子	62.6	甜椒	0.4	蘑菇	0.2
豌豆	1	芝麻酱	52.7	烧饼(糖)	2.1	金针菇	0.4
松子仁	70.6	赤豆	0.6	木耳	1.5	通心粉	0.1
蛇	1.7	西瓜子	44.8	扁豆	0.2	香菇	1.2
油豆腐	17.6	芝麻	40	小麦粉	1.1	荷兰豆	0.7
榛子	44.8	芸豆	0.9	银耳	1.4	小米	3.1
梨	0.1	杏仁	44.8	黄豆芽	1.6	紫菜	1.1
大白菜	0.2	荔枝	0.2	小米粥	0.7	鲜豇豆	0.2
稻米(粳)	0.4	菠菜	0.5	山楂	0.6	燕麦片	6.7
芒果	0.2	稻米(籼)	0.7	毛豆	5	菠萝	0.1
菜花	0.2	苹果	0.2	油饼	22.9	豌豆苗	0.6
方便面	21.1	竹笋	0.2	草莓	0.2	玉米	3.8
苹果酱	0.1	高粱米	3.1	红薯	0.2	橙	0.2
油菜心	0.6	葡萄	0.2	玉米面	4.5	胡萝卜	0.2
挂面	0.7	大葱	0.3	柑	0.2	姜	0.6
柿	0.1	花卷	1	桂圆	0.1	藕	
大蒜	0.2	桃	0.1	萝卜	0.1	桂圆干	0.2
黄米	1.5	茭白	0.2	橘子	0.3	马铃薯	0.2
香蕉	0.2	煎饼	0.7	果丹皮	0.8	炸土豆片	48.4
金针菜	1.4	杏	0.1	藕粉	0	李子	0.2
苦荞麦粉	2.7	韭菜	0.4	山药	0.2		
椰子	12.1	烙饼	2.3				
芹菜	0.1	枣	0.4				
馒头	1	西兰花	0.6				
猕猴桃	0.6	面筋	25.1				
油菜	0.5	冬瓜	0.2				
面条(切面)	1.6	芫荽	0.4				
佛手瓜	0.1	米饭	0.3				
西葫芦	0.2	哈密瓜	0.1				
米粥	0.1	茄子	0.1				
苦瓜	0.1	米粉	0.3				
番茄	0.2	丝瓜	0.2				
糯米(江米)	1	辣椒	0.3				
西瓜	0.1	血糯米	1.7				

常见食物（每100克）含钾量

食物名称	钾(毫克/100克)	食物名称	钾(毫克/100克)
口蘑	3106	桂圆（干）	1348
黄花菜	1363	紫菜	2083
菜干	883	干红枣	514
银耳	1254	木耳	875
苋菜	380	香菇	1228
雪里蕻	281	苦瓜	343
冬菇	599	荠菜	262
竹笋	300	榨菜	490

食物名称	钾（毫克/100克）	食物名称	钾（毫克/100克）
空心菜	243	油菜	278
荸荠	308	菜花	237
香菜	272	土豆	308
香椿	172	菠菜	262
玉米	255	橙子	172
扁豆	194	蘑菇	236
柑橘	169	番茄	189
藕	215	蒜苗	167
青葱	186	红薯	195
葱头	160	丝瓜	171
挂面	100	白萝卜	98
芹菜	161	小麦粉	94
南瓜	85	豇豆	149
稻米（粳）	78	绿豆芽	82
黄豆芽	141	藕粉	35
青菜	82	柿子	135
面条（煮）	15	鸭梨	78
韭菜	121	淀粉	8
葡萄	59	西瓜	87

常见食物（每100克）含钾量分档表

A（<150毫克）	B（151～250毫克）	C（251～350毫克）	D（351～550毫克）	E（>550毫克）
稻米,富强粉,豆浆	标准粉,猪肝,鸭	小米,玉米,土豆	鲜蚕豆,芋头,毛豆	海带,紫菜,花生
北豆腐,猪心,海参	螃蟹,南豆腐,山药	豌豆,红果,枣	乌枣,鲤鱼	瓜子,绿豆,红豆
鸡蛋,牛奶,黄瓜	豇豆,韭菜,胡萝卜	猪肉,鸡肉,兔肉		黄豆,榛子
冬瓜,南瓜,大白菜	莴笋,柿,荔枝	西红柿,香蕉	鲫鱼,带鱼	

常见食物（每100克）含铁量

食物名称	铁（毫克/100克）	食物名称	铁（毫克/100克）
红萝卜	0.1	青豆	8.5
荠菜	11	糯米	1.4
菠菜	1.7	松子	5.2
萝卜缨	1.4	南瓜子	6.7
油菜	1.1	蚕豆	4.4
雪里蕻	2.5	豆腐干	3.0
小白菜	2.1	油豆腐	2.3
芹菜	8.4	黑豆	7.0
韭菜	1.3	大豆	8.3
苦瓜	0.6	干酵母	18.2
豇豆	1.2	瘦猪肉	1.1
樱桃	0.4	猪舌	2.4
杏干	0.3	瘦牛肉	2.2
干枣	1.9	羊肝	9.4
黑枣	1.2	猪肾	3.9
西瓜	0.2	牛肝	7.6
杏仁	1.3	牛肾	8.4
干桂圆	0.7	羊肾	11.1
冬菇	7.3	羊舌	14.4
紫菜	46.8	鸡胸肉	0.9
海带	10.2	鸡心	4.7
虾皮	16.5	鸡胗	5.4
淡菜	12.4	鸡肝	8.5
海蜇	17.6	鸡蛋	1.2
带鱼	1.6	蛋黄	10.5
海米	13.2	干贝	7.3
黑木耳	11.9	海参	11.4

食物名称	铁（毫克/100克）	食物名称	铁（毫克/100克）
黑芝麻	26.3	芝麻酱	10.1
精白粉	1.5	金针菜	12.6
小米	5.6	标准粉	2.5
红小豆	6.7	豌豆	6.1

中国居民膳食脂肪适宜摄入量
（脂肪能量占总能量的百分比）

年龄组（岁）	脂肪	SFA[①]	MUFA[②]	PUFA[③]	(n-6)[④]:(n-3)[⑤]	胆固醇(毫克)
0~	45~50				4:1	
0.5~	35~40				4:1	
2~	30~35				(4~6):1	
7~	25~30				(4~6):1	
13~	25~30	<10	8	10	(4~6):1	
18~	20~30	<10	10	10	(4~6):1	<300
60~	20~30	6~8	10	8~10	4:1	<300

注：①饱和脂肪酸 ②单不饱和脂肪酸 ③多不饱和脂肪酸 ④n-6多不饱和脂肪酸 ⑤n-3多不饱和脂肪酸

中国居民膳食钙适宜摄入量（单位：毫克/日）

年龄组（岁）	AI	年龄组（岁）	AI
0~	300	14~	1000
0.5~	400	18~	800
1~	600	50~	1000
4~	800	孕妇 中期	1000
7~	800	晚期	1200
11~	1000	乳母	1200

中国居民膳食磷适宜摄入量（单位：毫克/日）

年龄组（岁）	AI	年龄组（岁）	AI
0~	150	11~	1000
0.5~	300	14~	1000

年龄组（岁）	AI	年龄组（岁）	AI
1~	450	18~	1000
4~	500	孕妇	700
7~	700	乳母	700

中国居民膳食钾适宜摄入量（单位：毫克/日）

年龄组（岁）	AI	年龄组（岁）	AI
0~	500	11~	1 500
0.5~	700	14~	2 000
1~	1000	18~	2 000
4~	1 500	孕妇	2 500
7~	1 500	乳母	2 500

中国居民膳食钠适宜摄入量（单位：毫克/日）

年龄组（岁）	AI	年龄组（岁）	AI
0~	200	11~	1200
0.5~	500	14~	1 800
1~	650	18~	2 200
4~	900	孕妇	2 200
7~	1000	乳母	2 200

中国居民膳食氟参考摄入量（单位：毫克/日）

年龄组（岁）	AI	UL*	年龄组（岁）	AI	UL*
0~	0.1	0.4	7~	1.0	2.0
0.5~	0.4	0.8	11~	1.2	2.4
1~	0.6	1.2	14~	1.4	2.8
4~	0.8	1.6	18~	1.8	3.0

*：上限

成人糖尿病每日热能供给标准量
（千卡/千克（理想体重））

体重	卧床	轻体力活动	中体力活动	重体力活动
消瘦	20~25	35	40	40~45
正常	15~20	30	35	40
肥胖	15	20~25	30	35